本书由上海市 2020 年度"科技创新行动计划"科普专项项目：
曙光益诊室·科普集市（项目编号 20DZ2304200）全额资助

中医药科普教育丛书

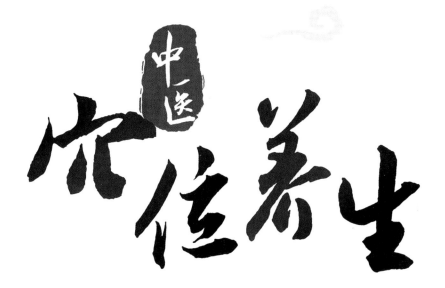

中医穴位养生

主　编　张晓天　马俊坚

副主编　王　莹　唐嘉仪

编　委（按姓氏笔画排序）

马俊坚　王　莹　王　燕　王雪莹

韦硕硕　朱蕴华　李　丹　余佩思

余承鸿　宋文娟　张天宏　张晓天

姜　凡　唐嘉仪　黄正阳　曹　康

曹磐毅　潘玮琳

人民卫生出版社

·北京·

版权所有，侵权必究！

图书在版编目（CIP）数据

中医穴位养生 / 张晓天，马俊坚主编. — 北京：
人民卫生出版社，2023.5
（中医药科普教育丛书）
ISBN 978-7-117-33935-3

Ⅰ.①中… Ⅱ.①张… ②马… Ⅲ.①穴位疗法－养生（中医） Ⅳ.①R245.9②R212

中国版本图书馆 CIP 数据核字（2022）第 204019 号

| 人卫智网 | www.ipmph.com | 医学教育、学术、考试、健康，购书智慧智能综合服务平台 |
| 人卫官网 | www.pmph.com | 人卫官方资讯发布平台 |

中医药科普教育丛书
中医穴位养生
Zhongyiyao Kepu Jiaoyu Congshu
Zhongyi Xuewei Yangsheng

主　　编：张晓天　马俊坚
出版发行：人民卫生出版社（中继线 010-59780011）
地　　址：北京市朝阳区潘家园南里 19 号
邮　　编：100021
E - mail：pmph @ pmph.com
购书热线：010-59787592　010-59787584　010-65264830
印　　刷：天津画中画印刷有限公司
经　　销：新华书店
开　　本：710×1000　1/16　印张：22　插页：2
字　　数：286 千字
版　　次：2023 年 5 月第 1 版
印　　次：2023 年 6 月第 1 次印刷
标准书号：ISBN 978-7-117-33935-3
定　　价：69.00 元

打击盗版举报电话：010-59787491　E-mail：WQ @ pmph.com
质量问题联系电话：010-59787234　E-mail：zhiliang @ pmph.com
数字融合服务电话：4001118166　E-mail：zengzhi @ pmph.com

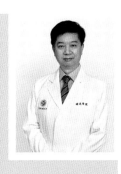

张晓天

　　博士，教授，主任医师，硕士研究生导师，上海浦东新区名中医，曙光医院名中医。现任上海中医药大学附属曙光医院治未病中心主任、中医全科学教研室主任，上海市中医药研究院特色诊疗技术研究所所长。国家中医药管理局中医药文化科普巡讲团专家，国家健康科普专家库成员。兼任中华中医药学会治未病分会副主任委员、健康服务工作委员会副主任委员、亚健康分会名誉副主任委员，世界中医药学会联合会中医适宜技术评价与推广委员会副会长、亚健康专业委员会副会长，中国医药教育协会健康体检与评估专业委员会副主任委员，上海市中医药学会亚健康分会主任委员、治未病分会副主任委员，上海市食疗研究会膏方专业委员会副主任委员等。

　　临床工作30余年，学习和继承多名上海及全国名老中医的学术经验，以中医"整体观"理念辨析和治疗各种疾病和疑难杂症，并结合体质特点遣方用药，擅长各种慢性疾病和疲劳综合征、亚健康及延缓衰老的调理。作为曙光医院治未病中心建设者，主持推广了"中医治未病进社区"工作，提出中医体检新概念。

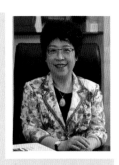

马俊坚

女，中共党员，研究员，中医内科学专家，现任上海中医药大学附属曙光医院党委书记，兼任上海市中医医疗质量控制中心主任。担任世界中医药学会联合会伦理审查委员会副会长，中国医师协会人文医学专业委员会委员，上海市医院协会第三届医务社会工作与志愿服务工作委员会副主任委员。长期致力于海派中医药文化与养生研究，主持上海市科学技术委员会2020年度科普集市专项，于全国首创"伦理查房"，构建"曙光益诊室社区健康促进"科普品牌。

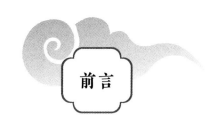

中医学认为，正常的机体状态应为阴平阳秘的平和状态。若脏腑出现阴阳失衡，甚或功能衰败，则诸邪易侵，出现各种病候。《备急千金要方》曰："古之善为医者……上医医未病之病，中医医欲病之病，下医医已病之病。"其中，未病指无病健康状态，欲病指发病前趋状态，已病则指疾病发作状态。

穴位养生为中医防病治病的重要组成部分，而经络理论为其理论基础的关键。开展穴位养生有利于恢复机体功能，可提高人体的抗病能力，并有效预防疾病的发生，且穴位养生操作简便，易于学习，适宜推广，可广泛应用于养生实践当中。

全书较为完整地介绍了穴位养生操作的方法，涵盖穴位按摩、艾灸、贴敷、刮痧、拔罐及足浴等，并详细介绍了这些操作方法的适应证与禁忌证。书中还大致介绍了十二经脉与任督二脉上的重要穴位，以及常用经外奇穴、耳部穴位，且对某些常见疾病也列出了一些适宜的养生穴位与操作方法，可供选择。

本书旨在介绍安全、简便、实用且有效的中医穴位养生保健方法，运用中医知识为健康保驾护航，践行治未病理念。

张晓天　马俊坚

2022 年 12 月 15 日

目录

第一章
中医穴位养生概论

第二章
穴位按摩养生

第三章

穴位艾灸养生

第四章

穴位贴敷养生

第五章

穴位刮痧养生

第六章

穴位拔罐养生

第七章

穴位足浴养生

第八章
常用养生穴位

第九章

常见疾病的穴位养生

第十章
中医体质穴位养生

第（十）（一）章

穴位养生按摩操

第一章
中医穴位养生概论

穴位，在中医学中又称"腧穴"，是人体脏腑经络气血输注出入的特殊部位。腧，有转输、输注的含义，言经气转输之处；穴，即孔隙的意思，言经气所居之处。《黄帝内经》又称之为"节""气穴""气府"等；《针灸甲乙经》则称之为"孔穴"。《素问·气府论》解释腧穴是"脉气所发"；《灵枢·九针十二原》认为腧穴是"神气之所游行出入也，非皮肉筋骨也"。

腧穴并不是孤立于体表的点，而是与深部组织器官有着密切联系、互相输通的特殊部位。"输通"是双向的。从内通向外，反映病痛；从外通向内，接受刺激，防治疾病。从这个意义上说，腧穴又是疾病的反应点和治疗的刺激点。

第一节 ◇ 穴位的历史源流

关于穴位起源的传说可以追溯至原始社会的氏族公社时期。我国劳动人民最早运用砭石在病痛局部进行刺激，这也是古籍《黄帝内经》中所说的"以痛为输（穴位）"。人们在长时间的医疗实践中偶然发现了穴位，当按压或误伤肢体某个部位时，局部会出现疼痛或舒适感，进而使得远离部位的脏器病痛缓解，因而当人们再次出现同样的病痛时，就会有意识地选取这些部位进行治疗。通过人们对肢体表面刺激部位及其相应治疗作用的进一步认识，也对穴位有了更为全面的理解，逐渐形成穴位的定位和命

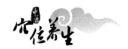

名，并对这些穴位的主治加以归类，将有类似治疗作用及感传路线一致的穴位分经论治，这也就是我们现在所谓的经穴，而经穴又组成了经络。正确运用穴位才能协调阴阳，抗御病邪，调整虚实。

现代研究表明，穴位多为神经末梢密集或较粗的神经纤维经过的地方。所以，可以通过刺激体表特定部位的穴位治疗疾病、保健养生。穴位特异性的机制非常复杂，一般认为治疗内脏疾患的穴位特异性较为明显。20世纪60年代，我国学者为验证朝鲜金凤汉所谓的"凤汉小管"开展了对穴位的组织形态学研究，在否定"凤汉小管"研究结果的过程中，明确了穴位的组织学意义上的有效性。现代研究还表明，穴位具有电学、光学、热学、声学、电磁学等特性。例如，穴位在电学方面的特性研究证明了穴位具有高导电量、低阻抗、高电压等特性，且具有非线性和惯性两大特征；中国科学院生物物理研究所证实，经络穴位具有发声和导声的特性。

第二节 ◇ 穴位的作用

一、穴位的诊断作用

穴位可以反映病证和协助诊断。穴位的主要生理功能是输注脏腑经络气血，沟通体表与体内脏腑的联系。在临床上，可以利用穴位的功能特点，对疾病进行诊断。在疾病发生时，相应穴位往往可出现压痛、酸楚、麻木、结节、肿胀、变色、丘疹、脱屑、凹陷等各种反应。正如张介宾《类经》所云："凡病邪久留不移者，必于四肢八溪之间有所结聚，故当于节之会处索而刺之。"例如，有胃肠疾病者在足三里、地机等穴位有压痛、酸楚，患肺脏疾病者常常可以在肺俞、中府等穴位有压痛、皮下结节。因此，应用指压穴位的方法，仔细观察穴位的压痛、过敏、皮下结节、硬结、冷热等情况，并结合局部穴位皮肤的瘀点、色泽、凹陷、肌肉隆起等等表现，可协助诊断。

二、穴位的治疗作用

穴位有接受刺激和防治疾患的作用。腧穴不仅是气血流注的部位，也是邪气所客之处，同时又是防治疾患的刺激点。通过按摩、艾灸、刮痧、拔罐、贴敷等治疗方法刺激相应的穴位，可以疏通经络，激发经气，调整气血运行，达到扶正祛邪的目的。刺激穴位不仅对局部脏腑、器官病证有效，而且对相应经脉循行路线上与该穴相距较远的脏腑、器官病证也有效，可对整个机体起到调和气血、平衡阴阳、扶正祛邪的目的。

穴位的治疗作用主要包含三部分——近治作用、远治作用和整体调节作用。

近治作用是指穴位能够治疗其所在部位和邻近部位的病证，即"腧穴所在，主治所在"。如胃部的中脘、建里能治疗胃部疾病，眼区周围的睛明、承泣、瞳子髎等能治疗眼疾，膝关节周围的膝阳关、膝眼等能治疗膝关节疼痛，阿是穴均可治疗所在部位疼痛。

远治作用主要针对穴位中的经穴，不仅能治局部病证，还能治疗所在经络循行所过远隔部位的病证，即"经脉所过，主治所及"。如足三里除治疗下肢病证外，也能治疗胃肠病证；外关能治疗手部疾病，还能治疗本经所过的耳部和头面部病证。

整体调节作用指手法刺激某些穴位可以起到整体调理的功效，包括双向的良性调整作用和相对的特异治疗作用。如内关可双向调节心率；天枢既可以治疗便秘，也可以治疗泄泻；足三里可根据胃肠不同状态使胃运动加强或减弱。特异治疗作用如大椎可退热、胆囊穴治疗胆囊炎。

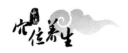

第三节 ◇ 穴位的分类

一般将归属于十四经系统的穴位称"经穴"，未归入十四经的补充穴位称"经外奇穴"，而以局部压痛点取穴则称"阿是穴"。

一、经穴

经穴是指归属于十二经脉、任脉和督脉的穴位，总称"经穴"，均有具体的穴位名称和固定的位置，分布于十四经脉的循行路线上，有明确的主治证，通常与归属经脉密切相关。穴位有单穴和双穴之分，督脉、任脉走行路线位于正中，是为一名一穴；十二经脉走行左右对称分布，是为一名双穴。十二经脉的循行也有一定顺序，营气行于脉中，卫气行于脉外，营气的运行顺序就是十二经脉的顺序，与前后正中走行的督脉、任脉也相通，构成了"如环无端"的气血流注顺序。具体如图1-3-1所示。

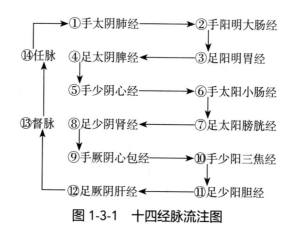

图1-3-1 十四经脉流注图

二、奇穴

经外奇穴泛指未归入十四经脉范畴，并有具体位置和穴名的经验效穴，简称"奇穴"。奇穴是在"阿是穴"基础上发展而来的。奇穴的主治证比较单一，大多对某些病证有特殊疗效，如四缝治疗小儿疳积、安眠治疗失眠。

奇穴的分布较为分散，部分位于十四经脉的循行路线上；也有部分虽然不在十四经脉循行路线上，但与经络系统有紧密联系；有的奇穴并非指一个穴位，而是多个穴位的组合，如十宣、华佗夹脊穴等。历代对奇穴记载不一，也有一些奇穴在发展过程中被归入经穴，如印堂于2006年9月18日发布的中华人民共和国国家标准《腧穴名称与定位》（GB/T 12346—2006）中由经外奇穴归入督脉。

三、阿是穴

阿是穴既不是经穴，也不是经外奇穴，只是在按压痛点取穴，因此这类穴位没有具体名称和固定位置，而以压痛或其他反应点作为治疗部位，又称不定穴、天应穴、压痛点。阿是穴大多位于病变附近，也可在距其较远处。

"阿是"之名见于唐代《备急千金要方》："有阿是之法，言人有病痛，即令捏其上，若里当其处，不问孔穴，即得便快成痛处，即云阿是。灸刺皆验，故曰阿是穴也。"如奇穴中的阑尾、胆囊等。对于压痛取穴，凡符合经穴或奇穴位置者，称经穴或奇穴，均不符合者才可称"阿是穴"，用以补充经穴、奇穴之不足。

第四节 ◆ 穴位的定位方法

取穴是否准确，直接影响疗效的好坏。《灵枢·邪气脏腑病形》指出："刺此者，必中气穴，无中肉节。"《备急千金要方》亦载："灸时孔穴不正，无益于事，徒破好肉耳。"因此，穴位养生，强调准确取穴。确定穴位的准确位置要以体表标志作为主要依据，而用手指比量这种距离取穴，称"手指同身寸"；在距离标志较远的部位，按照两标志之间折合的一

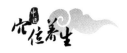

定比例取穴，称"骨度分寸法"，用"寸"来表示上下左右的距离。

一、手指比量法

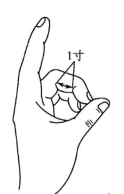

A

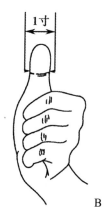

B

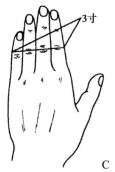

C

图 1-4-1　手指比量法

"同身寸"是以本人的手指作为标准度量取穴。早在唐宋时期就已有中指同身寸、横指同身寸和拇指同身寸的应用。手指寸只是对骨度分寸的一种比拟，并不能完全以此为准而不按照骨度分寸法规定。现介绍两种常用的手指比量法——直指寸（中指同身寸）和横指寸。

直指寸是以指节的直度作为标准，在经典古籍《针灸大全》中有具体描述——"大指与中指相屈如环，取中指中节横纹上下相去长短为一寸"，也就是以本人中指屈曲时中节内侧两端纹头之间的距离为 1 寸（图1-4-1A）。这一方法相对比骨度分寸法偏长，只可用于小腿部及下腹部，不适合普遍使用。

横指寸是用横指比拟骨度分寸的方法，一横拇指作 1 寸（图1-4-1B），两横指（示指和中指）作1.5寸，四横指（示指至小指）作 3 寸（图1-4-1C）。古时以一横指为一寸；四横指为一扶，合为三寸。《礼记·投壶》注："铺四指曰扶。"医学术语中的"扶"作"夫"，义通。"一夫法"是指以本人第2～5指并拢，中指近侧指间关节横纹水平的四指宽度为 3 寸。

手指比量法只能在骨度分寸法的基础

上运用，不能概以度量全身各个部位。正如明代张介宾《类经图翼》所云："同身寸者，谓同于人身之尺寸也。人之长短肥瘦各自不同，而穴之横直尺寸亦不能一。"也就是说，体表标志和骨度分寸法是明确穴位位置的基本方法，而手指比量法只是应用以上两法时的一种辅助方法。

除此之外，目前还有一些被称为"简便取穴"的方法，实际上是对手指比量法或活动标志范围的进一步拓展，一种体位姿势和动作的配合。较为常用的简便取穴法有：半握拳，于中指端所指处取劳宫；沉肩垂肘时，于平肘尖处取章门；两耳尖直上连线中点取百会；两手张开，于虎口处交叉，当食指端处取列缺等。以上几种简便取穴法均作为取穴法的参考，还是要以骨度分寸法为准。

二、骨度分寸法

骨度分寸法是以体表骨节为主要标志来测量周身各个部位的大小、长短，依据尺寸比例折算作为定穴的标准。需要注意的是，这一取穴法是以本人的身材作为依据。此法最早见于《灵枢·骨度》，原文中描述的人体高度为七尺五寸，而当一人两臂外展，两手平伸，以中指端为准测量其横度也是七尺五寸。因此，取用时将设定的骨节两端之间的长度折算为一定的等份，每一等份为1寸。这一取穴法排除了男女老幼、高矮肥瘦的不同，为取穴度量提供了客观依据。全身各部的骨度分寸见表1-4-1、图1-4-2。

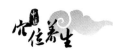

表 1-4-1　全身骨度分寸表

部位	起止点	骨度/寸	度量法
头部	前发际正中至后发际正中	12	直寸
	第 7 颈椎棘突下至后发际正中	3	直寸
	眉心至后发际正中	15	直寸
	眉心至前发际正中	3	直寸
	前额两发角（头维）之间	9	横寸
	耳后两乳突之间	9	横寸
胸腹部	胸骨上窝（天突）至歧骨（胸剑联合中点）	9	直寸
	歧骨（胸剑联合中点）至脐中（神阙）	8	直寸
	脐中（神阙）至耻骨联合上缘（曲骨）	5	直寸
	两乳头之间（男性）	8	横寸
	腋窝顶点至第 11 肋端下方（章门）	12	直寸
背部	肩胛骨内侧缘（近脊柱侧）至后正中线	3	横寸
上肢部	腋前纹头至肘横纹	9	直寸
	肘横纹至腕横纹	12	直寸
下肢部	胫骨内侧髁下方阴陵泉至内踝尖	13	直寸
	耻骨联合上缘（曲骨）至髌底	18	直寸
	髌底至髌尖	2	直寸
	髌尖（膝中）至内踝尖	15	直寸
	股骨大转子至腘横纹	19	直寸
	臀横纹至腘横纹	14	直寸
	腘横纹至外踝尖	16	直寸
	外踝尖至足底	3	直寸

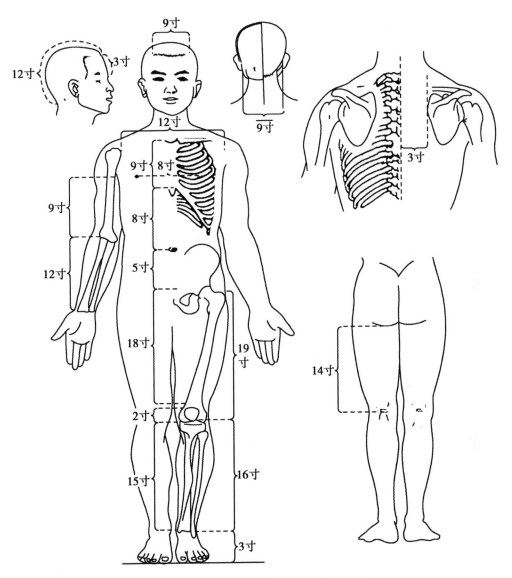

图 1-4-2 全身骨度分寸图（正反面）

三、体表解剖标志定位法

体表解剖标志定位法是以人体解剖学的各种体表标志为依据来确定穴位位置的方法，又称自然标志定位法，可分为固定的标志和活动的标志两种。

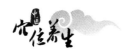

固定的标志指由各部位骨节、肌肉所形成的突起、凹陷及五官轮廓、发际、指甲、脐等，是在自然姿势下可见的标志，可借助这些标志确定穴位的位置。如以脐为标志，脐正中即为神阙；以眉头定攒竹。

活动的标志指由各部位关节、肌肉、皮肤随着活动而出现的空隙、凹陷、皱纹、尖端等，是在特定姿势下才会出现的标志。如下颌角前上方约1横指，当咀嚼时咬肌隆起、按之凹陷处，取颊车等。

第五节 ◇ 穴位养生的常见操作方法

穴位养生是运用针刺、按摩、艾灸、刮痧、拔罐、贴敷等方法，刺激经络、穴位，以激发经气，达到调和气血、旺盛代谢、通利经络、增进人体健康等目的的一种养生方法。鉴于经络理论博大精深，人体穴位内容丰富，针刺等操作方法复杂，非经专门学习训练者，不宜草率施行，否则容易酿成事故。但作为养生之道，现选择易于掌握且安全有效的穴位养生方法加以介绍。

1. 穴位按摩 是指在中医基本理论指导下，运用手法作用于人体穴位，通过局部刺激，可疏通经络，调动机体抗病能力，从而达到防病治病、保健养身的目的。《备急千金要方》"养性"篇详细介绍了中医养生方法，其中一种就是按摩法。中医学认为"不通则痛，痛则不通"，说明了穴位按摩养生的原理，即疏通经络气血，所以穴位按摩时局部往往出现酸胀的感觉，常用穴位如足三里、内关、三阴交。宋代文豪苏东坡对养生颇有研究，对坚持按摩足底涌泉对身体的益处大加赞赏，称"其效初不甚觉，但积累百余日，功用不可量……若信而行之，必有大益"，说明中国人自古以来就对穴位按摩养生有很深的认识。

2. 穴位艾灸 是指采用以艾绒为主的材料烧灼、熏熨体表某些具有保健作用的穴位，通过温热效应和药物作用来激发人体正气，培补后天以滋养先天，达到防病养生的目的，又称"保健灸""逆灸"。明代高武《针灸聚英》说："无病而先针灸曰逆。逆，未至而迎之也。"使用灸法保健防病称"逆灸"。灸法的产生仰仗于火。古今中外，火既在人类生活中不可或缺，也是古人崇拜神灵进行巫术活动的象征。最早，火在原始人眼里具有巫术的性质，有消除"他性"污秽的意味，渐渐地古人发现烧灼热烫可以治病防病，这就是熏法、熨法、灸法等疗法的起源。艾灸养生不仅用于强身保健，亦可用于久病体虚之人的调养，是我国独特的养生方法之一，常用穴位有气海、关元、足三里等。俗语说："若要安，三里常不干。"就是说，若要身体健康平安，常灸足三里。

3. 穴位贴敷 是以中医经络学为理论依据，把药物研成细末，用水、醋、酒、蛋清、蜂蜜、植物油、清凉油、药液调成糊状，或用呈凝固状的油脂（如凡士林等）、米饭、枣泥制成软膏、丸剂或饼剂，或将中药汤剂熬成膏，或将药末撒于膏药上，再直接贴敷穴位、患处（阿是穴），用来治疗疾病的一种无创痛穴位疗法。它是中医治疗学的重要组成部分，是我国劳动人民在长期与疾病作斗争中总结出来的一套独特的、行之有效的治疗方法。

4. 穴位刮痧 是用铜钱、瓷匙、水牛角、纽扣等钝缘光滑的硬物器具，蘸植物油、清水、酒、活血剂等反复刮动、摩擦受术者某处皮肤，至皮肤出现红斑、紫斑或黑斑，以防治疾病的一种方法。当体内出现一些微小变化时，都会在经络穴位和局部相对应区域出现气血运行障碍。此时在这些部位刮痧，就会出现痧斑或发现刮痧板下有不平衡、疼痛等阳性反应。所以，刮痧可在身体没有表现出症状之前，就能反映出潜在的疾病和不良的健康状况。刮痧治病历史悠久，早在战国时期的帛书《五十二病方》中就有多处论述到"布炙以熨""抚以布"，虽然没有直接提到刮痧疗法，但是可以看出刮痧疗法的雏形。现代研究也表明，刮痧具

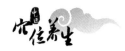

有神经调节、抗炎、抗氧化、提高机体免疫力的作用。未病之人常做刮痧（如取背俞穴、督脉、足三里等）可增强卫气，卫气强则护表能力强，外邪不易侵表，达到保健养生的目的。

5. 穴位拔罐　是指以罐为工具，利用燃烧或抽吸等方法形成罐内负压使罐吸附于体表，从而使局部充血、瘀血而防治疾病的技术，古代称"角法"。《妙闻集》"水蛭应用章"主要讲述如何用兽角水蛭压吸出恶血的方法。之后逐渐演变出水银角、竹罐，最终发展成现代的各种拔罐法。

6. 穴位足浴　是采用药物煎汤，将受术者双足用药汤浸泡、洗浴，以治疗疾病的一种中医外治疗法，历史悠久。早在《黄帝内经》中就有"摩之浴之"之说。俗话说"树枯根先竭，人老脚先衰"，是因为足三阴经和足三阳经分别起始和终止于足部。另外，有"寒从脚下生"的说法，因足部脂肪层本来就薄，如果足部受寒或自身体质阴寒造成手足不温，易造成免疫功能降低，从而产生多种病证。相较而言，老年人阳气衰弱一些，免疫力低下，这就体现了足浴的重要与必要性。

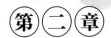

第二章
穴位按摩养生

第一节 ◇ 按摩的操作方法

按摩方法的种类很多，常用易学的有指揉法、摩法、推法等。不同的按摩方法针对身体的不同部位，其治疗作用亦不同。

一、指揉法

1. 中指揉 操作时中指略伸直，腕关节放松微屈，用中指指腹轻轻按在穴位上，以肘关节作为支点，前臂做主动屈伸，带动腕关节做有节律的较大幅度摆动式回旋，吸定于穴位处的中指则做轻柔的小幅度回旋或上下、左右单向或往返摆动。如压力不够，可将示指端叠加在中指指甲上，增加下压力度。（图 2-1-1A）

2. 拇指揉 操作时，用拇指指腹轻按于穴位，腕关节放松，而后做拇指的掌指关节环旋运动，使指面在治疗部位上做轻柔缓和的小幅度环旋运动，并带动该处皮下组织一起旋动。（图 2-1-1B）

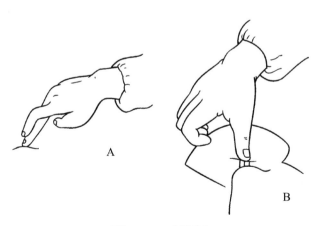

图 2-1-1 指揉法

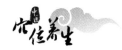

　　揉法的特点是轻柔缓和，刺激量小，适用于全身各部位。指揉法可用示、中二指或示、中、环三指操作，频率在 120～160次/min，具有宁心安神、疏经通络之效，常用于治疗头痛、头晕、视物不清、失眠、口眼㖞斜、胸闷胁痛、脘腹胀满、消化不良、腹泻、便秘、软组织损伤、筋肉痉挛及萎缩等病证。

　　常用操作包括中指揉印堂，二指揉上睛明、迎香，三指揉腹部等。

　　指揉前额部、头面部：具有安神明目、开窍镇静之效，用于治疗失眠、近视、头晕、头痛、面瘫等。

　　指揉肋间：具有宽胸理气功效，常用于治疗胸闷、气喘等。

　　指揉掌心：具有活血行气、舒筋通络功效，常用于治疗手掌麻木酸痛等。

二、摩法

　　摩法是指用手指或手掌在体表做环形摩擦的方法。运用手指指腹着力的摩法，称指摩法；以手掌面着力的摩法，称掌摩法。

　　摩法轻柔缓和，刺激量较小，适用于全身各部位（多用于胸腹、胁肋及颜面），具有和中理气、消积导滞、疏肝解郁、活血消肿和散瘀止痛等作用，常用于治疗脘腹胀痛、食积胀满、腹泻、便秘、胃肠功能紊乱、肝郁气滞、软组织损伤等。

　　1. 指摩法　操作时，腕关节放松微屈，手指自然伸直、并拢，以中指，或示、中二指，或示、中、环三指的螺纹面与体表接触，沉肩、垂肘，以肘关节为支点，前臂做轻度屈伸，带动手指在体表做环形摩动，肘关节的屈伸幅度在 120°～150°（图 2-1-2）。频率在 120 次/min 左右，常用操作包括中指摩法、二指摩法、三指摩法。

　　2. 掌摩法　操作时，腕关节放松稍背伸，自然伸直手掌，将掌心置于体表，以肩、肘关节的运动带动手掌做环形摩动，肘关节的屈伸幅度在 120°～150°（图 2-1-2）。频率在 100 次/min 左右。如直接接触皮肤，可在体表涂以介质（润肤油、冬青膏等），起润滑作用。

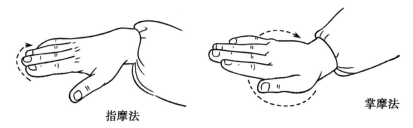

图 2-1-2　指摩法与掌摩法

摩法刺激柔和舒适，适用于全身各部位，如摩腹、指摩面部、掌摩胸胁、掌摩腰背四肢、膏摩等。

摩腹：可用掌摩或三指摩法，具有健脾和胃、消食导滞等功效。摩小腹具有温宫调经、补肾益气之效。

指摩面部：可用中指摩法或二指摩法，有美容润肤的功效。常用手法有指摩印堂、二指摩前额。

掌摩胸胁：具有宣肺化痰、宽胸理气的功效。

掌摩腰背、四肢：具有活血化瘀、散瘀行气的功效。

膏摩：摩法配合中药外用软膏，其功效取决于所使用的中药功效。

三、推法

在体表做单向直线推动的手法，称推法。推法的操作需注意全程应贴实皮肤，均匀用力。根据着力部位的不同，推法分为指推法、掌推法等。

推法平稳着实，是小儿推拿八法和保健推拿的常用手法之一，适用于全身各部位，具有疏通经络、行气活血、消肿止痛、舒筋缓急、调和营卫、宽胸理气和健运脾胃的作用，多用于外感头痛、发热、项强、肌肉痉挛、肢节肿痛、风寒湿痹痛、脘腹胀满、胸胁胀痛、痛经、闭经及软组织急慢性损伤等的治疗。

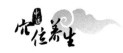

1. 指推法 操作时，五指握持肢体，用拇指螺纹面着力，做直线推动；或虎口张开，四指并拢，拇指向中指方向做对掌运动式直线推动，这种手法称**拇指指腹推法**（图 2-1-3）；以拇指内侧缘着力，向示指指尖方向做对掌运动式直线推动，称**拇指侧推法**，单手或双手交替操作均可；以示指、中指并拢伸直呈"剑指"状，以二指螺纹面接触体表，其余手指屈曲，以轻度的伸肘动作带动示、中指，做轻快的直线推动，这种手法称**剑指推法**（图 2-1-3）。其中，拇指指腹推法和拇指侧推法的速度快慢均可，剑指推法的频率在 200～240 次 /min 左右。指推法适用于肩背部、胸腹部、四肢部、腰臀部和头面部，具有活血止痛、温经通络、健脾和胃、调和气血之效。

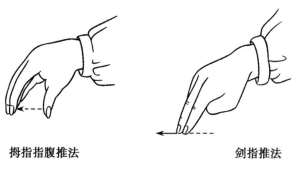

拇指指腹推法　　　　　　　剑指推法

图 2-1-3　指推法

2. 掌推法 以手掌或掌根着力于体表，以伸肘的力量为主做直线推动。仅以掌根着力者，称掌根推法（图 2-1-4）；拇指与其余四指分开，以手掌近虎口部位（第 1、2 掌骨部位）着力者，称虎口推法。掌推法可双手同时操作。背部的掌推法应与脊柱相平行。需要注意的是，四肢掌推法的方法既可以是向心性，也可以是离心性，两者作用有所不同。向心性掌推法具

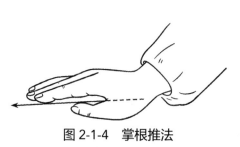

图 2-1-4　掌根推法

有促进静脉血和淋巴回流的作用；离心性掌推法有促进动脉血向四肢运行的功效。掌推法适用于腰背部、胸腹部和大腿部等面积较大的部位。常用手法有掌推腰背部膀胱经、掌推四肢等，用于治疗肌肉痉挛、酸痛等经筋病证。

3. 分推法 以双手拇指螺纹面或双手鱼际处为着力部位，从体表部位中点向两边对称分开推动（如⇐•⇒）。常用手法有分推肩井（斜方肌上部）、分推腹部等，用于缓解局部肌肉紧张、胃痛等。

四、擦法

擦法是在体表做单向直线来回摩擦的手法。来回都要用力，往返距离可以适当拉长，以加快单位时间内的运动速度，进而增加产热量。用力大小以热量能渗透而皮肤不起褶皱为度，用力过大易擦破局部皮肤，过小则热量不易渗透深层组织。根据着力部位不同，擦法分为小鱼际擦法、大鱼际擦法、掌擦法和指擦法等。操作时，伸直腕关节并保持一定紧张度，着力于体表，稍用力下压，以肩关节和肘关节的联合屈伸动作，带动手指或手掌在体表做均匀的直线往返摩擦运动。可隔着一层单衣操作，如直接接触皮肤，可先在体表涂上润肤油、冬青膏等介质润滑，既可防止皮肤破损，也有助于热量渗透。操作时注意自然呼吸，切忌屏气。

以小鱼际为着力点的擦法，称小鱼际擦法（图 2-1-5），频率在 100 次 /min 左右，适用于脊柱两侧、肩胛上部及肋间部；用大鱼际着力摩擦，称大鱼际擦法（图 2-1-6），频率在 100 次 /min 左右，用于上肢部为多；用全掌着力摩擦，称掌擦法，频率在 80 次 /min 左右，用于肩背部、胁肋部及胸腹部等面积较大且平坦的部位；用拇指、中指或示、中、环指螺纹面着力摩擦，称指擦法，频率在 120 次 /min 左右，适用于四肢小关节、胸骨部等部位。

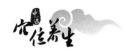

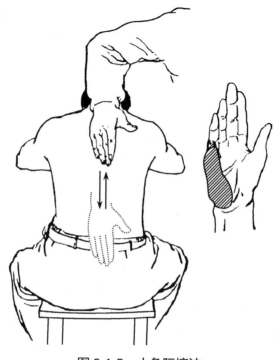

图 2-1-5　小鱼际擦法

擦法是一种温热柔和的手法，适用于全身各部位，具有温经通络、祛风除湿、行气活血、散瘀止痛、温中散寒、宽胸理气和温肾壮阳等作用，常用于治疗风湿痹痛、筋脉拘急，软组织损伤引起的疼痛、痉挛、肌肉萎缩、关节屈伸不利，以及脾肾阳虚所致慢性腹泻、遗尿、阳痿、带下等。

擦胸背部：具有温肺化痰功效，适用于咳嗽、慢性支气管炎。

擦上腹部、左侧下背部：具有健脾温中功效，适用于慢性胃炎、胃溃疡及十二指肠溃疡等。

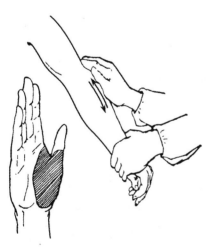

图 2-1-6　大鱼际擦法

擦胁肋部：具有疏肝理气、消食导滞功效，适用于肝气郁结引起的腹胀、胁痛。

擦腰骶部：具有温补肾阳功效，适用于肾阳不足、气虚下陷等。

擦脊柱两侧膀胱经、颈项部及鼻翼：具有散寒通窍功效，适用于风寒感冒、鼻塞等。

五、按法

以指腹、手掌等垂直按压体表、按而留之的手法，称按法。根据施力部位不同，按法可分为指按法、掌按法。

按法的刺激量较强，常作为重点治疗手法用于全身各部位。按法具有活血止痛、疏通经络、开通闭塞、散寒止痛、解痉散结及矫正畸形的作用，常用于治疗胃痛、腹痛、胸痹、头痛、痛经、肢体酸痛麻木、急慢性软组织损伤、肌痉挛、功能性脊柱侧弯及后突畸形等。

1. **指按法** 是指用手指螺纹面或屈指后的指间关节着力于穴位，由轻而重地垂直向下按压，其余四指张开支撑或握拳以助力（图 2-1-7），当穴位局部有酸、麻、重、胀等感觉时持续数秒，然后缓慢减压放松，不可冲击式快速加压，如此反复操作数次，可单指或多指操作，也可双手或双手叠指操作。单指按法（拇指、中指）适用于各部穴位；多指按法（拇、示指或示、中、环指）适用于腹部或太阳穴等；叠指按法适用于穴位、脊柱两侧膀胱经、臀部等。指按法具有活血行气、缓急止痛之效，常用于治疗痛证。

2. **掌按法** 包括单掌按法和叠掌按法。单掌按法操作时手腕背伸，以掌根或全掌着力于体表，上臂发力带动手掌由轻而重地垂直向下用力，再缓慢减压。叠掌按法操作时，一手的手掌叠于另一手手背上，躯干发力，力沿上肢纵轴传导至受力体表，垂直向下逐渐用力，再缓慢减压（图 2-1-7）。掌按法接触面积较大，

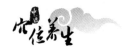

压力大而刺激较柔和，适用于面积大而较平坦的腰背部、腹部、下肢等；具有温中散寒、疏经活络的作用，常用于缓解肌肉酸痛等。

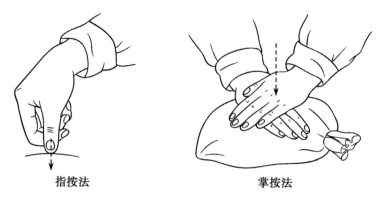

指按法　　　　　　　　掌按法

图 2-1-7　指按法与掌按法

六、拿法

捏而提起谓之拿。拿法操作时需腕关节放松，以拇指与其他手指的螺纹面相对用力，夹住肌肉并将其垂直提起，并逐渐放松（图 2-1-8），捏拿和回送的动作要由重到轻，切忌突然用力或突然放松，避开骨突部位，反复操作数次。拇指与示指、中指协同用力，称三指拿法；拇指与其余四指协同用力，称五指拿法。单手或双手操作均可。

拿法常用于颈肩部、肩背部、四肢部等肌肉丰厚处，应用范围较广，具有疏经活络、活血止痛、解表发汗的功效，常用于治疗感冒、头痛、项强、四肢关节及肌肉酸痛、筋肉挛急等病证。

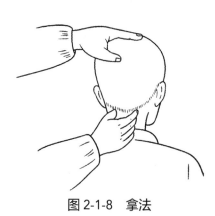

图 2-1-8　拿法

七、拍法

用手掌或手指拍打体表的手法，称拍法。拍打时动作应平稳，指面和手掌同时接触体表，腕关节放松。根据着力部位不同，拍法可分为掌拍法和指拍法。掌拍法操作时五指并拢，掌指关节微内收成虚掌，腕关节放松，肘关节屈伸发力，力传导至手掌，平稳拍打体表（图 2-1-9）。指拍法操作时手指伸直并拢，前臂发力，以中间三指的指腹轻柔、有节奏地拍打体表。

拍法接触面积较大，用于肩背部、腰骶部和下肢，具有活血行气、宣肺化痰、舒筋止痛的功效，适用于肌肉痉挛、急性扭伤、慢性劳损、皮肤麻木等病证。掌拍背部和三指拍胸骨部有利于排痰，需由下而上、由外向内地运用手法。

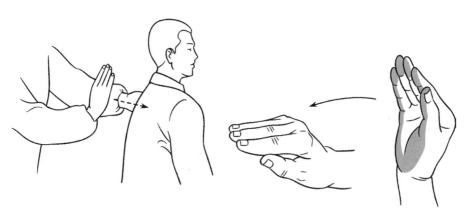

图 2-1-9　掌拍法

八、按揉法

垂直按压与水平环旋揉动复合运用，并带动皮下组织环转揉动的手法，称按揉法，常用的有指按揉法和掌按揉法。指按揉法操作时以拇指、示指或中指末节指腹着力于穴位处，带动皮下组织做环形揉动。掌按揉法以全掌、掌根或鱼际（图 2-1-10）着力于体表，带动皮下组织做环形揉动。按揉法适用于全身各部位和穴位。

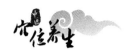

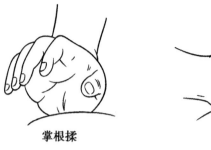

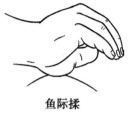

掌根揉　　　　　　　　鱼际揉

图 2-1-10　按揉法

附：按揉耳穴

按揉耳穴的治法，近年来在临床上和民间被广泛应用。比较常用的是用压丸固定在耳穴上进行按揉。一般先在耳部选定穴位，挑选饱满圆润、规格统一的油菜籽、王不留行或其他压丸，置于所选耳穴上，再覆盖 0.6cm×0.6cm 左右大小的胶布固定，每日按 1~5 次，使之产生酸、痛、胀感，每次 1~5 分钟，2~3 日换压丸 1 次。

目前，全世界有几十个国家和地区开展了耳穴疗法，世界卫生组织已正式确立耳穴疗法为治疗多种病证的有效方法。治疗方法简单是耳穴疗法的特点。针对亚健康状态采用耳穴贴压法，根据身体不同症状选择不同的耳穴将压丸贴在其上，在餐前或餐后、睡前、工作之余可随时进行按压，从而达到调节睡眠、饮食、血压、情绪等的目的。每周只需贴压 2~3 次，左右耳交替。

第二节 ◇ 按摩的适应证和禁忌证

一、适应证

骨伤科：扭伤、落枕、颈椎病、肩周炎、膝骨关节炎、急性腰扭伤、慢性腰肌劳损、跟痛症、骨折后遗症等。

内科：中风、面瘫、头痛、眩晕、心悸、失眠、郁证、感冒、咳嗽、哮喘、胃痛、呕吐、呃逆、泄泻、便秘、胁痛、水肿、糖尿病等。

妇科：月经不调、痛经、闭经、崩漏、盆腔炎、产后乳少、围绝经期综合征等。

五官科：耳鸣、耳聋、近视、鼻炎等。

二、禁忌证

1. 怀孕妇女的腹部、腰骶部慎用手法刺激；部分穴位（合谷、肩井、三阴交）可能引起流产，不宜按摩刺激；其他部位也不建议使用重刺激手法。

2. 高热者，患有急性传染病者如急性肝炎、活动性肺结核、骨与关节结核等，不宜按摩。

3. 皮肤破损、感染或有严重皮肤病者，病损局部不宜按摩。

4. 骨折者，病变部位不宜按摩，骨折后遗症或骨折康复期除外。

5. 出血性疾病或有活动性出血的部位，如胃溃疡出血、贫血、白血病、血小板减少、急性脑出血等。

6. 严重的心脏病、恶性肿瘤部位，以及患有精神疾病情绪不平稳和酒后神志不清者。

三、注意事项

1. 手法操作要熟练，用力要适中，先轻后重，由浅入深，严禁暴力或蛮劲损伤皮肤筋骨；手法应协调柔和，切忌生硬粗暴，应在所练手法有一定基础时为他人进行按摩。自我按摩也应掌握一定的手法。

2. 应选择舒适体位，无论卧位、坐位、俯位，都应感觉舒适。

3. 手、指甲要保持清洁。有皮肤病者不能给他人按摩，也不能让他人为自己按摩，以防相互传染。

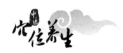

4. 治疗时应避开骨骼突起部位，以免损伤骨膜。老年人的骨骼变脆、关节僵硬，儿童皮薄肉嫩，在按摩时不可用力过大。

5. 穴位按摩过程中，如有不良反应，应暂停按摩，保证治疗安全可靠。如出现发热、发冷、疲倦等全身不适症状，属正常现象，应坚持治疗。

6. 足部按摩后，不可用冷水洗脚，可用手纸擦去多余按摩膏，穿上袜子保暖。晚上睡前洗净油脂，并用热水浴足15分钟。

7. 饭后1小时内或腹胀时，剧烈运动和极度疲劳者，饥饿状态，均不宜立即进行按摩。

第三节 ◇ 按摩的作用

一、疏经通络

穴位按摩可以直接刺激穴位或作用于经络，激发和加快经气运行，起到疏经通络的作用。手法中的指揉、按揉等均有此作用。

二、活血行气

活血行气的功效主要体现在两方面：一是通过手法的机械刺激或温热效应，作用于体表穴位或特定部位，激发经气，调整局部气血运行；二是通过经络系统调整脏腑功能，推动全身气血运行。

三、舒筋缓急

中医中的"筋"泛指肌肉、肌腱、筋膜、韧带、椎间盘、滑膜等软组织，主要以骨骼肌为主。按摩能通过以下两点缓解筋伤，一方面是运用拿法、按压法等手法缓解肌肉痉挛；另一方面是通过对穴位的刺激减轻疼痛，进而缓解肌痉挛。

四、局部作用

1. 补肾益气 腰为肾之府，因此手法刺激腰部穴位（肾俞、关元俞、腰阳关等）能起到补养肾气的作用，同时小腹部的气海、关元也是补肾要穴。从经络循行走向来看，也可以远道取足少阴肾经穴位（如涌泉、太溪等）。如《居家宜忌》云："每夜以手握擦涌泉穴，左右各三百，甚益下元。"

2. 调理脾胃 调理脾胃是手法按摩的一大特色。通过摩腹、掌振腹部等手法或按揉脾胃经穴位、背俞穴，可起到健脾和胃的功效。对于胃肠蠕动功能减弱所致便秘，可顺肠蠕动的方向摩腹，以消食导滞。

3. 宣肺化痰 肺系病证的主要病机是肺气不降反升，肺内储痰，因此可通过拍法对背部的物理刺激，震荡肺内顽痰，加快其由内向外排出，也可通过手法按揉肺俞、定喘等穴位宣肺化痰。

4. 美容养颜 手法按摩面部可用于美容，早在汉简《引书》中就载有摩面之法。经典古籍《诸病源候论》云："摩手掌令热，以摩面从上下二七止。去黚气，令面有光。"运用面部的自我按摩方法，能"光泽容颜"。

第四节 ◇ 按摩操作不当的不良反应与处理方法

一、晕厥

对于从未接受按摩手法刺激的人需要特别注意，有人因精神过度紧张、过度劳累、过度饥饿或手法刺激量过大导致头晕、心慌、气短，甚或晕厥。出现上述情况，应立即停止手法按摩，静卧片刻，饮温水或糖水即可恢复。因此，按摩前尽量放松心情，

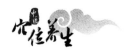

手法宜轻柔，而适度进食后再进行按摩更为稳妥。

二、皮肤破损

在按摩过程中，有些手法刺激（擦法、推法等）需在体表操作，力度过大或频率过快易引起局部皮肤发红、疼痛、破损，故建议进行此类手法时可配合介质的应用，如冬青膏、润肤油等，避免摩擦造成的皮肤损伤。

三、皮下出血

按摩手法刺激力度过大，或时间过长，抑或本身患有凝血异常的疾病，按摩局部可能出现皮下出血现象，轻者一般无须处理，若局部青紫严重，可外用药膏消肿散瘀。

四、疼痛加重

对于腰痛、颈痛、背痛等症状，按压手法过重有可能反而加重疼痛。一般而言，1～2天疼痛会自行减轻，原有症状也逐渐缓解。手法操作时，切忌暴力按压，宜轻柔缓和。

五、肌肉损伤

当按摩体位不恰当，按压力度过猛，或肌肉过分紧张时，都可能造成肌肉损伤。对于局部肌肉损伤，外涂红花油即可。

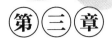

第三章
穴位艾灸养生

第一节 ◇ 艾灸养生介绍

古人有桑树灸、松树灸、槐树灸、太阳灸、稻草灸、香灸等。现代灸法的施灸材料更广泛、种类更繁多，如非艾类灸材、药物性发疱灸等非火热灸法，以及现代创新灸法等。但从灸法历史发展及临床实践考虑，以艾施灸是现今灸法养生的主流发展需要。

艾叶是菊科蒿属艾的干燥叶（图 3-1-1），是中医常用药材，也是灸法常用的灸材。我国各地均有生长，其中尤以湖北蕲春产的艾叶最具道地性，称"蕲艾"。《本草纲目》记载："艾叶……以蕲州者为胜，用充方物，天下重之，谓之蕲艾。"世上只有两种艾，一种是蕲艾，一种不是蕲艾。蕲艾即湖北蕲春出产的艾，被称为"艾中之王"。专业的艾绒炷药力充足，事半功倍。而品质低劣的艾炷，大多艾绒（图 3-1-2）含量较低，杂质多，烟雾大，起不到中医艾灸的调理效果。

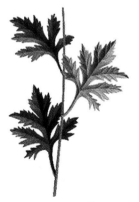

图 3-1-1　艾叶

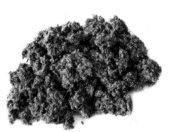

图 3-1-2　艾绒

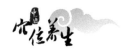

灸法防治疾病早在《庄子·盗跖》中就有记载——"丘所谓无病而自灸也",认为用灸法疗疾健体以求长寿之观念是古今永恒的话题。《黄帝内经》中也体现了灸法防病的思想和方法,如《灵枢·经脉》所载"灸则强食生肉"说明灸法有增进食欲、促进机体生长的作用。现代研究表明,艾灸养生的作用机制,是经络腧穴与艾灸物理化学作用的有机结合,进而产生"温热""温补"和"温通"效应,可以增强人体特异性免疫和非特异性免疫功能,提高机体防病抗病能力,对人体各个系统都有良性调节作用,达到强身健体、防病保健、延年益寿的作用。

艾灸疗法非常适合家庭和个人日常保健或常规性疾病的治疗。裘沛然在《壶天散墨:裘沛然医论集》中指出:"我国医学中的灸法,是历经几千年临床实践验证有效的一种医疗方法。远在春秋战国时代,就有'七年之病,求三年之艾'之说。所谓七年之病,是形容一些疑难顽固的慢性疾患;三年之艾,则表示用艾以陈者效力较好的意思。灸治的适应证很广,如哮喘、虚劳、佝偻、咳嗽、肿胀、痞块、泄泻、痢疾、呃逆、消渴、痫症、头风痛、痹症、癃淋、疝气,以及儿科、妇科、外科的某些疾病。"由此可见,裘沛然对艾灸疗法的认可,但他同时也提醒大家,艾灸疗法并非拿来就用那般简单,它同样需要一些基本知识。

第二节 ◇ 艾灸常用种类

一、艾条灸

以艾绒为主要成分卷成的圆柱形长条,称艾条。点燃艾条施灸的方法,称艾条灸。艾条灸是目前最为常用的灸法,因其方便、安全、操作简单,最适合进行家庭自我保健和治疗。它是将艾条点燃后置于腧穴或病变部位上进行熏灼的方法。艾条分为两种，一种是纯由艾叶制成的"无药艾条"，一种是掺入其他药物粉末的"药条"。药店销售的多为"无药艾条"，对顽固性疾病可自制"药条"。在具体操作上，艾条灸又可分为温和灸、雀啄灸、回旋灸等。

1. 温和灸 施灸时，将艾条点燃的一端对准应灸部位，距皮肤 2 ~ 3cm（图 3-2-1），使被灸者局部有温热感而无灼痛为宜。一般每处灸 10 ~ 15 分钟，至皮肤有红晕为度。对于昏厥、局部知觉迟钝的人，可将示、中两指分开置于施灸部位两侧，以手指感知局部受热程度，以便及时调节艾条高度，防止烫伤。

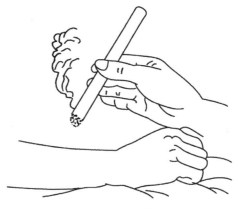

图 3-2-1 温和灸

2. 雀啄灸 将艾条点燃的一端对准施灸部位，如同鸟雀啄米状一上一下进行艾灸，可随着呼吸的节奏进行雀啄（图 3-2-2）。一般每处可灸 3 分钟左右。

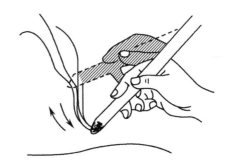

图 3-2-2 雀啄灸

3. 回旋灸 将艾条点燃的一端接近施灸部位，在与皮肤 0.5 ~ 1 寸的距离进行平行往复回旋施灸（图 3-2-3），如同熨衣服一般。一般每处灸 5 分钟左右。

以上灸法适用于多种可灸病证，其中温和灸多用于灸治慢性病，雀啄灸、回旋

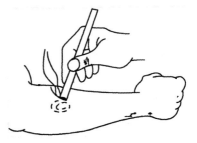

图 3-2-3 回旋灸

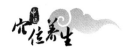

灸多用于灸治急性病。

二、艾炷灸

把艾绒做成圆锥形的艾炷（图 3-2-4），大的如半截枣核，小的如麦粒，而将其放在穴位上点燃施灸，就是艾炷灸。艾炷灸又分为非化脓灸、化脓灸两种。

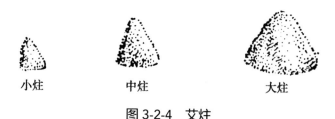

小炷　　　　中炷　　　　　　大炷

图 3-2-4　艾炷

1. 非化脓灸　将艾炷放在穴位上点燃施灸（图 3-2-5），感到灼热时即拿掉，一次可灸 3～9 壮，病情严重者可适当增加。非化脓灸比较温和，容易被人接受，因其艾炷如麦粒大小，往往在穴位上燃烧知痛即去掉或按灭；这种方法比较方便，但必须坚持常灸才能达到效果。日本和韩国的医者现在多用此法。实践证明，凡是灸法之适应证，均可用此法施灸。

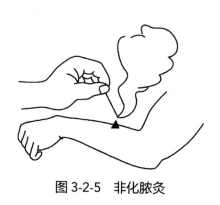

图 3-2-5　非化脓灸

2. 化脓灸　化脓灸也称瘢痕灸，即将艾炷放在穴位上点燃施灸，感到灼热时仍继续进行，直至艾炷烧及皮肤表面，使皮肤起疱充血或表皮红肿流水，灸后局部多会化脓，但一般不需处理，结痂后即痊愈。古代多用此法，因艾炷大，常常致皮焦肉烂，痛苦不堪，一般人多畏惧而不愿接受。现在有些地区仍沿用此法，用于防治哮喘、慢性气管炎等比较严重的疾病。若选择在三伏天灸背部腧穴，大炷烧灼，致令成疮，称打脓灸。化脓灸对皮肤损害大，建议在医师指导下操作。

三、隔物灸

隔物灸又叫间接灸（图 3-2-6），即在皮肤与艾绒之间用其他药物隔开施灸，这样不仅可以避免灸伤皮肤，又可以借助间隔物之药力，能够有效地协同发挥灸料特性和间隔物药性。隔物灸由东晋葛洪首创，经过后人不断完善，种类不断丰富，最主要的有隔姜灸、隔蒜灸和隔盐灸。所隔物品有动物、植物和矿物等中药。

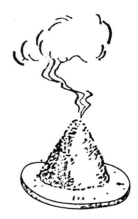

图 3-2-6　隔物灸

1. 隔姜灸　将鲜姜切成直径 2～3cm、厚约 0.3cm 的薄片，中间以针刺数孔，置于穴位或患处，再将艾炷放在姜片上点燃施灸。若受术者有灼痛感可将姜片提起，使之离开皮肤片刻，再行灸治。艾炷燃尽，易炷再灸，直至灸完应灸壮数。一般应以局部皮肤出现红晕而不起疱为度。此法有温胃止呕、散寒止痛的作用，常用于因受寒而致的呕吐、腹痛及风寒关节痛等。

2. 隔蒜灸　将鲜大蒜头切成厚约 0.3cm 的薄片，中间以针刺数孔，置于腧穴或患处，再将艾炷放在蒜片上点燃施灸。操作方法与隔姜灸相同。此法有清热解毒、杀虫等作用，多用于治疗肺结核、肿疡初起等。

3. 隔盐灸　用干燥的食盐填敷于脐部，或于盐上再置一薄姜片，上置大艾炷施灸。此法有回阳、救逆、固脱之功，多用于治疗伤寒阴证或吐泻并作、中风脱证等。注意要连续施灸，不拘壮数。

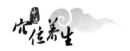

四、温灸器灸

温灸器又称灸疗器（图 3-2-7），指专门用于施灸的器具。临床常用的温灸器有灸架、灸盒和灸筒。用温灸器施灸的方法，称温灸器灸（图 3-2-8）。施灸时，将艾绒或艾条装入温灸器，点燃后置于穴位或应灸部位进行熨灸，以所灸部位皮肤出现红晕为度。温灸器灸具有调和气血、温中散寒作用，需要灸治者，一般均可应用，对小儿、妇女及畏灸者尤为适宜。

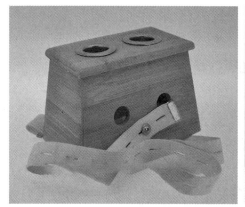

图 3-2-7 温灸器

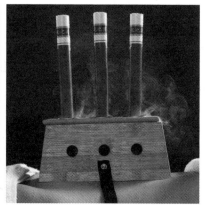

图 3-2-8 温灸器灸

第三节 ◇ 艾灸的适应证和禁忌证

一、适应证

1. 外感风寒表证及中焦虚寒的病证，如呕吐、腹痛、泄泻等。

2. 寒凝血滞、经络痹阻引起的病证，如风寒湿痹、痛经、经闭、寒疝腹痛等。

3. 气虚下陷、脏器下垂之证，如胃下垂、肾下垂、子宫脱垂、脱肛，以及崩漏日久不愈等。

4. 脾肾阳虚，元气暴脱之证，如久泻、久痢、遗尿、遗精、阳痿、早泄、虚脱、休克等。

5. 气逆上冲的病证，如头痛头胀、面红目赤、咳嗽喘促、恶心吐酸等。

二、禁忌证

1. 颜面部、颈部及大血管走行的体表区域、黏膜附近，不宜直接灸。

2. 器质性心脏病伴心功能不全，精神分裂症，孕妇的腹部、腰骶部，不宜施灸。

3. 对于极度疲劳、过饥、过饱、酒醉、大汗淋漓、情绪不稳的人，不要施灸。

4. 属实热证或阴虚发热、邪热内炽等证，如高热、高血压危象、肺结核晚期、大量咯血、呕吐、严重贫血、急性传染性疾病、皮肤痈疽疮疖并有发热者，不宜使用艾灸疗法。

三、注意事项

1. 面部穴位、乳头、大血管等处均不宜使用直接灸，以免烫伤形成瘢痕。关节活动部位亦不适宜用化脓灸，以免化脓溃破，不易愈合，甚至影响功能活动。

2. 艾灸虽然能起到一定的保健和治病疗效，但灸治过程中也会损耗一些精气血，故一般空腹、过饱、极度疲劳、情绪不稳定的时候，以及醉酒者和对灸法恐惧者，应慎重施灸。

3. 男性和女性的性器官、孕妇的腹部和腰骶部、人体的心脏部位，以及眼睛等特殊敏感部位，容易受到伤害，不宜施灸。

4. 患病期间，如有发热、昏迷、抽风等症状，不能进行艾灸。

5. 施灸过程要防止燃烧的艾绒脱落烧伤皮肤和衣物。

6. 若使用灸器，则点上火后不可悬空过久，以免接触皮肤时温度过高，以致烫伤；如悬空太久，可先用手掌将灸器温度搓低

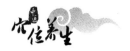

后再继续使用。每隔一段时间，应将灸器移开观察。每使用灸条2～3条后，在灸器控制口会产生温灸油垢，应用毛刷清洗，以保持灸条通畅。

7. 被灸人灸后4～6小时以内最好不要洗澡，不能淋雨，不喝凉水及任何寒凉属性的饮料。

8. 被灸人灸后需避风、避寒、避湿；施灸人灸完后不要立刻洗手，否则寒气就会进到自己的身体。

9. 施灸过量，时间过长，局部会出现水疱，只要不擦破，可任其自然吸收；如水疱较大，可用消毒毫针刺破，放出水液，再涂以烫伤油或消炎药膏等。瘢痕灸者，在灸疮化脓期间，要保持局部清洁，并用敷料保护灸疮，以防感染；若灸疮脓破呈黄绿色或有渗血现象，可用消炎药膏或玉红膏涂敷。

第四节 ◇ 艾灸穴位的作用

一、出汗排毒

出汗是人体排泄和调节体温的方式。艾灸时头部会有汗珠渗出，甚至满头大汗，全身毛孔开放，皮肤汗腺的分泌物排泄，促进皮肤毒素的排出，改善了皮肤的营养，促进了皮肤的新陈代谢。

二、改善循环

艾灸后心跳会加快，心脏每分钟的输出量大大改善，改善了血液循环的原动力。在显微镜观察下，艾灸前身体内的微循环流速很慢，尤其是高血压、哮喘、肥胖、体弱者，艾灸后微循环中的红细胞气流加快，全身皮肤变红，细腻光泽，面色红润，秀丽动人。

三、增强免疫力

艾灸能够养生保健，提高人体免疫力，促进身体的防御抗病能力，还可以促进新陈代谢。可有效预防感冒和支气管炎等疾病，调节大脑中枢，使之反应更加灵敏，头脑清晰。

四、养心安神

通过药物的渗透作用，使皮肤出汗，很少会因物理热效应导致干渴烦躁。灸后易入睡，且睡眠质量好，休息后备感舒畅，疲劳顿消，能起到养心安神的作用，有效缓解失眠症状。

五、健运脾胃

艾灸有温中健脾、行气活血的效果。有研究表明，艾灸后肠鸣音加快，这是正常的灸后反应，也是肠胃蠕动的迹象，对因脾胃虚寒或外感风寒引起的食欲不振、胃胀嗳气、大便不调及习惯性便秘有明显改善。

六、降脂减肥

中医理论认为，肥胖的产生与脾胃运化功能失常、痰湿内聚有关。艾灸具有温通经络、散寒祛瘀的作用。有研究表明，做1次艾灸相当于运动3小时，加速脂肪消耗，且能祛除体内湿气，对肥胖的治疗有一定作用。

七、预防疾病

对于与寒湿、气滞血瘀、经络堵塞、血虚等有关的疾病，艾灸作为一种阳性治疗手段，可以补充体内阳气，从而疏通经络，将一些代谢的垃圾产物排出，使气血通畅，且可杀菌止痒，消炎止痛，从而预防各种疾病。

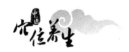

第五节 ◇ 艾灸操作不当的不良反应与处理方法

一、灸后上火

客观地说，灸后上火是一种普遍现象，但并不是所有人都会上火，因为上火属于艾灸的一种瞑眩反应，即好转反应，也称排病反应。艾灸后瞑眩反应有很多，比如腹泻、症状加重等。灸后上火的原因有很多，如灸的时间过长、灸量过大、配穴不合理、操作手法不合理。从体质上来说，阴虚体质、经络不通的人更容易上火。解决的办法有两种，第一要滋阴，第二要引火归原。可以滋阴，先吃点六味地黄丸，每天早晚吃 1 丸，然后再配合艾灸，同时晚上用艾叶进行足浴，加大引火下行的力度。另外，还可以用刮痧、拔罐、刺血的方法直接将余热泄出，或艾灸涌泉、太溪、足三里等下焦穴位达到引火归原的目的。

二、灸后汗多

艾灸出汗对现代人而言，是再好不过的养生方法。人们居住在空调房中，该出汗的时候不出汗，直接导致寒气闭塞在体内，阳气受损，疾病丛生。现代人吃的化学物质比较多，比如人工添加剂、抗生素、药品残留等都会无形中损害自己的阳气，而通过出汗可以促进毒素排出。灸后出汗是一种正常反应，如果感觉良好，那这种出汗对人体有很多好处，但如果第 2 天有虚弱表现，就说明艾灸的量和时间都太过了。艾灸时，有的人是全身出汗，有的人是后背出汗，有的人则是灸的时间长了，艾灸的部位容易出汗。而阳虚比较严重的人，施灸前几天很少出汗，待正气足了，排汗功能恢复正常，外邪才慢慢通过汗液排出，这就是阳气不断提升的表现。这是因为每个人毒素排出的路径都不同，一般毒素会从最虚弱的地方排出来。应对方案：①配穴的时候要尽量配太溪、足三里等下焦、滋阴的穴位；②配合食用补血、健脾的食物，如山药、小米、大枣等补气养血的食物，防止身体太过虚弱。

三、灸后肠鸣腹泻

艾灸之后，阳气提升，会在体内运行，肠胃功能开始恢复，大肠的蠕动也会加强，阳气将脏腑以及经脉中的寒邪化开，被排出体外，这种方式可能是出汗，或腹泻，或排尿增多。如果腹泻，则一般说明肠胃有问题，阴邪化开之后就会以腹泻的方式表现出来，这就像雪化成水寻找一个正常的排泄途径一样。可以选择艾灸关元、足三里、神阙，培补元气，增强正气，使寒湿等外邪尽快排出体外。若因腹泻出现虚脱，同时伴有呕吐等其他症状，就需要配合一些药物调理。如果是脱水的话，就要喝点糖盐水，在温水中加入适当精盐、白糖。

四、灸后起水疱、脓疱

艾灸后可能会起水疱和脓疱，其中水疱更为常见。出现这种现象有两大原因：一是操作时间过长或操作不当，二是身体湿气比较重。湿气重的人艾灸后更容易起疱，这是寒邪向外排出的现象，正所谓"疱破邪出"。对于一般水疱，可以任其自然干瘪；水疱比较大的，最好由专业医师处理，可以用一次性毫针从下方刺破，放出水液，不可擦破皮，同时外用碘伏，防止感染。然后用艾灸直接对着患处进行悬灸，借助火力，增强杀菌的效果。刺破后继续选择温和灸，可以不用进行包扎，其间如果有脓水排出，也属于正常现象，然后用医用棉签将水疱中渗出来的水液吸干净，一定要预防感染。需要注意的是，一般水疱是白色或略带黄色的透明状液体，如果发现水疱内的液体是混浊黏稠状，则说明灸疮感染，要及时就医。

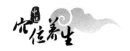

五、艾烟过敏

有人对艾烟会产生过敏反应，出现扁桃体肿大、昏睡、眼睛痛、烦躁等症状，而离开艾烟的环境则症状立即消失。艾烟中含有樟脑、桧脑等对人体有益的成分，在古代，这些都是用来应对瘟疫的，可以抗菌、抗病毒、抗炎、镇痛。有关药理研究表明，艾叶可以抗菌、消毒，对流感病毒、腺病毒都有很好的抑制作用。想要避免艾烟过敏，可以尽量保持施灸的环境通风条件良好，同时每次艾灸量不宜太大。如果症状比较严重，出现乏力、胸闷、心慌、出冷汗、头晕眼花等症状，就要及时就诊。

第四章
穴位贴敷养生

第一节 ◇ 穴位贴敷介绍

穴位贴敷疗法是以中医的经络学为理论依据，应用中草药制剂，把药物研成细末，用水、醋、酒、蛋清、蜂蜜、植物油、清凉油、药液等调成糊状，或用呈凝固状的油脂（如凡士林等）、米饭、枣泥制成软膏、丸剂或饼剂，或将中药汤剂熬成膏，或将药末撒于膏药上（图 4-1-1），再直接贴敷于特定穴位上，用来治疗疾病的一种无创伤、无疼痛穴位疗法。它是中医治疗学的重要组成部分，较内治法更为简便、实用，是我国劳动人民在长期与疾病作斗争中总结出来的一套独特的、行之有效的治疗方法；它经历了无数次的实践、认识、再实践、再认识的发展过程，有着极为悠久的发展历史。

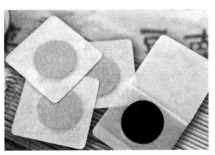

图 4-1-1　穴位贴敷贴

第二节 ◇ 穴位贴敷作用

穴位贴敷的作用机制比较复杂，尚不完全清楚。清代徐大椿曰："汤药不足尽病。""用膏贴之，闭塞其气，使药性从毛孔而入其腠理，通经贯络，或提而出之，或攻而散之，较之服药尤有力。"贴敷药物直接作用于体表穴位，使局部血管扩张，血液循环加速，起到活血化瘀、清热拔毒、消肿止痛、止血生肌、消炎排脓、改善周围组织营养的作用。穴位贴敷还可以使药物透过皮

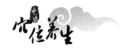

毛腠理由表入里，通过经络的贯通运行，联络脏腑，沟通表里，发挥较强的药效作用。

一、药物作用

腠理是药物进入人体的途径之一，也是外邪经皮侵入人体的主要途径；同理，贴敷药物亦可通过此途径进入人体内发挥药效。可见人体正气亏虚，则病邪易侵入人体。当人体处于疾病状态时，正气虚，腠理开，更有利于贴敷药物进入人体，药气透过皮肤直到经脉固摄于体内，融化于气血津液之中，具有内外一贯之妙。并随其用药，能祛邪，拔毒气以外出，抑邪气以内清；可以扶正气，通营卫，调升降，理阴阳，安五脏；还可以挫折五郁之气，而资化源。每种中药都有各自的四气五味、升降沉浮和作用归经，可通过药物的这些特性来祛除病邪，消除病因，纠正阴阳盛衰，恢复脏腑功能。

二、穴位作用

穴位是人体脏腑经络气血转输出入的特殊部位，为经气游行出入体表之所在，有其独特的治疗作用，包括治疗腧穴所在部位及邻近部位病变的近治作用，治疗所在经络循行到达的远隔部位病证的远治作用，以及对机体整体性的调治作用。这表明腧穴不仅是气血输注部位，也是邪气所客之处所，还是防治疾病的刺激点。穴位贴敷正是通过药物对腧穴的刺激作用以通经活络，激发经气，使药气、经气速达皮部、经筋、络脉、经别、经脉并感传至人体所有脏腑组织器官，发挥经络系统整体调节作用，快速而全面地调理人体脏腑组织器官功能，资生气血、疏通经络、扶正祛邪，以恢复机体功能，使阴阳归于平衡，脏腑趋于调和。

第三节 ◇ 穴位贴敷的适应证和禁忌证

一、适应证

穴位贴敷既有穴位刺激作用，又通过皮肤组织对药物有效成分的吸收，发挥明显疗效，因而具有双重治疗功效。经皮肤吸收的药物极少通过肝脏，也不经过消化道，一方面可避免肝脏及各种消化酶、消化液对药物成分的分解破坏，从而使药物保持更多的有效成分，更好地发挥治疗作用；另一方面也避免了因药物对胃肠的刺激而产生的一些不良反应。所以，此法可以弥补药物内治的不足。除极少有毒药物外，穴位贴敷一般无危险性和毒副作用，是一种较安全、简便易行的疗法。对于衰老稚弱者、无法口服药物者、药入即吐者尤宜。穴位贴敷适用范围相当广泛，不但可以治疗体表的病证，而且可以治疗内脏的病证；既可治疗某些慢性病，又可治疗一些急性病证。主要可以治疗感冒、哮喘、过敏性鼻炎、自汗、关节炎、痛经、失眠、胃脘痛、泄泻、呕吐、便秘等。此外，还常用于防病保健。

二、禁忌证

1. 贴敷部位有溃疡，有疖、疮、肿、痈和皮肤破损者，禁用。

2. 对药物或敷料成分过敏者，禁用；严重的荨麻疹者，禁用。

3. 孕妇、婴幼儿慎用。

4. 阴虚火旺者、咳血者，禁用。

5. 久病、体弱、消瘦以及有严重心肝肾功能障碍者，慎用。

三、注意事项

1. 贴敷期间避免感受风寒，也尽量避免或减少出汗，以使药

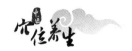

物与穴位充分接触，并保持医用胶布粘得牢。

2. 贴敷部位也需要注意局部防水；敷药部位在 10 小时内，一般不宜洗冷水或过热水，勿令抓破和擦拭。

3. 贴敷期间，禁止进食寒凉、生冷、辛辣之品以及海鲜等荤腥发物，不喝酒，不吃肉，清淡饮食。

4. 贴敷时间的长短，应根据受术者对药物的耐受性而定。

5. 对于所贴敷之药，应将其固定牢稳，以免移位或脱落。

6. 对胶布过敏者，可选用低过敏胶布或用绷带固定贴敷药物。

7. 对于残留在皮肤上的药渣，不宜用刺激性物质擦洗。

8. 头面部、关节、心脏及大血管附近，不宜用刺激性太强烈的药物进行发疱，以免遗留瘢痕，影响美容或活动功能。

9. 对久病体弱消瘦者，以及严重心脏病、肝病等患者，使用药量不宜过大，以免发生呕吐、眩晕等。

第四节 ◇ 穴位贴敷的操作方法

一、贴法

使用已经制作成成品的穴位贴，选取适宜的穴位进行贴敷；亦可以将已制备好的药物直接贴压于穴位上，然后外覆医用胶布固定；或先将药物置于医用胶布粘面正中，再对准穴位粘贴。

二、敷法

将已制备好的药物直接涂于穴位上，外覆医用防渗水敷料贴，再用医用胶布固定。使用水（酒）浸渍剂时，可用棉垫或纱布浸蘸，然后敷于穴位上，外覆医用防渗水敷料贴，再用医用胶布固定。

第五节 ◇ 穴位贴敷操作不当的不良反应 与处理方法

贴敷后若出现范围较大、程度较重的皮肤红斑、水疱、瘙痒现象，应立即停用，进行对症处理。出现全身性皮肤过敏症状者，应及时到医院就诊。

一、水疱

小的水疱一般不必进行特殊处理，可让其自然吸收。大的水疱应使用消毒针具挑破其底部，排尽液体，局部消毒，以防感染，或用一次性注射器抽出疱液，然后涂以甲紫溶液，外用消毒敷料覆盖。操作过程中尽量保持水疱处皮肤完好。破溃的水疱做消毒处理后，外用无菌纱布包扎，以防感染。

二、疼痛

贴敷药物后，在敷药处出现热、凉、麻、痒、蚁行感或轻中度疼痛属正常现象，一般无须处理，待达到所要求的贴敷时间后除去药物即可。如贴敷处有烧灼或针刺样剧痛，受术者无法忍受，可提前揭去药物。疼痛的程度与受术者的年龄、性别及皮肤的个体差异有一定关系。婴幼儿、青壮年妇女多反映疼痛较剧，老年受术者则多能忍受。烧灼性剧痛，敷药后几分钟即可产生，除去药物后仍可能持续一段时间。

三、过敏

过敏也是穴位贴敷过程中的常见现象之一。轻者表现为局部皮肤瘙痒、色赤、丘疹或水疱，重者可出现局部溃烂。主要因药物或胶布刺激皮肤所致。轻度过敏者，可适当缩短每次贴敷治疗时间，以及延长 2 次治疗的间歇时间。夏季天热出汗多，尤其应当注意。对胶布过敏者，可改用纱布、绷带固定。

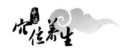

四、感染

感染的出现率较低，可能与许多贴敷药物本身有显著抗感染作用有关。为防止感染发生，所选用药物须除去杂质，穴位严格消毒。夏季贴敷时间应相对缩短。贴敷后局部如有丘疹、水疱，须保护好贴敷面，防止继发感染。一旦有感染发生，应及时到医院就诊。

第五章
穴位刮痧养生

第一节 ◇ 刮痧介绍

刮痧的雏形可追溯到旧石器时代。当时，人们患病时往往会本能地用手或石片抚摩、捶击体表某一部位，有时竟使疾病获得缓解，经过长期的发展与积累，逐步形成了用砭石治病的方法。刮痧可以说是砭石疗法的延续、发展或另一种存在形式。《素问·异法方宜论》指出："东方之域，天地之所始生也……其病皆为痈疡，其治宜砭石。"刮痧是以中医经络皮部理论为基础，运用刮痧器具在体表的一定部位刮拭以防治疾病的方法。刮痧通过对十二皮部的良性刺激，达到疏通经络、行气活血、调整脏腑功能的作用。刮痧是中医外治法中的一种，属于非药物疗法范畴。

刮痧的主要用具是刮痧板。刮痧板一般用水牛角或玉石材料制作而成。此外，也可使用边缘光滑、洁净、易于手持、不易损伤皮肤的日常用具，如铜钱、汤勺、瓷片、苎麻等，进行刮痧。为了润滑皮肤，使得刮痧板能在皮肤上顺畅移动而不致损伤皮肤，刮痧时常以刮痧乳或刮痧油为介质，也可选用石蜡油、红花油、麻油等介质（图 5-1-1）。

刮痧可治疗的病种广泛，具有简单、易学、有效、安全、廉价等特点，因此在民间长期广受欢迎。刮痧如今广泛应用于内科、外科、妇科、儿科、皮肤科、五官科、伤科病证，以及急症等。

刮痧作用于皮肤。《素问·皮部论》曰："皮者，脉之部也。邪客于皮则腠理开，开则邪入客于络

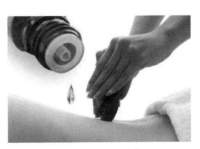

图 5-1-1 刮痧

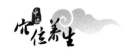

脉，络脉满则注于经脉，经脉满则入舍于腑脏也。"临床中"内病外治"或"外病外治"治则治法的确立皆立足于此。刮痧后皮肤颜色和性质会出现改变，通常为变红、变紫、血斑、血疱等出痧表现，反映身体的病理性瘀滞在物理刺激下由内而外散发出来。所以，刮痧相比其他疗法而言，多了一个诊断作用，即通过辨识"痧"的具体情况，可以大致判断身体的状态，用来指导进一步的治疗保健措施。

现代研究发现，"痧"来自于机体中相当于自身抗原的蛋白成分，通过刮拭，可以激发身体启动相应的免疫应答机制；刮痧可诱导机体调节免疫细胞、炎症细胞因子、抗体水平等，出痧和痧退的过程中无时不体现着免疫双向良性调节作用，起到相应的防治作用。可以说，通过刮痧可发现和挖掘人体自身的健康（自愈）能力，这符合未来医学的潮流，所以刮痧其实是一种历久弥新的优秀疗法。

刮痧不一定要出痧。除特殊情况之外，刮痧时应遵循"徐而和"的原则，操作时运用透皮入骨的手法，平和、深透力强，从而达到临床效果。切忌使用暴力强行出痧。但也忌讳不使用向下的按力，仅仅在皮肤表面刮拭，这样不但没有治疗效果，还会因为反复摩擦，形成表皮水肿、皮肤破损，使受术者受到伤害。正确的刮拭手法应始终保持按压力，每次刮拭都应速度均匀、力度平稳，不要忽轻忽重、头轻尾重或头重尾轻。

在临床上，一些肥胖、肌肉发达或气血不足者不易出痧，腹部、头面部等部位也不易出痧，因此切不可盲目暴力刮痧。刮痧有个原则，就是根据每个人皮肤的耐受度，以不刮伤为宜。

第二节 ◇ 刮痧的适应证和禁忌证

一、适应证

刮痧可用于治疗内、外、妇、儿、五官等各科疾病，如感冒、气管炎、呃逆、呕吐、便秘、腹泻、泌尿系统感染、眩晕、失眠、头痛、落枕、急性腰扭伤、痛经、经期发热、急性乳腺炎、中暑等。此外，刮痧还可用于预防疾病和保健强身。

二、禁忌证

1. 严重的心脑血管疾病、肝肾功能不全、全身水肿，以及极度虚弱者等，禁刮。

2. 孕妇、妇女经期禁止刮拭下腹部、腰骶部及三阴交、合谷、足三里等。

3. 眼、耳、口、鼻、乳头、脐、前后二阴等部位，禁刮。

4. 凡体表有疖肿、破溃、疮疡、痣、斑疹和不明原因包块处，禁刮。

5. 急性扭伤、创伤的疼痛部位或骨折部位，禁刮。

6. 新发生的骨折部位不宜刮痧，须待骨折愈合后，方可在患部周边用刮痧补法；外科手术瘢痕处在 2 个月以后方可接受局部刮痧。

7. 有急性接触性传染病者，忌用本法，或严格消毒后方可使用。

8. 有出血倾向者慎用本法，如糖尿病晚期、严重贫血、白血病、再生障碍性贫血和血小板减少患者。

9. 过度饥饱、过度疲劳、醉酒者，不可刮拭，特殊情况下可用轻手法或点按刮拭。

10. 患有精神病者，禁止刮痧；恶性肿瘤部位，禁止刮痧；恶性肿瘤手术后所形成的皮肤瘢痕局部，应慎用刮痧。

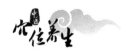

11. 年老体弱者、女性面部禁用泻法大面积刮拭。

12. 对刮痧恐惧或过敏者，禁用本法。

三、注意事项

1. 根据刮痧的适用范围，选择适合进行刮痧的受术者，不宜超出相应范围。

2. 受术者的体位是否合适，对于正确的刮拭操作、防止晕刮和取得良好效果有很大影响，故在刮拭时一定要选择合适的体位。

3. 根据受术者的体位，选择适合的刮痧部位，尽量将其暴露；若刮拭部位不清洁，用消毒用品，如热毛巾、卫生纸巾或酒精棉球擦洗干净，预防感染。

4. 对于初次刮痧的受术者，应做必要的解释工作，消除其紧张心理。

5. 刮痧时应保持室内温度适宜，尤其是在冬季应避免伤风受寒；夏季应回避风扇、过堂风及空调直吹刮拭部位。

6. 刮痧过程中，汗液排泄，邪气外排，会消耗体内部分津液，所以在刮痧后需饮用温水。如此不仅可以补充消耗的津液，还能促进新陈代谢，加速代谢产物的排出，但不宜即刻食用生冷食物或洗冷水澡。

7. 刮痧时用力要均匀，手法由轻到重，以受术者能承受为度，刮至局部潮红或出现痧斑、痧点即止。

8. 一部分受术者，经过刮拭后不易出痧，不可大力重刮或长时间刮拭，不强求出痧。

9. 年迈体弱、儿童、疼痛敏感者，使用轻手法刮拭，并注意观察受术者面色表情及全身情况，随时调整刮痧方案。

10. 刮痧后痧斑未退，不宜在原处再次刮拭出痧。一般间隔3~5天，待痧退后方可在原部位再刮。

11. 下肢静脉曲张或下肢易肿胀者，宜由下向上刮，采用逆刮法；注意不要从上向下刮。

12. 不宜大面积及长时间刮拭，以免造成伤害。

13. 刮痧结束后，当天不宜洗浴，但可以用热毛巾擦拭皮肤。特别是一些年老体弱或抵抗力较差的受术者，在接受刮痧后，更应在第 2 天之后洗浴。

14. 病位轻浅者常单独刮痧，而对于病位较深者大多联合推拿、针灸、拔罐、刺络放血等中医外治法，病情更重者则加用药物。内外同治，缩短病程，减轻不良反应，更有利于受术者康复。

第三节 ◇ 刮痧的操作方法

【刮痧顺序】刮痧时，一般按先头面后手足、先腰背后胸腹、先上肢后下肢的顺序，逐步操作。

【刮痧方向】一般由上而下、由内而外单方向刮拭，并尽可能拉长距离。对于下肢静脉曲张或下肢肿胀者，可采用由下向上的逆刮法。

【症状】通常每次选 3 ~ 5 个部位，每个部位刮拭 20 ~ 30 次，以皮肤出现潮红、紫红色等颜色变化，或出现丘疹样斑点、条索状斑块等形态变化，并伴有局部热感或轻微疼痛为度。2 次刮痧之间宜间隔 3 ~ 6 天。若病情需要缩短刮拭间隔时间，亦不宜在原部位进行刮拭，而应另选其他相关部位进行操作。

【力度】刮痧时用力要均匀，力度由轻到重，以受术者能够承受为度。根据受术者体质和刮拭部位，应选择不同的刮拭力量。其中，小儿、年老体弱者，以及面部的刮拭，用力宜轻；体质强健者，或脊柱两侧、下肢等肌肉较为丰满部位的刮拭，用力偏重。

"虚者补之，实者泻之"是刮痧的治疗原则之一。补法适合年老、重病久病、形体瘦弱的虚证者，泻法适合年轻、急病新病、形体壮实的实证者。补刮法能鼓舞人体正气，使低下的功能

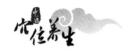

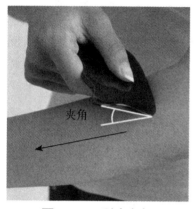

图 5-3-1　刮痧夹角

恢复旺盛。补刮法要求刮拭力度轻，速度慢，范围小，作用浅表，动作轻柔，刺激时间短，顺经脉运行方向操作，主要取补虚作用的穴、区、带，出痧要求色淡红而量少。泻刮法则相反，是指能疏泄病邪，使亢进的功能恢复正常的方法。泻刮法刮拭按压力大，作用深透，速度快，动作重猛，刮痧范围较大，出痧要求色暗红而多，刺激时间稍长，或逆经脉运行方向刮拭。平补平泻法的操作则介于补刮法与泻刮法之间。

通常根据刮痧板与皮肤夹角的角度大小（图 5-3-1）而分平刮、角刮和立刮。刮痧板与皮肤夹角小于 15°，称平刮；刮痧板与皮肤夹角为 45°，称角刮；刮痧板与皮肤夹角为 90°，则称立刮。

一、平刮法

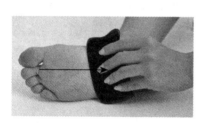

图 5-3-2　平刮法

操作方法：在穴位上涂抹刮痧精油，将刮痧板的整个长边接触皮肤，刮痧板向刮拭的方向倾斜的角度 < 15°（图 5-3-2），自上而下均匀地向同一方向直线刮拭，向下的按压力大，常规刮拭 30 ~ 50 次。

二、角刮法

1. 单角刮法

操作方法：在穴位上涂抹刮痧精油，用刮痧板的一角，朝刮拭的方向倾斜 45°（图 5-3-3），在穴位上自上而下刮拭，常规刮拭 30 ~ 50 次。

适用部位：全身各个部位。

2. 双角刮法

操作方法：在穴位上涂抹刮痧精油，以刮痧板凹槽处对准脊椎棘突，凹槽两侧的双角放在脊椎棘突和两侧横突之间的部位，刮痧板向下倾斜45°，自上而下刮拭，常规刮拭30～50次。

适用部位：常用于脊柱部。

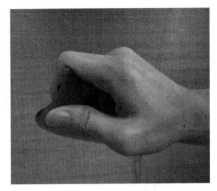

图 5-3-3 角刮法

三、立刮法

操作方法：在穴位上涂抹刮痧精油，让刮痧板与穴区皮肤垂直（图5-3-4），且刮痧板始终不离皮肤，并施以一定的压力，做短距离前后或左右摩擦刮拭，常规刮拭30～50次。

适用部位：适用于全身各个部位。

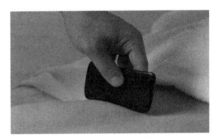

图 5-3-4 立刮法

四、推刮法

操作方法：在穴位上涂抹刮痧精油，将刮痧板的整个长边接触皮肤，刮痧板向刮拭方向倾斜的角度＜45°，自上而下均匀地向同一方向直线刮拭（图5-3-5），刮拭速度慢，按压力大，每次刮拭的长度要短，常规刮拭30～50次。

适用部位：常用于肩背部、

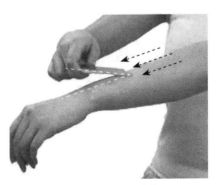

图 5-3-5 推刮法

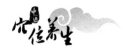

腰骶部和下肢部。

五、点按法

操作方法：在穴位上涂抹刮痧精油，让刮痧板角部与穴位处皮肤垂直，并垂直向下按压（图 5-3-6），由轻到重，按压片刻后立即抬起，使肌肉复原，多次重复，手法连贯，常规刮拭 30～50 次。

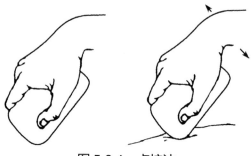

图 5-3-6　点按法

适用部位：常用于受力面积较小的穴位。

六、拍打法

操作方法：用刮痧板的平面拍打身体表面的经穴或疼痛处（图 5-3-7）。在使用拍打法之前，要在拍打部位先涂抹刮痧精油，然后再拍打。

适用部位：常用于肘窝和腘窝。躯干和颈部禁用此手法。

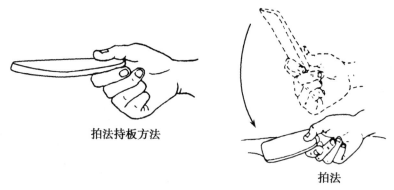

拍法持板方法

拍法

图 5-3-7　拍打法

第四节 ◇ 刮痧操作不当的不良反应与处理方法

一、晕厥

对于从未接受过刮痧手法刺激的人群，有人因精神过度紧张、过度劳累、过度饥饿或手法刺激量过大导致头晕、心慌、气短，甚或晕厥。万一发生，应立即停止刮痧，选择头部低、下肢高的体位，嘱咐受术者躺平，并注意在通风前提下保暖，为受术者准备1杯温开水，如果有糖，可酌量加一些，以避免因低血糖导致的晕刮，还可以用点揉的方式配合轻刺激百会、人中、涌泉等，一般片刻即可恢复正常。预防的方式是减轻精神紧张度，保持心情放松，同时刮痧手法宜轻、速度宜慢；如果受术者处于空腹、疲劳、熬夜、体虚情况下，不要进行刮痧，应令其进食、休息、饮水后再考虑刮痧；施术者一定要保持精神专注，同时随时注意观察受术者的状态，及时询问其感受，就可以大大避免晕刮情况的发生。

二、皮肤破损

在刮痧过程中，力度过大或频率过快易引起局部皮肤发红、疼痛、破损，建议选用柔和圆润的刮痧板，配合适当的介质，如刮痧油、精油、冬青膏、润肤油等，避免摩擦造成的皮肤损伤。

三、皮下出血

刮痧刺激力度过大，或时间过长，抑或本身患有凝血异常的疾病时，刮痧局部可能出现皮下出血现象，轻者一般无须处理；若局部青紫严重，可外涂药膏消肿散瘀。

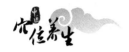

四、疼痛加重

对于腰痛、颈痛、背痛等症状，刮痧手法过重时有可能反而加重疼痛，一般而言，1~2天疼痛会自行减轻，原有症状也逐渐缓解。刮痧刺激切忌暴力，宜轻柔缓和。

五、肌肉损伤

当刮痧体位不恰当，刮痧力度过猛，或肌肉过分紧张时，都可能造成肌肉损伤；对于局部肌肉损伤，取红花油外涂即可。

第六章
穴位拔罐养生

第一节 ◇ 拔罐介绍

拔罐疗法古称角法，又称吸筒法，早在马王堆汉墓出土的帛书《五十二病方》中就有记载，历代中医文献中亦多论述，主要为外科治疗疮疡时，用来吸血排脓，后来又扩大应用于肺结核、风湿病等内科病证。随着医疗实践的不断发展，不仅罐的质料和拔罐的方法不断得到改进和发展，而且治疗范围也逐渐扩大，外科、内科等都有它的适应证，并经常和针刺配合使用。拔罐疗法是中医预防和治疗疾病的一种方法。以罐为器，应用各种方法排出罐筒内空气以形成负压，使之吸着于皮肤，造成被拔部位的皮肤瘀血现象，从而达到预防和治疗疾病的目的。通过吸拔，可引致局部组织充血或郁血，促使经络通畅、气血旺盛，起到活血行气、止痛消肿、散寒、除湿、散结拔毒、退热等作用。

罐的质地、形式多种多样。较常见的有竹罐、玻璃罐、陶罐及抽气罐（图6-1-1）。

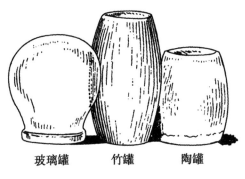

玻璃罐　　　竹罐　　　陶罐

图 6-1-1　罐具

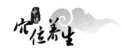

对于竹罐，采用直径 3～5cm 坚固无损的竹子，制成 6～8cm 或 8～10cm 长的竹管，一端留节作底，另一端作罐口，用刀刮去青皮及内膜，制成形如腰鼓的圆筒，用砂纸磨光，使罐口光滑平整即可。竹罐的优点在于取材方便、制作简单、轻便耐用、便于携带、经济实惠、不易破碎；竹罐吸附力大，不仅可用于肩背等肌肉丰满之处，而且应用于腕、踝、足背、手背、肩颈等皮薄肉少的部位，与小口径玻璃罐比较，吸附力具有明显优势；另外，竹罐疗法在应用时可放于煮沸的药液中煎煮后吸拔于腧穴或体表，既可通过负压改善局部血液循环，又可借助药液的渗透起到局部熏蒸作用，形成双重功效，加强治疗作用。但其缺点在于易燥裂漏气，且不透明，难以观察罐内皮肤反应，故不宜用于刺血拔罐。

玻璃罐由耐热玻璃加工制成，形如球状，下端开口，小口大肚，按罐口直径及腔大小，分为不同型号。其优点是罐口光滑，质地透明，便于观察拔罐部位皮肤充血、瘀血程度，从而掌握留罐时间。玻璃罐是目前临床应用最广泛的罐具，特别适用于走罐、闪罐、刺络拔罐及留针拔罐。其缺点是导热快，易烫伤，容易破损。

抽气罐由一种有机玻璃或透明的工程树脂材料制成，采用罐顶的活塞来控制抽排空气，利用机械抽气原理使罐体内形成负压，使罐体吸附于选定部位。抽气罐较传统的火罐缺少了温热刺激效应。但其优点在于不用火、电，排除了不安全隐患，且不会烫伤皮肤；操作简便，可普遍用于个人和家庭的自我医疗保健，是目前较普及的新型拔罐器。

第二节 ◇ 拔罐的作用

一、疏通经络

人体的经络，内达五脏六腑，外络肢节皮毛，纵横交错，贯通全身四肢百骸，运行气血滋养五脏六腑。如果人体经络气血功能失调，引起气滞血瘀，则导致疾病产生。拔罐疗法的"吸拔"作用，加上良性刺激对神经系统的作用，使局部毛细血管扩张充血甚至破裂，局部和相应脏器组织的气血运行得以畅通，对经络腧穴产生良性负压效应，从而达到活血化瘀、舒筋活络的作用。拔罐疗法还能增强关节、肌腱弹性和活动性，促进周围血液循环和气血畅通，达到行气化瘀、疏通经络、调整脏腑功能的目的。

二、活血行气

寒则气凝，瘀则气滞。气行则血行，气滞则血瘀。由于寒、气、血互为因果，从而形成气滞血瘀的病变。拔罐的"吸拔""温通"和良性刺激作用，可以促进血液循环，使气血运行畅通。活血祛瘀与行气导滞并用，可以用来治疗气滞血瘀证候，如用于治疗心腹胁肋痛、月经不调、跌仆劳损、胀闷不舒等。

三、消肿止痛

拔罐由于能祛除病邪，吸拔出有害物质，增强血流，故可使邪去而肿消、络通而痛止，从而达到"消肿止痛"的目的。实践证明，缓慢而轻的手法对神经系统具有镇静作用，迅急而重的手法则有兴奋作用。

四、除湿散寒

由于火罐吸附皮肤形成温热刺激，通过经络传导给相应内脏器官组织，使体内寒邪得以排出体外，从而达到"温经散寒"的

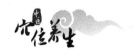

治疗效果。通过吸拔作用，使皮肤局部毛细血管充血扩张，可达到祛风除湿、散寒行气解表的效果，从而使关节通利、发汗解表、镇痛去痹，这就是所说的"风寒邪气随气出"。研究表明，拔罐后汗液排泄增加，可以排出体内代谢废物，如尿素、尿酸、乳酸、肌酐等，使外入之病邪从外而解；同时可以改善皮肤的呼吸和营养，有利于汗腺和皮脂腺的分泌和有害物质的排出。临床可用于治疗感冒、发热、头痛、头晕、风痹、腰痛、四肢痛等。

第三节 ◇ 拔罐的适应证和禁忌证

一、适应证

拔罐适用于风湿痹痛、腹痛、消化不良、头痛、高血压、感冒、咳嗽、肺炎、哮喘、腰背痛、月经病、软组织损伤、扭伤、目赤肿痛、丹毒等。

二、禁忌证

1. 孕妇及年老且患心脏病者，拔罐应慎重。因孕妇的腰骶部及腹部是禁止拔罐的部位，否则极易造成流产。在拔罐时，皮肤在负压下收紧，对全身是一种疼痛刺激，一般人完全可以承受，但年老且患有心脏病者，在这种刺激下可能会使心脏病发作。所以，此类人群拔罐要慎重。

2. 一些特殊部位不宜拔罐，如眼、耳、乳头、前后二阴、心脏搏动处、大血管通过的部位、骨骼凹凸不平的部位、毛发过多的部位等。

3. 局部有皮肤破溃或有皮肤病、过敏、溃疡、水肿者，不宜拔罐。

4. 有严重肺气肿者，背部及胸部不宜负压吸拔。心力衰竭、精神病、水肿病、活动性肺结核、急性传染病、有出血倾向的疾病等，不宜拔罐治疗。

三、注意事项

1. 拔罐时选择适当体位和肌肉丰满部位，骨骼凹凸不平、毛发较多的部位不适宜拔罐。同一部位，不能反复拔罐，在拔罐的罐痕消退前，不可再拔罐。

2. 注意罐子的清洁。如 1 人应专用 1 套罐具，一般每使用 5 次后应对罐具进行 1 次清洗，以防止感染。

3. 拔罐时不宜留罐时间过长，一般留罐 10 ~ 15 分钟，待施术部位皮肤充血、瘀血时，即可将罐取下；有糖尿病者应缩短留罐时间，约 8 ~ 10 分钟，以免造成起疱以及起疱所带来的感染。

4. 拔罐部位若为肌肉丰厚处（如背部、臀部、大腿部），可适当延长拔罐时间；拔罐部位若为肌肉较薄处（如头部、胸部、上肢部），拔罐时间宜短。气候寒冷时拔罐时间可适当延长，天热时则可相应缩短。

5. 在使用多罐时，罐具排列的距离一般不宜太近，否则因皮肤被罐具牵拉产生疼痛，同时也因罐具之间相互排挤而不牢固。

6. 起罐后皮肤局部潮红、瘙痒时不可抓拭，可涂抹刮痧拔罐润肤增效乳（油），即可缓解。

7. 随时观察受术者情况，区分正常反应和异常反应，如遇异常紧拉、疼痛或严重不适，应立即调整负压（若为抽气罐，拉动罐体底部排气阀门杆，稍放一点气减压即可）或起罐重新吸附。

8. 拔罐后不宜马上沐浴。拔罐之后的皮肤会变得更加敏感和脆弱，如果这个时候进行沐浴，皮肤很容易出现发炎等情况。且此时皮肤腠理多处于舒张状态，亦容易受风着凉。

9. 拔罐后不慎起疱，一般直径在 1mm 以内且散发的（每个罐内少于 3 个），可不用处理，自行吸收。但直径超过 1mm，每个罐内多于 3 个或伴有糖尿病及免疫功能低下者，应及时到医院处理。

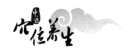

第四节 ◇ 拔罐的操作方法

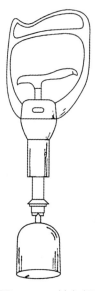

图 6-4-1 抽气罐

抽气罐具有使用安全、无烫伤之忧、操作简便、不易破碎的优点，广泛应用于个人和家庭的自我医疗保健，是目前较普及的新型拔罐器。因此，本书主要介绍抽气罐的操作方法（图 6-4-1）。

1. 选择适当的体位和肌肉丰满的部位，根据自身情况选择穴位。

2. 根据所拔部位的面积大小选取大小适宜的罐具。

3. 将选好的罐具顶部活塞上提一下，以保证通气。

4. 将抽气枪口轻轻套住罐具顶部活塞后，垂直快速提拉杆数次，至拔罐内皮肤隆起，受术者可耐受为度。

5. 在不能直接应用抽气罐的部位（如脊椎、腰部）可使用连接器。连接器安装方法：先将连接器一端的连接杆大头连接备用前嘴的大孔，再将另一端连接杆小头连接负压枪口，使之成为一体，然后前嘴与气罐有活塞的一头套在一起，再将气罐放在需要治疗的部位（可以查看抽气罐说明书）。

6. 罐具吸附于体表之后，将抽气枪口左右轻轻旋动向后退下，轻按一下罐具活塞以防漏气。

7. 治疗结束时提一下活塞即可。

第五节 ◇ 拔罐操作不当的不良反应与处理方法

一、皮肤青紫

拔罐后可见有的拔罐部位青紫，有的殷红，有的则不变色。一般局部呈现红晕或紫绀色（瘀血），为正常现象，会自行消退。如局部瘀血严重，不宜在原位再拔。青紫及发红部位往往病情较重，瘀阻较重。有时这些部位并不是疼痛最重的部位，只要坚持在原处拔罐，青紫就会慢慢消退，疾病也能治愈。

二、皮肤发疱

如留罐时间过长，皮肤会起水疱，小的不需处理，但要防止擦破引起感染；大的可以用针刺破，待疱内液体流出后，涂以甲紫溶液，覆盖消毒敷料，防止感染。这种情况比较多见，有的一日起疱，有的则至三五日甚至 10 余日起疱。所起的疱有较为清亮的水疱，也有紫红的血疱等。发疱现象多为局部病情的反应，一般受病情轻重（一般瘀阻较重的发疱较快）、季节（夏天较易发疱而冬季则较慢，这也是拔罐治疗提倡"冬病夏治"的一个原因）、皮肤疏密（一般皮肤细嫩的易发疱，如青年女性，而壮年男性则发疱较慢）等因素影响。正常生理条件下，血管内渗透压和血管壁通透性处在一较恒定水平，拔罐的抽吸很难将其改变，故不易起疱。

第七章
穴位足浴养生

第一节 ◇ 足浴介绍

足浴是将药物煎成汤剂，再浸泡、洗浴双脚，进行治疗疾病的一种中医外治疗法，历史悠久。《黄帝内经》提到"寒者热之，热者寒之……摩之浴之"（"浴之"即熏洗法）。西周时期，足浴盛行于宫廷中，冬季用来洁身、治病、避邪。东汉张仲景所著《金匮要略》中就载有用苦参汤熏洗治疗狐惑病蚀于下部者。从唐代起，足浴开始应用到临床各科，至明清进入普及阶段。

中医认为"足为精气之根"，是人体经络集中之处，而脏腑病变可通过经络互相影响。足浴具有温水足浴、药物外治及足反射区刺激3种治疗作用，且3种治疗作用可以互相影响。温热药物易从皮肤、腧穴和呼吸道吸收，发挥药物治疗作用。不同的中草药经过配伍，经水煎煮后其有效成分溶于水中。足部在浸泡时，一方面通过水的温热刺激，促进血液循环、加快新陈代谢、改善组织营养；一方面药物有效成分可渗透皮肤，通过经络将药力投递于机体内部而发挥作用，疏通经络，调和气血，达到祛除邪毒，治疗脏腑病变及全身性疾病的目的。

足底有多个反射区，与人体主要脏器相对应。当人体脏腑、器官发生病理改变的时候，会在双足对应的反射区产生压痛，那么这个部位即为病理反射区，而在治疗的时候就以这些反射区作为重点刺激部位。在进行足底按摩的时候，可以用拇指的螺纹面、示指和中指的指间关节对反射区进行按揉点压，也可以使用一些光滑的塑料棒刺激反射区。足底按摩一般以压痛反应比较强的部位为治疗重点，按照先左足、后右足，先主要区域、再次要区域的顺序进行。当然，按摩力度也并非越大越好，有适度的酸胀及压痛即可；有些人误以为越痛越有效而强忍着，反会导致足部损伤。

现代医学认为，足浴时水的温热可以促进血液循环、新陈代谢，而药物可从皮肤渗透吸收，从而发挥治疗作用。由于从皮肤给药，可避免药物对口腔黏膜、食管及胃肠的刺激，并减轻肝肾负担，相对来说比较安全，毒副作用少，且简单易行。

足浴（图7-1-1）的水温多在38~43℃，但一般不应超过45℃，最低不低于36℃。水温还应由个体差异来决定，初次足浴者，水的温度可以低些，并逐渐增高水温。以保健为目的的足浴，水温可低些。针对痹病、中风后遗症及四肢厥冷等疾病的治疗性足浴，水温应高些。对于儿童、患有高血压者、皮肤感觉迟钝者、中风后遗症者，应有专人护理，防止损伤皮肤。

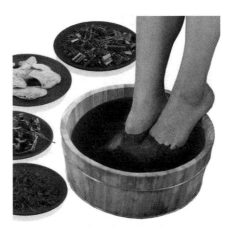

图7-1-1 足浴

第二节 ◇ 足浴的适应证和禁忌证

一、适应证

足浴的适应证较广泛，适用于内科、外科、儿科、妇科及皮肤科许多疾病的治疗，也可用来保健益寿、美容洁肤。足浴具有促进足部及全身血液循环、新陈代谢、活血通络作用，故适用于痹病、风湿性关节炎、类风湿关节炎、中风后遗症、四肢厥冷、血栓闭塞性脉管炎、闭经、小儿麻痹后遗症等。足浴还能明显消除疲劳，改善睡眠，治疗神经症；对儿科、妇产科疾病也有独特

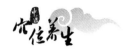

疗效。足浴可以促进全身血液循环和新陈代谢，对于各种颈椎病都有辅助治疗作用。长期低头工作容易患颈椎病者，也可经常进行足浴来预防颈椎病的发生。有慢性病的老年人更适合采用中药足浴。如高血压所致头痛眩晕、慢性支气管炎、支气管哮喘、中风后遗症、慢性前列腺炎、慢性脉管炎、围绝经期综合征、风湿性关节炎、慢性肠炎、神经症、冻疮、皲裂等，都可通过足浴得到缓解。

二、禁忌证

1. 餐前餐后不能足浴　因为足浴会加快全身血液循环，容易出现头晕不适等情况。饭后血液大量集中于胃部，半小时内不宜足浴，否则会影响胃部血液供给。

2. 慢性病人群　心脏病、心功能不全者，低血压、经常头晕者，都不宜用太热的水进行足浴，时间也不宜过长。因为用热水长时间足浴后，会使人体血管扩张，将导致心脏、大脑等重要器官缺血缺氧，对于有心脏病、低血压的人群来说，很可能会增加他们发病的危险，所以这类人群需要注意足浴时的水温和时间。

3. 糖尿病人群　糖尿病人群由于糖尿病特殊的病理机制，其末梢神经对外界温度的感知变得迟钝，容易有烫伤等风险，因此对于这类人群，足浴的时间要谨慎，同时避免水温过高导致皮肤损伤，否则引发皮肤溃烂及更严重后果。

4. 脚气、足部外伤者　患有脚气者，病情严重到起疱时，不宜用热水足浴，这样容易造成伤口感染。足部有炎症、皮肤病、外伤或皮肤烫伤者，也不宜足浴。

5. 老年人不宜足浴时间过长　老年人足浴时间过长，会引发出汗、心慌等症状。老年人以每日临睡前足浴 20 分钟为佳，且不宜马上入睡；足浴后可休息片刻，待热力传递全身，温度缓缓降低后方可入睡。

6. 对某些中药过敏的人群不宜足浴 如果足浴中使用的药物引起皮肤过敏，应立即停止足浴，必要时可以到医院进行治疗。

三、注意事项

1. 足浴盆以木盆为佳，因木盆散热较慢，保温时间长，适合足浴。木盆也应注意卫生，注意定期清理，避免造成足部感染。有传染性皮肤病者，如足癣，应各自备好足浴盆，避免交叉感染。

2. 足浴时水量不可过少，水位可以尽量高一些，以超过踝关节为宜，可适当没至小腿处。

3. 女性经期出现的问题比较复杂，如果不能辨清原因就用中药足浴，不但不会起到舒缓作用，还可能加重月经后期、痛经、经间期出血等症状。因此，女性经期不应乱用中药足浴，最好能够咨询医师，根据自身情况对症用药。

4. 水温的控制应根据个体调整，一般以 38～43℃为主。以保健为目的时，足浴温度可适当低一些；痹病、中风后遗症及四肢厥冷等的治疗，足浴温度可适当高一些；儿童和老年人感觉迟钝者，足浴时应有专人看护。

5. 足底按摩后应适当饮用温开水，补充液体，促进毒素排泄。

第三节 ◇ 足浴的操作方法

一、足浴前准备

第一，保持环境的安静和舒适，最好不要一边足浴一边看书或看电视，应宁心安神，方可使足浴的效果最佳。

第二，选择足浴容器。容器质地应无害、安全、保温性能好，高度最好超过 20cm，可以没过踝关节。

第三，热水备用。市场上卖的足浴桶，没有加温设备，这样

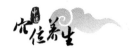

在足浴的时候，有时感觉水凉了，不得不加热水，因此足浴前可以多准备些热水瓶，灌满热水备用。

第四，方药准备。可以直接将中药煲好后用来足浴，足浴方式与普通足浴差不多。不过，由于中药足浴都需要选配药方并针对一些疾病，所以最好咨询中医师后，让中医师帮助调配好药方，这样可以针对性治疗一些疾病。

二、足浴

首先，取适量足浴方（根据水的多少定，没有严格标准），先用水煮开后加凉水或待温度降低后足浴。一般来说，足浴水的温度以 38 ~ 43℃为宜，最好不要超过 45℃。若嫌麻烦，先用部分热水浸泡草药 20 分钟后再加水足浴。足浴时，身边应留有足量的热水备用，以保持足浴水温合适，可参考图 7-3-1。

其次，足浴时间如果过短，很难达到预期效果。可是足浴时间并非越长越好，因为足浴时，下肢末梢血管舒张，血容量增加，使得回心血量减少。有研究采用足浴降压，发现足浴 20 分钟时降压效果达到最佳，20 分钟后降压效果不再增强。因此，需掌握适宜的足浴时间，最佳时间为 20 ~ 30 分钟，最好不超过 45 分钟。

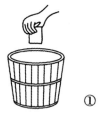

①

取足浴粉放于泡足桶内

②

向桶内加入烧开的沸水 1 000ml，等待 5 分钟左右，让足浴粉在高温下充分溶于水中

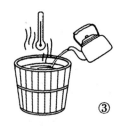

③

再向桶内加入水调至38~43℃左右的合适水温

图 7-3-1　足浴方法

 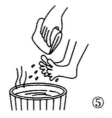 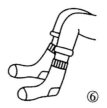

④将足放入水中，泡足时间15~30分钟，在泡足过程中水温过凉，可加入开水保持水温

⑤以额头有汗珠为最佳，泡足完毕后用干爽的毛巾擦干双足即可

⑥天冷时应该及时穿上袜子和衣物，注意保暖，防止着凉

图 7-3-1（续）

三、足浴后

如何确认足浴效果？足浴效果主要体现在可以自觉后背微微有点潮热，或额头出汗，但应注意，不可出大汗，因为汗为心之液，出汗太多会损伤心液，不利于安神入眠。足浴后，可以用热水清洗双足并擦干，完成后要注意足部保温。

足浴结束后，可适当进行足底按摩，增强疗效。足底上半部"人字形"下约 1cm 处，为肾反射区；双手拇指并拢，用力摁住该位置，往上推 36 次，至足底发热为止；此法对肾虚、中气不足者，有一定益处。双足足底跟骨前的位置，为失眠反射区；双手拇指按住该位置，用力压 36 次，以压到有酸痛感为宜，再揉 3 ~ 5 分钟，至发热为宜；此法对头晕眼花、严重失眠者有帮助。用双手示指指间关节用力刮踝骨以下内外两侧 36 次，至有酸痛感为宜，对前列腺疾病等有一定帮助。

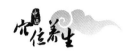

第四节 ◇ 足浴操作不当的不良反应与处理方法

一、头晕心慌

足浴会加快全身血液循环，又会导致人体血管扩张，从而加重心脑血管疾病患者的脏器缺血缺氧，出现头晕心慌。此时应立即停止足浴，并擦干双足，平卧，注意保暖，适当休息，若症状无法缓解，应立即前往医院就诊。

二、足部皮肤烫伤

老年人及糖尿病患者的皮肤感觉迟钝，对水温的感知不够灵敏，足浴时易造成烫伤。遇到该情况时，应用凉水将伤处冲洗干净，冲洗时水温不能低于5℃，冲洗干净后保持局部清洁干燥；若有水疱，水疱较小的可不必进行特殊处理，水疱较大、甚则感染者应前往医院就诊。

三、皮肤发红、瘙痒

足浴时用的药物也会引起过敏，对于敏感皮肤者尤甚。此时应立即停止足浴，并用温水冲洗干净，观察足部皮肤表现，若症状加重，应及时到医院就诊。

第八章

常用养生穴位

第一节 ◇ 手太阴肺经

手太阴肺经是十二经脉气血流注的起始经，联系的脏腑器官有胃、喉咙和气管。

经脉循行（图 8-1-1）：

$$气管、喉咙 \xrightarrow{腋下} 上肢内侧前缘 \longrightarrow 大鱼际 \longrightarrow 拇指指端$$

本经主治病证：咳嗽、气急、喘息、胸闷、心慌、上肢内侧前缘酸痛，或掌心发热。

天府

[定位] 在臂前区，腋前纹头下 3 寸，肱二头肌桡侧缘（图 8-1-2）。

[快速取穴] 臂向前平举，俯头，鼻尖接触上臂内侧处即是。

[作用] 止咳平喘，理气止痛。

[主治] 咳嗽，气喘，鼻出血；肩痛，上臂内侧疼痛；瘿气。

[艾灸方法] 艾炷灸 3～5 壮，艾条温和灸 5～10 分钟。

[按摩方法] 右手拇指指腹按压左侧天府，力度适中，每次按压 1～2 分钟。左手拇指按压右穴。

[穴位贴敷] 将制备好的穴位贴直接贴于穴位上，4～8 小时可取下，每日 1 次。

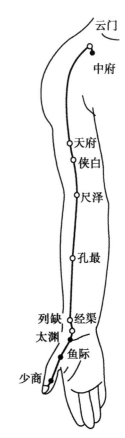

图 8-1-1 手太阴肺经

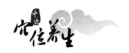

桡侧、尺侧的小贴士

手掌向上，靠近小指一侧称尺侧，靠近拇指一侧称桡侧。

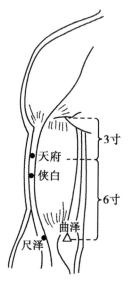

图 8-1-2　天府、侠白

侠白

[定位] 在臂前区，腋前纹头下 4 寸，肱二头肌桡侧缘处（图 8-1-2）。

[快速取穴] 先找到天府（臂向前平举，俯头，鼻尖接触上臂内侧处即是），向下 1 横指处即是。

[作用] 理肺和胃，调气止痛。

[主治] 咳嗽，气喘；上臂内侧疼痛；干呕。

[艾灸方法] 艾炷灸 3～5 壮，或艾条温和灸 5～10 分钟。

[按摩方法] 右手拇指指腹按压左侧侠白，力度适中，每次按压 1～2 分钟。左手拇指按压右穴。

[穴位贴敷] 将制备好的穴位贴直接贴于穴位上，4～8 小时可取下，每日 1 次。

尺泽

[定位] 在肘区，肘横纹上，肱二头肌腱桡侧缘凹陷中（图 8-1-3）。

[快速取穴] 屈肘时，触及肌腱，其外侧缘即是。

[作用] 清肺泻火，调理肠腑，通络止痛。

[主治] 咳嗽，气喘，咳血，潮热，胸部胀满，咽喉肿痛；急性腹痛吐泻；肘臂疼痛。

[配伍] 与丰隆、脾俞合用，止咳化痰止血之力强；与大椎合用，可清肺泻火，止咳止血；与合谷合用，可治疗腰痛。

[按摩方法] 右手拇指指腹按揉左侧尺泽，力度适中，每次

按揉 1~2 分钟。左手拇指按揉右穴。

[艾灸方法] 艾条温和灸 5~20 分钟。隔姜灸 5~7 壮。

[刮痧方法] 用面刮法从上向下刮拭 3~5 分钟。

[穴位贴敷] 将制备好的穴位贴直接贴于穴位上，4~8 小时可取下，每日 1 次。

[古人经验]《针灸大成·手足腰腋门》："挫内腰疼，胁肋痛：尺泽、曲池、合谷、手三里、阴陵、阴交、行间、足三里。"

孔最

[定位] 在前臂前区，腕掌侧远端横纹上 7 寸，尺泽与太渊连线上（图 8-1-3）。

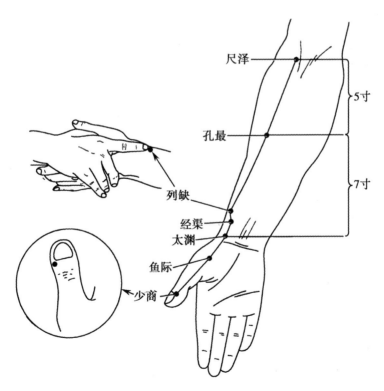

图 8-1-3　尺泽、孔最、列缺、经渠、太渊、鱼际、少商

[快速取穴] 手臂向前，仰掌向上，另一手握住手臂中段

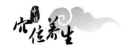

处，拇指指甲垂直下压即是。

[作用] 宣降肺气，理气通窍止血。

[主治] 咳嗽，气喘，咳血，鼻出血，咽喉肿痛；痔疮出血；肘臂疼痛。

[按摩方法] 右手拇指指腹按揉左侧孔最，力度适中，每次按揉 1～2 分钟。左手拇指按揉右穴。

[艾灸方法] 艾炷灸 5～7 壮，或艾条灸 15 分钟。

[拔罐方法] 可选用不同的拔罐法，如留罐法。

[穴位贴敷] 将制备好的穴位贴直接贴于穴位上，4～8 小时可取下，每日 1 次。

列缺

[定位] 在前臂腕掌侧远端横纹上 1.5 寸，拇短伸肌腱和拇长展肌腱之间，拇长展肌腱沟的凹陷中。

[快速取穴] 两手虎口相交，一手示指压在另一手桡骨茎突上，指尖处即为列缺（图 8-1-3）。

[作用] 宣肺解表，利咽止痛，通经疏络，调任理血。

[主治] 感冒头痛，项强，咳嗽，气喘，咽喉肿痛；口㖞，齿痛。

[配伍] 配迎香、印堂，治疗鼻渊；配太溪、照海、通里，治疗咽喉肿痛；配合谷、风池、外关、大椎，治疗感冒；配肺俞、曲池，治疗外感咳嗽；配风池、率谷、太阳、百会、四神聪、合谷，治疗头痛；配风池、大杼、肩中俞、悬钟，治疗落枕。

[按摩方法] 右手拇指或示指指腹按揉左侧列缺，按揉 1～2 分钟后再换手按揉右穴。

[艾灸方法] 艾炷灸 3～5 壮，艾条雀啄灸 5～10 分钟。

戒烟作用

现代研究逐渐发现，列缺有戒烟作用，特以补充。

经渠

[定位] 在前臂前区，腕掌侧远端横纹上1寸，桡骨茎突与桡动脉之间（图8-1-3）。

[快速取穴] 伸手，掌心向上，用一手给另一手把脉，中指所在位置即是。

[作用] 宣肺理气，清肺降逆，疏风解表。

[主治] 咳嗽，气喘，胸痛，咽喉肿痛；手腕疼痛；疟疾。

[按摩方法] 右手拇指或示指指腹按揉左侧经渠，按揉1~2分钟后再换手按揉右穴。

[艾灸方法] 艾炷灸3~5壮，艾条灸5~10分钟。因此穴靠近桡动脉，不宜瘢痕灸。

太渊

[定位] 在腕前区，桡骨茎突与手舟骨之间，拇长展肌腱尺侧凹陷中（图8-1-3）。

[取穴要点] 掌心向上，腕横纹外侧桡动脉搏动处即为穴处。

[作用] 理血通脉，宣肺平喘，清咽止痛。

[主治] 咳嗽，气喘，胸痛，咽喉肿痛；无脉症；腕臂疼痛。

[按摩方法] 拇指指尖轻柔掐按太渊，左右两侧各掐按1~2分钟。

[艾灸方法] 艾条灸3~5分钟。

[刮痧方法] 用角刮法从上向下刮拭3~5分钟，隔日1次，可治疗目赤发热、便血等。

鱼际

[定位] 在手外侧，第1掌骨桡侧中点赤白肉际处（图8-1-3）。

[取穴要点] 一手轻握另一手背，拇指指尖所指第1掌指关节中点即为穴处。

[作用] 清咽止痛，止咳平喘。

[主治] 咳嗽，哮喘，咳血；咽喉肿痛，失音，发热。

[按摩方法] 拇指指间关节或拇指指尖轻柔掐按鱼际，以自

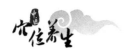

觉酸胀为度，左右两侧各掐按 1 ~ 2 分钟。

[艾灸方法] 艾条温和灸 5 ~ 20 分钟，每日 1 次。

[刮痧方法] 用刮痧板棱角刮鱼际，施以旋转回环的连续动作，隔日 1 次。

[穴位贴敷] 将制备好的穴位贴直接贴于穴位上，4 ~ 8 小时可取下，每日 1 次。

少商

[定位] 在手指，拇指末节桡侧，指甲根角侧上方 0.1 寸（指寸）处（图 8-1-3）。

[快速取穴] 一手拇指伸直，另一手拇、示指轻握，拇指弯曲掐按伸直的拇指指甲根角边缘处即是。

[作用] 清肺利咽，开窍醒神。

[主治] 咳嗽，咽喉肿痛，失音，发热，鼻出血；昏迷，癫狂；手指肿胀、麻木。

[按摩方法] 拇指指尖轻柔掐按少商，以自觉酸胀为度，切勿用力过度以免擦破皮肤，左右两侧各掐按 1 ~ 2 分钟。

[艾灸方法] 艾炷灸 3 ~ 5 壮；或艾条雀啄灸 5 ~ 10 分钟。

[放血疗法] 急性咽炎、扁桃体炎时，在少商处放几滴血，可有效缓解症状。（请在专业人员指导下进行操作）

经验运用

打嗝时，用拇指按压少商持续半分钟，即可止嗝。

第二节 ◇ 手阳明大肠经

手阳明大肠经联系的脏腑器官有口、下齿、鼻。

经脉循行（图 8-2-1）：

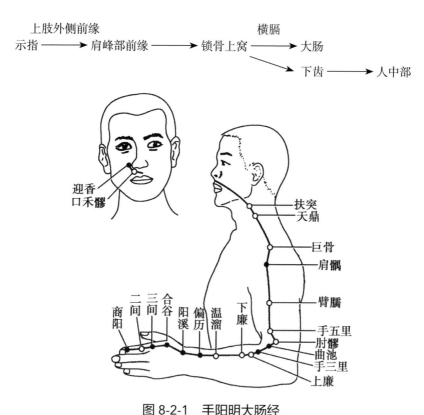

图 8-2-1　手阳明大肠经

本经主治病证：眼睛发黄，鼻流清涕或鼻出血，口干，喉咙肿痛，肩臂部疼痛，示指疼痛及活动不利。

商阳

[定位] 在手指，示指末节桡侧，指甲根角侧上方 0.1 寸处（图 8-2-2）。

[快速取穴] 示指末节指甲根角，靠拇指侧的位置。

[作用] 清泻阳明，宣肺利咽，开窍醒神。

[主治] 咽喉肿痛，齿痛，耳聋；热病，昏迷；手指麻木。

[按摩方法] 拇指指尖轻柔掐按商阳，以自觉酸胀为度，力度不宜过大，左右两侧各掐按 1～2 分钟。

[艾灸方法] 艾条雀啄灸 5～10 分钟。

[刮痧方法] 若是便秘，可用刮痧板分别刮拭示指、小指，

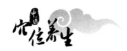

从指根部刮至指尖，重点刮拭商阳，可以促进肠道蠕动。

二间

[定位] 在手指，第2掌指关节桡侧远端赤白肉际处（图8-2-2）。

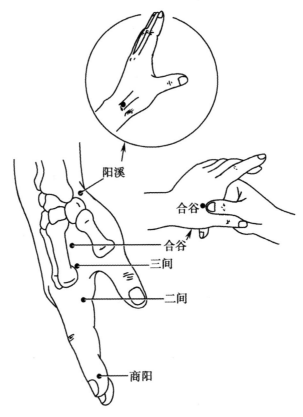

图 8-2-2　商阳、二间、三间、合谷、阳溪

[取穴要点] 微握拳，第2掌指关节前缘，靠近拇指侧，按之凹陷处。

[作用] 清热解表，利咽止痛。

[主治] 咽喉肿痛，齿痛，目痛，鼻出血；热病。

[按摩方法] 拇指指尖轻柔掐按二间，以自觉酸胀为度，力度不宜过大，左右两侧各掐按 1～2 分钟。

[艾灸方法] 艾条灸 5～10 分钟，艾炷灸 3 壮。

[刮痧方法] 用角刮法从上向下刮拭二间，力度适中，以出痧为度。

三间

[定位] 在手背，第 2 掌指关节桡侧近端凹陷中（图 8-2-2）。

[取穴要点] 微握拳，第 2 掌指关节后缘，靠近拇指侧，按之凹陷处。

[作用] 利咽止痛，调理肠腑。

[主治] 咽喉肿痛，齿痛，目痛；身热；手背肿痛；腹胀，肠鸣。

[按摩方法] 拇指指腹按压三间，以自觉酸胀为度，左右两侧各按压 1~2 分钟。

[艾灸方法] 艾条温和灸 5~20 分钟，每日 1 次。

[水浴方法] 对此穴进行热水浴，即将手放入 45℃左右的水中浸泡 10 分钟左右。

合谷

[定位] 在手背，第 2 掌骨桡侧中点（图 8-2-2）。

[取穴要点] 以一手的拇指指间关节横纹，放在另一手拇、示指之间的指蹼缘上，当拇指尖下是穴。

[作用] 疏风清热，理气活血，通经止痛，镇惊安神。

[主治] 头痛，齿痛，目赤肿痛，咽喉肿痛，鼻出血，耳聋，口喝，牙关紧闭；热病无汗，多汗；便秘，腹痛；上肢疼痛。

[配伍] 配太阳，治头痛；配太冲，治目赤肿痛；配迎香，治鼻疾；配少商，治咽喉肿痛；配三阴交，治经闭、滞产；配地仓、颊车，治口眼喝斜。

[按摩方法] 拇指指腹按压合谷，以自觉酸胀为度，左右两侧各按压 1~2 分钟。

[刮痧方法] 在合谷周围刮痧 5 分钟，再连续刮 2 次，可治疗湿疹。

[穴位贴敷] 将大蒜（紫皮者佳）捣烂如糊状，敷于合谷，

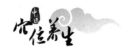

时间 1~3 小时，以局部皮肤发痒为度。

经验运用

312 经络锻炼法是祝总骧自创的简单、易行、有效的按摩方法。"3"指合谷、内关、足三里 3 个穴位的按摩；"1"是意守丹田、腹式呼吸；"2"是两下肢下蹲为主、适当的体育活动。

阳溪

[定位] 在腕区，腕背侧远端横纹桡侧，桡骨茎突远端，解剖学"鼻烟窝"凹陷处（图 8-2-2）。

[取穴要点] 拇指向上翘起，腕背横纹桡侧两肌腱之间的凹陷处即为阳溪。

[作用] 清热解毒，活络止痛。

[主治] 头痛，齿痛，目赤肿痛，咽喉肿痛；手腕疼痛。

[按摩方法] 拇指指尖轻柔掐按阳溪，左右两侧各掐按 1~2 分钟。

[艾灸方法] 取直径约 1.5cm 大小的生姜 1 块或大蒜 1 瓣，切片约 0.5cm 厚，刺孔数个，置于阳溪，再将艾绒搓成三角形，如黄豆大小，置于姜片或蒜片上，以火点燃。左病灸右侧，右病灸左侧，双侧病灸双侧。待艾炷快烧尽或皮肤觉灼痛时，即将艾炷去掉，再换 1 炷。每次灸 5~7 炷，以施灸处皮肤潮红、按之灼热为度，每日 1~2 次，3~5 天即可愈。

[刮痧方法] 用角刮法从上向下刮拭阳溪，力度稍重，以出痧为度。

偏历

[定位] 在前臂，腕背侧远端横纹上 3 寸，阳溪与曲池连线上（图 8-2-3）。

[简易取穴] 两手虎口垂直交叉，中指落于前臂背面凹陷处即为偏历。

[作用] 清热解毒，利水消肿。

[主治] 目赤，耳聋，鼻出血，咽喉疼痛；水肿；手臂酸痛。

[按摩方法] 拇指或示指指腹按揉偏历，力度适中，左右两侧各按揉 1～2 分钟。

[艾灸方法] 艾条灸 5～10 分钟，艾炷灸 3～5 壮。

[穴位贴敷] 将制备好的穴位贴直接贴于穴位上，4～8 小时可取下，每日 1 次。

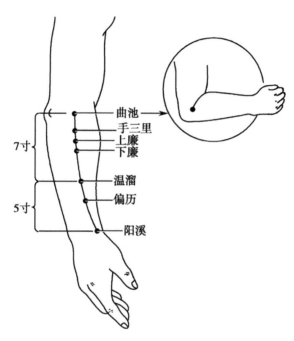

图 8-2-3　偏历、温溜、下廉、上廉、手三里、曲池

温溜

[定位] 在前臂，腕背侧远端横纹上 5 寸，阳溪与曲池连线上（图 8-2-3）。

[取穴要点] 先确定阳溪的位置，向上 5 寸即为温溜。

[作用] 消肿止痛，调理肠腑，清热解毒。

[主治] 头痛，面肿，咽喉肿痛；肠鸣腹痛；肩背酸痛。

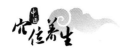

[按摩方法] 拇指横放于穴处,其余四指轻握手臂,拇指指腹向下按压,力度适中,左右两侧各按压 1～2 分钟。

[艾灸方法] 艾炷灸 3～5 壮;或艾条灸 5～10 分钟。

[刮痧方法] 用面刮法上下刮拭温溜,隔日 1 次。

[穴位贴敷] 将制备好的穴位贴直接贴于穴位上,4～8 小时可取下,每日 1 次。

下廉

[定位] 在前臂,肘横纹下 4 寸,阳溪与曲池连线上(图 8-2-3)。

[取穴要点] 先找到上廉,向下 1 横指即为下廉。

[作用] 清胃调肠,疏风清热,通络安神。

[主治] 头痛,眩晕,目痛;腹胀,腹痛;肘臂疼痛。

[按摩方法] 示指、中指并拢,用指腹向下垂直按压,力度适中,左右两侧各按压 1～2 分钟。

[艾灸方法] 艾条温和灸 5～20 分钟,每日 1 次。

[刮痧方法] 用刮痧板的 1/3 边缘接触皮肤,从上向下刮拭下廉,力度稍重,以出痧为度。

[穴位贴敷] 将制备好的穴位贴直接贴于穴位上,4～8 小时可取下,每日 1 次。

上廉

[定位] 在前臂,肘横纹下 3 寸,阳溪与曲池连线上(图 8-2-3)。

[取穴要点] 先找到曲池、阳溪,两者连线上,曲池向下 4 横指(3 寸)即为上廉。

[作用] 疏经活络止痛。

[主治] 手臂麻木,肩臂酸痛。

[按摩方法] 示指、中指并拢,用指腹向下垂直按压,力度适中,左右两侧各按压 1～2 分钟。

[艾灸方法] 艾条灸 5～10 分钟,艾炷灸 3～5 壮。

[刮痧方法] 用角刮法上下刮拭上廉,隔日 1 次。

手三里

[定位] 在前臂，肘横纹下 2 寸，阳溪与曲池连线上（图 8-2-3）。

[取穴要点] 先找到曲池、阳溪，两者连线上，曲池向下 2 横指即为手三里。

[作用] 通经活络，清热明目，调理肠胃。

[主治] 肩臂疼痛，上肢不遂；腹痛，腹泻；齿痛，面颊肿痛。

[按摩方法] 双手交叉在胸前呈环抱状，用一手拇指按揉另一手的手三里，左右两侧各按揉 1～2 分钟。

[艾灸方法] 艾炷灸 5～7 壮，艾条灸 10～20 分钟。

[穴位贴敷] 将制备好的穴位贴直接贴于穴位上，4～8 小时可取下，每日 1 次。

曲池

[定位] 在肘区，在尺泽与肱骨外上髁连线中点凹陷处（图 8-2-3）。

[取穴要点] 屈肘，肘关节向内屈曲，肘横纹外侧端的凹陷处即为穴处。

[作用] 清热解表，散风止痒，消肿止痛，调和气血，疏经通络。

[主治] 热病，咽喉肿痛，齿痛，目赤痛，头痛，眩晕，癫狂；上肢不遂，手臂肿痛；腹痛，呕吐腹泻，月经不调。

[配伍] 配血海、足三里，治瘾疹；配太冲、大椎，治高血压；配合谷、外关等，治感冒发热、咽喉炎、扁桃体炎；配手三里、肩髃、外关等，治上肢酸痛。

[按摩方法] 肘关节屈曲，用一手拇指按揉另一手的曲池，左右两侧各按揉 1～2 分钟。

[艾灸方法] 艾炷灸 3～7 壮；艾条灸 5～15 分钟。

[刮痧方法] 可用刮痧板刮拭曲池，排出痧；或按揉 3～5 分

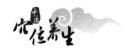

钟，可迅速解表、退热。

[穴位贴敷] 将制备好的穴位贴直接贴于穴位上，4~8小时可取下，每日1次。

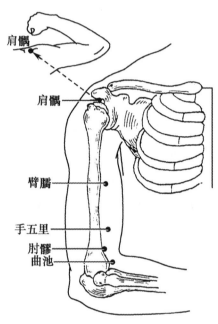

图 8-2-4 肘髎、手五里、臂臑、肩髃

肘髎

[定位] 在肘区，肱骨外上髁上缘，髁上嵴的前缘（图8-2-4）。

[取穴要点] 先找到曲池，向上1寸即是肘髎。

[作用] 舒筋活络止痛。

[主治] 肘臂酸痛、麻木。

[按摩方法] 用拇指指腹向下按揉，左右两侧各按揉1~2分钟。

[艾灸方法] 艾炷灸3~5壮；艾条灸5~10分钟。

手五里

[定位] 在臂部，肘横纹上3寸，曲池与肩髃连线上（图8-2-4）。

[取穴要点] 先找到曲池，向上4横指（3寸）即为手五里。

[作用] 舒筋活络止痛。

[主治] 肘臂疼痛。

[按摩方法] 用拇指指腹向下按揉，左右两侧各按揉1~2分钟。

[艾灸方法] 艾条灸5~10分钟。

[穴位贴敷] 将制备好的穴位贴直接贴于穴位上，4~8小时可取下，每日1次。

臂臑

[定位] 在臂部，曲池上7寸，三角肌前缘处（图8-2-4）。

[取穴要点] 自然垂臂，先找到曲池，向上 7 寸臂外侧三角肌止点处即为臂臑。

[作用] 舒筋活络，明目止痛。

[主治] 肩臂疼痛；眼疾。

[按摩方法] 用拇指指腹向下按揉，左右两侧各按揉 1 ~ 2 分钟。

[艾灸方法] 艾炷灸 3 ~ 5 壮；艾条灸 5 ~ 10 分钟。

[穴位贴敷] 将制备好的穴位贴直接贴于穴位上，4 ~ 8 小时可取下，每日 1 次。

肩髃

[定位] 在三角肌区，肩峰外侧缘前端与肱骨大结节两骨间凹陷中（图 8-2-4）。

[取穴要点] 上臂外展，肩部前下方的凹陷处即为肩髃。

[作用] 舒筋活络，明目止痛。

[主治] 肩臂疼痛；瘾疹。

[按摩方法] 示指、中指并拢，用指腹向下按揉，力度适中，左右两侧各按揉 1 ~ 2 分钟。

[艾灸方法] 艾炷灸 3 ~ 5 壮；艾条灸 5 ~ 10 分钟。

[穴位贴敷] 将制备好的穴位贴直接贴于穴位上，4 ~ 8 小时可取下，每日 1 次。

巨骨

[定位] 在肩胛区，锁骨肩峰端与肩胛冈之间凹陷中（图 8-2-5）。

[快速取穴] 沿着锁骨向外摸至肩峰端，再找背部肩胛冈，两者之间凹陷处即是。

[作用] 舒筋活络止痛。

[主治] 肩臂疼痛；瘰疬。

[按摩方法] 拿捏穴处，力度适中，左右两侧各拿捏 1 ~ 2 分钟。

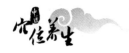

[艾灸方法] 艾炷灸 3～5 壮；艾条灸 5～10 分钟。

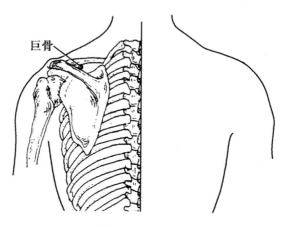

图 8-2-5　巨骨

天鼎

[定位] 在颈部，横平环状软骨，胸锁乳突肌后缘（图 8-2-6）。

[取穴要点] 先找到扶突，再找到锁骨上窝中央，两者连线中点即为穴处。

[作用] 理气化痰，清咽止痛。

[主治] 咽喉肿痛，暴暗；瘰疬。

[按摩方法] 示指或中指指腹向下按压，左右两侧各按压 50 次，力度不宜过大。

[艾灸方法] 艾炷灸 1～3 壮；艾条灸 3～5 分钟。

[穴位贴敷] 将制备好的穴位贴直接贴于穴位上，4～8 小时可取下，每日 1 次。

扶突

[定位] 在胸锁乳突肌区，横平喉结，胸锁乳突肌前、后缘中间（图 8-2-6）。

[快速取穴] 拇指弯曲，其余四指并拢，手心向内，小指放

喉结旁，示指所在处即是。

[作用] 清咽消肿，理气降逆。

[主治] 咽喉肿痛，暴喑；咳嗽，气喘。

[按摩方法] 示指或中指指腹向下按压，左右两侧各按压 50 次，力度不宜过大。

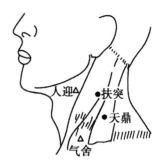

图 8-2-6 天鼎、扶突

[刮痧方法] 用刮痧板从上向下刮拭扶突 3 ~ 5 分钟，隔日 1 次。

[艾灸方法] 艾炷灸 1 ~ 3 壮；艾条灸 3 ~ 5 分钟。

口禾髎

[定位] 在面部，横平人中沟上 1/3 与下 2/3 交点，鼻孔外缘直下（图 8-2-7）。

[取穴要点] 鼻孔外缘直下，平鼻唇沟上 1/3 与中 1/3 处即为穴处。

[作用] 疏风清热，通鼻利窍。

[主治] 鼻塞，鼻出血；口㖞。

[按摩方法] 示指或中指指腹向下按压，力度适中，以有酸胀感为宜，左右两侧各按压 1 ~ 2 分钟。

[艾灸方法] 禁灸。

[刮痧方法] 用角刮法沿口唇轻刮口禾髎，隔日 1 次。

迎香

[定位] 在面部，鼻翼外缘中点旁，鼻唇沟中（图 8-2-7）。

[取穴要点] 双手轻握拳，示指和中指并拢，中指指尖贴鼻翼两侧，示指指尖处即是。

[作用] 疏风清热，通鼻利窍。

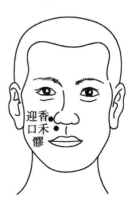

图 8-2-7 口禾髎、迎香

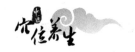

[主治] 鼻塞，鼻出血；面痒；胆道蛔虫病。

[按摩方法] 示指或中指指腹向下按压，力度适中，以有酸胀感为宜，左右两侧各按压 1～2 分钟。

[刮痧方法] 用角刮法从上向下刮拭迎香 3～5 分钟，隔日 1 次。

[艾灸方法] 不宜灸。

[穴位贴敷] 将制备好的穴位贴直接贴于穴位上，4～8 小时可取下，每日 1 次。

第三节 ◇ 足阳明胃经

足阳明胃经联系的脏腑器官有鼻、目、上齿，口唇，喉咙和乳房。

经脉循行（图 8-3-1）：

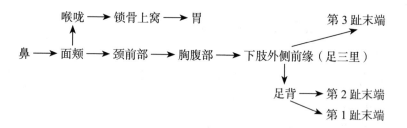

本经主治病证：躁狂，自汗出，鼻塞流涕或鼻出血，口㖞，唇生疱疹，颈部肿，喉咙肿痛，大腹水肿，膝关节肿痛；沿着胸前、乳部、腹股沟处、大腿前、小腿外侧、足背上均痛，第 3 趾活动不利。

本经穴位主要治疗胃肠病证、头面五官部病证、神志病及循行部位的其他病证。治疗胃肠病证常用天枢、梁门、足三里、上巨虚、下巨虚、梁丘和内庭；治疗头面五官部疾病常用地仓、颊车、四白、头维、下关、内庭和解溪；治疗神志病常用解溪、厉兑和内庭；丰隆有祛痰功能；水道有利水之效；足三里为保健要穴。

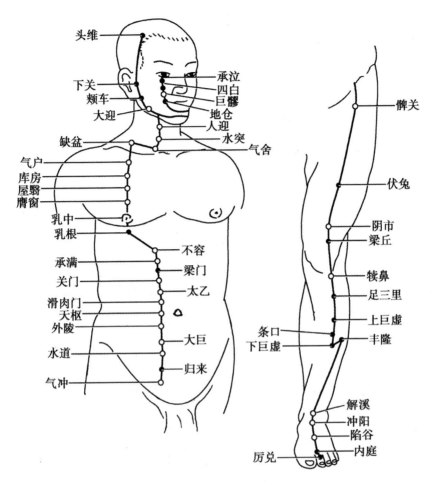

图 8-3-1　足阳明胃经

承泣

[定位]在面部，眼球与眶下缘之间，目正视，瞳孔直下（图8-3-2）。

[取穴要点]双眼直视前方，瞳孔直下，眼球与眼眶下缘之间即为穴处。

[作用]清热解毒，明目止泪。

[主治]目赤肿痛，迎风流泪，夜盲，近视；面部肌肉痉挛。

[按摩方法]示指或中指指腹按揉，以有酸胀感为宜，左右

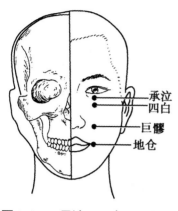

图 8-3-2　承泣、四白、巨髎、
地仓

承泣
四白
巨髎
地仓

两侧各 3～5 分钟。

[艾灸方法] 禁灸。

[刮痧方法] 用角刮法由内向外刮拭承泣。

四白

[定位] 在面部，眶下孔处（图 8-3-2）。

[取穴要点] 双眼直视前方，瞳孔直下，眼眶下缘中央凹陷处即为四白。

[作用] 祛风明目，通经活络。

[主治] 目赤肿痛，近视；面痛，口㖞；头晕，头痛。

[按摩方法] 示指指腹按揉，以有酸胀感为宜，左右两侧各 1～2 分钟。

[艾灸方法] 慎灸。

[刮痧方法] 用角刮法由内向外刮拭四白 1～2 分钟，每日 1 次。

经验运用

眼保健操中，也有"揉四白"一节。四白位于眼眶下方凹陷处。找这个穴位时，可以先将双手示指和中指并拢，放在紧靠鼻两侧处，中指尖位于鼻中部即鼻长 2 分处，拇指支撑在下颌骨凹陷处，然后放下中指，示指尖所指的地方就是四白。按揉时，手指不要移动，按揉面不要太大，连做 4 拍。

巨髎

[定位] 在面部，横平鼻翼下缘，目正视，瞳孔直下（图 8-3-2）。

[取穴要点] 双眼直视前方，瞳孔直下，横平鼻翼下缘，颧弓下缘凹陷处为巨髎。

[作用] 消肿止痛，清热解毒。

[主治] 口涡，面痛，齿痛，鼻出血，口唇、面颊肿痛。

[按摩方法] 示指或中指指腹向颧骨方向做环形运动。

[艾灸方法] 艾条灸 5 ~ 10 分钟。

[拔罐方法] 用留罐法，5 ~ 10 分钟，隔日 1 次。

地仓

[定位] 在面部，口角旁开 0.4 寸（指寸）（图 8-3-2）。

[取穴要点] 双眼直视前方，瞳孔直下，口角外侧即为地仓。

[作用] 舒筋活络止涎。

[主治] 口涡，流涎。

[按摩方法] 示指叠于中指上，指腹按压，左右两侧各 1 ~ 2 分钟。

[艾灸方法] 不宜灸。

[刮痧方法] 取刮痧板从口角外侧刮至耳垂下，刮拭 2 ~ 3 分钟。

大迎

[定位] 在面部，下颌角前方，咬肌附着部前缘凹陷中，面动脉搏动处（图 8-3-3）。

[取穴要点] 下颌角前下方有一凹陷处，血管搏动处即为穴处。

[作用] 祛风通络，消肿止痛。

[主治] 面颊肿痛，齿痛；口涡，口噤不语。

[按摩方法] 示指或中指指腹按揉，以有酸胀感为宜，左右两侧各 1 ~ 2 分钟。

[艾灸方法] 艾条灸 3 ~ 5 分钟。

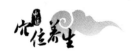

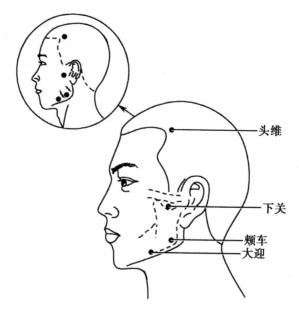

图 8-3-3　大迎、颊车、下关、头维

颊车

[定位] 在面部，下颌角前上方一横指（中指），闭口咬紧牙时咬肌隆起，放松时按之有凹陷处（图 8-3-3）。

[取穴要点] 咬紧牙关时，下颌角前方咬肌隆起，中央凹陷处即为穴处。

[作用] 祛风清热，开关通络。

[主治] 面颊肿痛，口喎；齿痛，口噤不语。

[按摩方法] 中指指腹按揉，以有酸胀感为宜，左右两侧各 1～2 分钟。

[艾灸方法] 艾条温和灸 10～15 分钟。

[刮痧方法] 用角刮法由上向下刮拭，每日 1 次。

下关

[定位] 在面部，颧弓下缘中央与下颌切迹之间凹陷中（图 8-3-3）。

[取穴要点] 闭口，示中二指并拢，示指贴于耳垂旁，中指

指腹处即为穴处。

[作用] 消肿止痛，益气聪耳，通关利窍。

[主治] 耳鸣，耳聋；齿痛，口㖞，面痛。

[配伍] 配翳风，治耳疾；配大迎、颊车、地仓、巨髎、风池，疏风通络牵正，主治风痰阻络之面瘫；配合谷，清热止痛，主治阳明热邪上扰之牙痛。

[按摩方法] 示指指腹按揉，左右两侧各 1 ~ 2 分钟。

[艾灸方法] 艾条灸 10 ~ 20 分钟；隔蒜灸数壮，以皮肤红晕为度。

[刮痧方法] 用角刮法从上向下刮拭下关 3 分钟，每日 1 次。

头维

[定位] 在头部，额角发际直上 0.5 寸，头正中线旁开 4.5 寸（图 8-3-3）。

[快速取穴] 在头部，额角发际直上半横指，头正中线旁开 6 横指。

[作用] 祛风止痛，定眩止泪。

[主治] 头晕，头痛；目痛，迎风流泪。

[按摩方法] 拇指指腹按压，以有酸胀感为宜，左右两侧各 1 ~ 2 分钟。

[艾灸方法] 禁灸。

[刮痧方法] 用面刮法（倾斜 45°）由上向下刮拭头维 2 ~ 3 分钟，以出痧为度。

梁门

[定位] 在上腹部，脐中上 4 寸，前正中线旁开 2 寸（图 8-3-4）。

[取穴要点] 仰卧位，脐与胸剑联合连线中点，再旁开 3 横指处即为梁门。

[作用] 调中气，和肠胃，化积滞。

[主治] 胃痛，呕吐，食欲不振，腹胀，腹泻。

[配伍] 配梁丘、中脘、足三里，治胃痛。

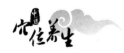

[按摩方法] 手指指腹按压，以有酸胀感为宜，左右两侧各1～2分钟。

[艾灸方法] 艾炷灸3～7壮；或艾条灸5～15分钟；温灸器灸20～30分钟。

[刮痧方法] 面刮法沿胃经自上而下刮拭梁门3分钟，每日1次。

天枢

[定位] 在腹部，横平脐中，前正中线旁开2寸（图8-3-4）。

[取穴要点] 仰卧位，脐旁开3横指处即为天枢。

[作用] 调经止痛，消积止泻。

[主治] 腹胀肠鸣，脐周腹痛，便秘，腹泻；月经不调，痛经。

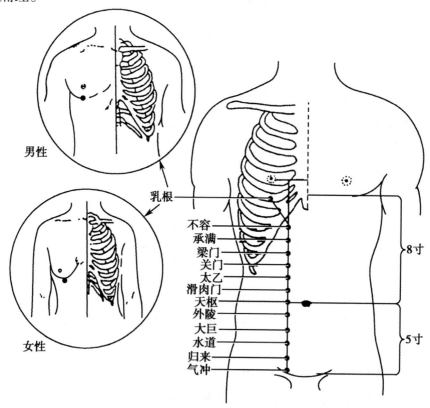

图8-3-4　梁门、天枢

[配伍] 配足三里、内关，治消化不良、腹泻；配中极、三阴交、太冲，有疏肝理气、调经止痛的作用，治月经不调和痛经。

[按摩方法] 示、中、环三指揉天枢，左右两侧各 1 ～ 2 分钟。

[艾灸方法] 艾炷灸 5 ～ 7 壮；艾条灸 10 ～ 20 分钟；温灸器灸 20 ～ 30 分钟。

[刮痧方法] 用角刮法，让刮痧板的边缘向刮拭的方向倾斜，刮拭天枢，以出痧为度，隔日 1 次。

[拔罐疗法] 用抽气罐拔天枢，留罐 10 分钟，隔日 1 次。

[穴位贴敷] 将制备好的穴位贴直接贴于穴位上，4 ～ 8 小时可取下，每日 1 次。

梁丘

[定位] 在股前区，髌底上 2 寸，股外侧肌与股直肌肌腱之间（图 8-3-5）。

[简便取穴] 坐位，下肢用力伸直，髌骨外上方凹陷处即为穴处。

[作用] 理气止痛，活血散瘀，清利湿热。

[主治] 急性胃痛，乳痈；膝关节肿痛，下肢活动不利。

[按摩方法] 拇指或示指指腹按揉梁丘，急性胃痛时用力可稍大，左右两侧各 1 ～ 2 分钟。

[艾灸方法] 艾炷灸 5 ～ 9 壮，艾条回旋灸或雀啄灸 10 ～ 15 分钟。孕妇不可灸。

[刮痧方法] 用刮痧板点按或从上往下刮拭，每次 5 分钟。

[穴位贴敷] 将制备好的穴位贴直接

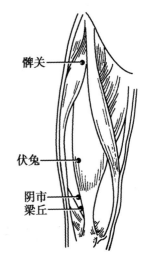

图 8-3-5 梁丘

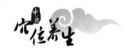

贴于穴位上，4～8小时可取下，每日1次。

犊鼻

[定位] 在膝前区，髌韧带外侧凹陷中（图8-3-6）。

[取穴要点] 坐位，下肢用力伸直，膝盖下方外侧凹陷处即为穴处。

[作用] 通经利节。

[主治] 膝部肿痛。

[按摩方法] 拇指或中指指腹按压，以有酸胀感为宜，左右两侧各2～3分钟。

[艾灸方法] 艾条回旋灸或温和灸5～10分钟，每日1次。

[刮痧方法] 用角刮法刮拭犊鼻，以出痧为度，隔日1次。

[穴位贴敷] 将制备好的穴位贴直接贴于穴位上，4～8小时可取下，每日1次。

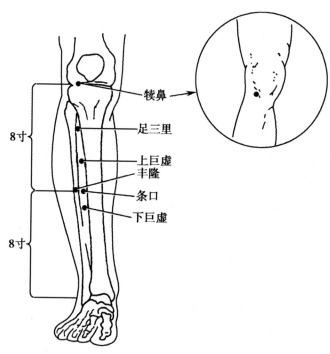

图8-3-6　犊鼻、足三里、上巨虚、条口、下巨虚、丰隆

足三里

[定位] 在小腿外侧，犊鼻下 3 寸，胫骨前嵴外 1 横指处，犊鼻与解溪连线上（图 8-3-6）。

[快速取穴] 站位弯腰，同侧手虎口围住髌骨上外缘，余四指向下，中指指尖处即是。

[作用] 理脾胃，调气血，补虚乏，泻胃热，防病保健。

[主治] 胃痛，呕吐，腹胀，腹痛，肠鸣，消化不良，腹泻，便秘，乳痈；咳嗽，气喘，心悸，气短，头晕；失眠，癫狂；膝痛，脚气，水肿。

[按摩方法] 手指指腹按压或按揉，以有酸胀感为宜，左右两侧各 2 ~ 3 分钟。

[艾灸方法] 艾条灸 15 ~ 20 分钟。艾灸时应让艾条温度稍高一点，使局部皮肤发红，且艾条缓慢沿足三里上下移动，以不烧伤局部皮肤为度。

[拔罐方法] 用抽气罐留罐 10 ~ 15 分钟，隔日 1 次。

[穴位贴敷] 将制备好的穴位贴直接贴于穴位上，4 ~ 8 小时可取下，每日 1 次。

上巨虚

[定位] 在小腿外侧，犊鼻下 6 寸，犊鼻与解溪连线上（图 8-3-6）。

[取穴要点] 先找到足三里，向下 4 横指即为穴处。

[作用] 通肠化滞，调和脾胃，疏经和气。

[主治] 肠痈，腹泻，便秘；下肢痿痹，脚气。

[按摩方法] 拇指或示指指腹按压，以有酸胀感为宜，左右两侧各 1 ~ 2 分钟。

[艾灸方法] 艾炷灸 5 ~ 9 壮，艾条温和灸 10 ~ 20 分钟，隔姜灸，以皮肤潮红为度。

[拔罐方法] 留罐 5 ~ 10 分钟即可起罐，隔日 1 次。

[刮痧方法] 用面刮法刮拭上巨虚 3 分钟，以穴位皮肤潮红

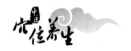

或出痧为度，隔日 1 次。

[穴位贴敷] 将制备好的穴位贴直接贴于穴位上，4 ～ 8 小时可取下，每日 1 次。

条口

[定位] 在小腿外侧，犊鼻下 8 寸，犊鼻与解溪连线上（图8-3-6）。

[取穴要点] 仰卧位，先找到犊鼻和解溪，两穴连线的中点即为条口。

[作用] 舒筋活络止痛。

[主治] 下肢无力；肩臂疼痛。

[按摩方法] 拇指指腹按压，以有酸胀感为宜，用力稍重，左右两侧各 2 ～ 3 分钟。

[艾灸方法] 艾炷灸 3 ～ 7 壮；艾条温和灸 5 ～ 10 分钟。

[刮痧方法] 用面刮法上下刮拭条口。

[穴位贴敷] 将制备好的穴位贴直接贴于穴位上，4 ～ 8 小时可取下，每日 1 次。

下巨虚

[定位] 在小腿外侧，犊鼻下 9 寸，犊鼻与解溪连线上（图8-3-6）。

[取穴要点] 先找到条口，向下 1 横指凹陷处即为穴处。

[作用] 理肠胃，清湿热，化积滞。

[主治] 下腹疼痛；腹泻，乳痈；下肢无力。

[按摩方法] 拇指或示指指腹按压，以有酸胀感为宜，用力稍重，左右两侧各 2 ～ 3 分钟。

[艾灸方法] 艾炷灸 3 ～ 7 壮；或艾条温和灸 5 ～ 15 分钟。

[拔罐方法] 在下巨虚上留罐 15 分钟，隔日 1 次。

[穴位贴敷] 将制备好的穴位贴直接贴于穴位上，4 ～ 8 小时可取下，每日 1 次。

丰隆

[定位] 在小腿外侧，外踝尖上 8 寸，胫骨前肌外缘；条口外侧 1 横指处（图 8-3-6）。

[取穴要点] 先找到条口，向外 1 横指凹陷处即为穴处，按之有沉重感。

[作用] 止咳平喘，化痰开窍，健脾和胃。

[主治] 咳嗽，痰多，哮喘；头晕，头痛，癫狂；下肢无力。

[配伍] 配阴陵泉、商丘、足三里，治痰湿诸证；配肺俞、尺泽，有祛痰镇咳作用，治咳嗽痰多；配风池、神门，治失眠。

[按摩方法] 拇指指腹按压，以有酸胀感为宜，用力稍重，左右两侧各 2～3 分钟。

[艾灸方法] 艾炷灸 3～7 壮；或艾条温和灸 5～15 分钟。

[刮痧方法] 用面刮法从上往下刮拭丰隆，5～10 分钟，隔日 1 次。

[拔罐方法] 用抽气罐留罐 5～10 分钟，隔日 1 次。

第四节 ◇ 足太阴脾经

足太阴脾经联系的脏腑器官有咽、舌。

经脉循行（图 8-4-1）：

第1趾 ——→ 内踝 ——→ 小腿内侧 ——→ 大腿内侧 ——→ 入腹

本经主治病证：舌根部痛，肢体活动不利，胃口欠佳，心烦，胸闷，胸痛，腹泻，或小便不通，入睡困难，大腿和小腿内侧肿，蹈趾不能活动。

本经穴位主要治疗脾胃病、妇科病、前阴病及经脉循行部位的其他病证。治疗脾胃病常用大横、太白、公孙、隐白、阴陵泉和三阴交；治疗妇科病常用隐白、血海、太白、公孙和三阴交；治疗小便不利常用阴陵泉、三阴交。太白、阴陵泉有健脾利湿之效；血海、三阴交有益气活血之功。

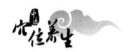

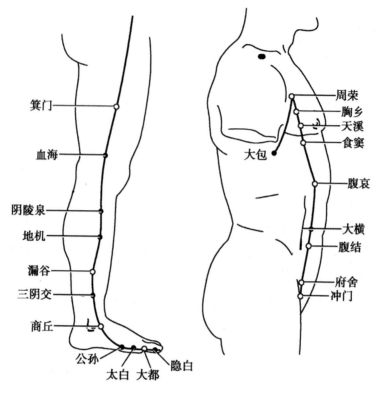

图 8-4-1　足太阴脾经

隐白

[定位] 在踇趾末节内侧，趾甲根角侧后方 0.1 寸（指寸）处（图 8-4-2）。

[取穴要点] 踇趾趾甲内侧缘与下缘垂线的交点。

[作用] 生发脾气，统血宁神。

[主治] 月经过多，尿血，便血；腹胀；癫狂，多梦。

[配伍] 配气海、血海、三阴交，主治月经过多；配脾俞、上脘、肝俞，主治吐血；配大敦，治疗昏厥。

[按摩方法] 拇指指尖掐按，左右两侧各 1～2 分钟。

[艾灸方法] 艾条悬灸 5～20 分钟；艾炷灸 3～7 壮；麦粒灸 3～5 壮。

[穴位敷贴] 左右穴同时使用，也可交替使用，每日换药 1 次。

经验运用

隐白：点按，可用于治疗鼻炎。

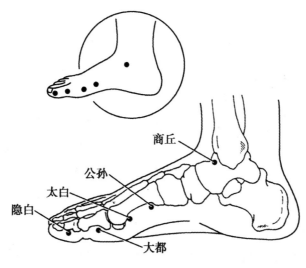

图 8-4-2　隐白

三阴交

[定位] 在小腿内侧，内踝尖上 3 寸，胫骨内侧缘后方（图 8-4-3）。

[取穴要点] 小指下缘贴于内踝尖上，示指上缘所在水平线与胫骨后缘的交点即为穴处。

[作用] 健脾和胃，调补肝肾，行气活血，疏经通络。

[主治] 月经不调，带下，产后头晕，不孕，阳痿，小便不利，遗尿，水肿；肠鸣腹胀，腹泻，便秘；失眠，头晕；脚气。

[按摩方法] 拇指指腹按揉，力度适中，左右两侧各 1～2 分钟。

[艾灸方法] 隔物灸 30～90 分钟；艾条悬灸 10～20 分钟；艾炷灸 5～9 壮。

地机

[定位] 在小腿内侧，阴陵泉下 3 寸，胫骨内侧缘后际（图

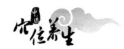

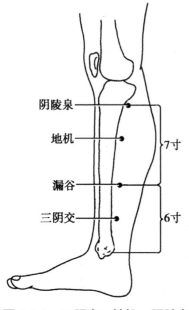

图 8-4-3　三阴交、地机、阴陵泉

8-4-3）。

[取穴要点] 先找到阴陵泉，向下一夫（四横指）即为穴处。

[作用] 健脾渗湿，调经止带。

[主治] 腹胀，腹痛，腹泻，水肿，小便不利；月经不调，痛经，遗精；腰痛，下肢无力。

[配伍] 配血海，有调经作用，主治月经不调；配肾俞、中极、三阴交，有补益气血、活血化瘀作用，主治痛经。

[艾灸方法] 直接灸 3～5 壮；温和灸 10～15 分钟。

[按摩方法] 拇指指腹按压，力度适中，左右两侧各 1～2 分钟。

[刮痧方法] 操作时手持刮痧板，蘸上润滑剂，在受术者体表被刮部位按一定方向用力均匀地进行刮拭，一般使用腕力，同时根据受术者的病情及反应调整刮拭力量，直至皮下呈现痧痕为止。操作手法有平刮、立刮、推刮及角刮。

经验运用

地机出现压痛提示可能有胰腺疾患，与胰俞、中脘、水分互参有诊断意义。

阴陵泉

[定位] 在小腿内侧，当胫骨内侧髁后下方凹陷处（图 8-4-3）。

[取穴要点] 示指沿着小腿内侧缘向上推，接近膝关节下，

胫骨向内上弯曲的凹陷处即为穴处。

[作用] 排渗脾湿。

[主治] 腹胀，水肿，黄疸，腹泻，小便不利或失禁；遗精，带下；膝部疼痛。

[配伍] 配水分，有利尿消肿作用，主治水肿；配足三里、上巨虚，主治腹胀、腹泻；配中极、膀胱俞、三阴交，主治小便不利。

[按摩方法] 拇指指腹按压，力度适中，左右两侧各 1 ~ 2 分钟。

[艾灸方法] 艾炷灸 3 ~ 5 壮；艾条 5 ~ 15 分钟。

[拔罐方法] 将穴位和三棱针常规消毒，针刺该穴后拔罐，留罐 10 ~ 15 分钟。（请在专业人员指导下进行）

血海

[定位] 屈膝，在小腿内侧，髌骨内侧端上 2 寸，当股四头肌内侧头隆起处（图 8-4-4）。

[取穴要点] 屈膝，左手掌心按于右膝上缘，示、中、环三指及小指向上伸直，拇指约呈 45° 斜置，拇指尖下即为穴处。对侧取法相同。

[作用] 补血养肝。

[主治] 月经不调，经闭；湿疹，丹毒。

[配伍] 配三阴交，治月经不调；配曲池、合谷，治瘾疹；配犊鼻、阳陵泉，主治膝痛。

[按摩方法] 拇指指腹按揉，力度适中，左右两侧各 2 ~ 3 分钟。

[保健方法] 每天上午 9—

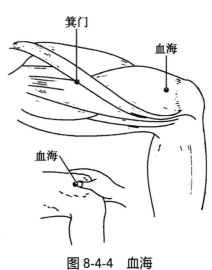

图 8-4-4 血海

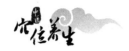

11点拍打（每次10秒，连续35次）或按摩（轻柔每侧3分钟）血海，晚上21—23点再艾灸此穴，对妇女月经不调、痛经及因气血瘀滞引起的肥胖、关节痛等有效。

[艾灸方法] 隔物灸30～60分钟；艾条悬灸10～20分钟；艾炷灸5～7壮。

大横

[定位] 仰卧，在腹中部，据脐中4寸（图8-4-5）。

[取穴要点] 仰卧或立位，过乳头做一垂线，与脐所在水平线的交点即为穴处。

[作用] 转运脾经水湿。

[主治] 腹泻，便秘，腹痛。

[配伍] 配天枢、足三里，治腹痛。

[按摩方法] 中指指腹按揉或指摩，力度适中，左右两侧各2～3分钟，或掌摩腹部均可。

[艾灸方法] 隔物灸30～60分钟；艾条悬灸10～20分钟；温灸器灸20～30分钟。

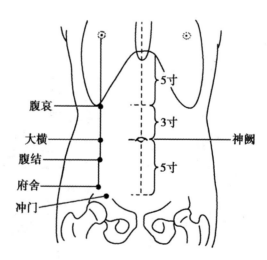

图8-4-5 大横

经验运用

《马氏温灸法》记载，治大便不通只灸左侧大横，并配双侧承山，一般晚间灸，次日晨便下。

大包

[定位] 在侧胸部，腋中线上，当第 6 肋间隙处（图 8-4-6）。

[取穴要点] 正坐或仰卧位，沿腋中线（腋窝前、后皱襞中点所做的垂线）自上向下摸到第 6 肋间隙处即为穴处。

[作用] 宣肺理气，宽胸益脾。

[主治] 咳喘，胸胁胀痛；全身疼痛，四肢无力。

[配伍] 配天枢、足三里，治腹痛。

[按摩方法] 双手环抱于胸前，中指指腹按揉对侧穴，力度适中，左右两侧各 1～3 分钟。

[艾灸方法] 艾条悬灸 10～20 分钟；隔物灸 30～50 分钟；艾炷灸 3～5 壮。

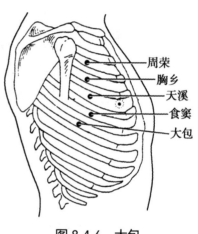

图 8-4-6 大包

第五节 ◇ 手少阴心经

手少阴心经联系的脏腑器官有心系、食管、目系。

经脉循行（图 8-5-1）：

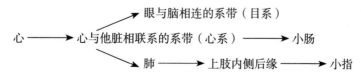

本经主治病证：眼睛发黄，胁肋疼痛，上臂、前臂的内侧后缘疼痛、厥冷，掌心热。

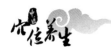

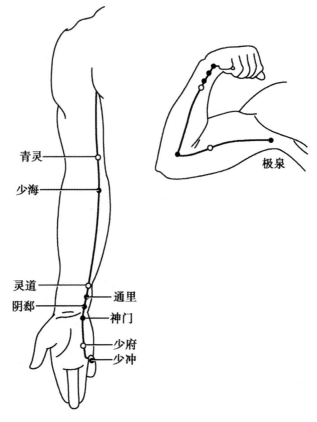

图 8-5-1　手少阴心经

　　本经穴位主要治疗心部病证、胸部病证、神志病及经脉循行所过部位的其他病证。治疗心脏病常用阴郄、神门；神志病常用神门、少冲；舌咽病常用通里、阴郄；上肢内侧后缘痛麻常用少海、灵道。

少海

[定位] 屈肘举臂，在肘横纹内侧端与肱骨内上髁连线的中点处（图 8-5-2）。

[取穴要点] 屈肘 90°，肘横纹内侧端凹陷处即为穴处。

[作用] 降浊升清。

[主治] 心痛，腋胁痛，肘臂酸痛麻木，手颤。

[配伍] 配后溪，主治手颤、肘臂疼痛；配神门、内关、大

陵，主治瘿病。

[按摩方法]手肘弯曲，另一手的指腹按揉少海，力度适中，左右两侧各1~2分钟。

[艾灸方法]隔物灸20~30分钟；艾条悬灸10~15分钟；艾炷灸3~5壮。

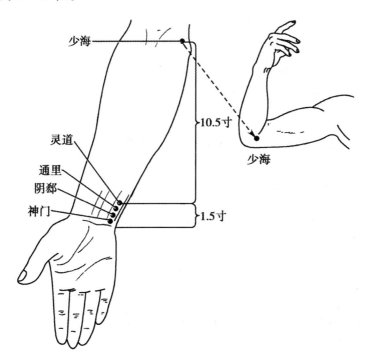

图8-5-2　少海、灵道、通里、阴郄、神门

灵道

[定位]在前臂掌侧，当尺侧腕屈肌腱桡侧缘，腕横纹上1.5寸（图8-5-2）。

[取穴要点]先找到神门，向上2横指即为穴处。

[作用]生发心气。

[主治]心痛，心悸；突然声音嘶哑或失音；肘臂酸痛，手指麻木。

[配伍]配廉泉，主治舌强、暴喑、瘿病；配外关，主治臂

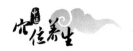

痛、指麻；配心俞，治心痛。

[按摩方法] 拇指指腹按揉，力度适中，左右两侧各 1 ~ 2 分钟。

[艾灸方法] 艾条悬灸 10 ~ 15 分钟；艾炷灸 1 ~ 3 壮。

通里

[定位] 在前臂掌侧，当尺侧腕屈肌腱桡侧缘，腕横纹上 1 寸（图 8-5-2）。

[取穴要点] 先找到神门，向上 1 横指即为穴处。

[作用] 清心安神，通利喉舌，清热止血，宽胸疏络，鸣金开音，沟通心肾。

[主治] 突然声音嘶哑或失音，舌强不语；心悸；腕臂痛。

[配伍] 配内关、心俞，主治心悸、怔忡；配廉泉、涌泉，主治舌强、暴喑。

[按摩方法] 拇指指腹按揉，力度适中，左右两侧各 1 ~ 2 分钟。

[艾灸方法] 艾条悬灸 10 ~ 20 分钟；艾炷灸 1 ~ 3 壮。

阴郄

[定位] 在前臂掌侧，当尺侧腕屈肌腱桡侧缘，腕横纹上 0.5 寸（图 8-5-2）。

[取穴要点] 先找到神门，向上半横指即为穴处。

[作用] 清心安神，沟通心肾，清心滋阴，安神固表。

[主治] 心痛，惊悸；吐血，骨蒸盗汗；突然声音嘶哑或失音。

[配伍] 配后溪、三阴交，主治阴虚盗汗、骨蒸潮热；配尺泽、鱼际，主治吐血、衄血。

[按摩方法] 拇指指腹按揉，力度适中，左右两侧各 1 ~ 2 分钟。

[艾灸方法] 艾条悬灸 10 ~ 15 分钟；艾炷灸 1 ~ 3 壮。

神门

[定位] 在前臂掌侧，腕掌侧横纹尺侧端，尺侧腕屈肌腱桡侧凹陷处（图 8-5-2）。

[取穴要点] 微握拳，另一手四指握住手腕，弯曲拇指，拇指尖所指凹陷处即为穴处。

[作用] 安定心神。

[主治] 失眠，健忘，痴呆，癫狂；心痛，心烦，惊悸，胸胁痛。

[配伍] 配支正，主治健忘、失眠、无脉症；配大椎、丰隆，主治癫狂。

[按摩方法] 拇指指尖掐按，以有酸胀感为宜，左右两侧各 1～2 分钟。此手法最适合在晚间睡前操作。

[艾灸方法] 艾条悬灸 10～15 分钟；艾炷灸 1～3 壮；麦粒灸 1～3 壮。

经验运用

《马氏温灸法》记载，神门可治疗甲状腺肿大。

少府

[定位] 在手掌面，第 4、5 掌骨之间，握拳时，当小指尖处（图 8-5-3）。

[取穴要点] 半握拳，小指尖所指横纹凹陷处即为穴处。

[作用] 发散心火，清心泻热，宁心安神，理气活络。

[主治] 心悸，胸痛；小便不利，遗尿，阴痒痛；小指疼痛，掌心热。

[配伍] 配内关、郄门，主治心悸、悲恐善惊、胸痛；配心俞，主治痈疡、阴肿、阴痒。

[按摩方法] 拇指指尖掐按，以有酸胀感为宜，左右两侧各 1～2 分钟。

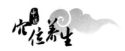

[艾灸方法] 将艾条一端点燃，置于该穴上方 2cm 处，熏烤 5 ~ 10 分钟。艾炷灸 3 ~ 5 壮。隔物灸 30 ~ 40 分钟。

[保健方法] 常按少府，身体保健康。作息不规律、饥饱失调，或情绪不稳、经常生气，这些看似生活中的小问题，往往不会引起人们的注意，久而久之，容易引起胸闷、胸痛、心慌，出现有气无力，平时可经常掐按少府。

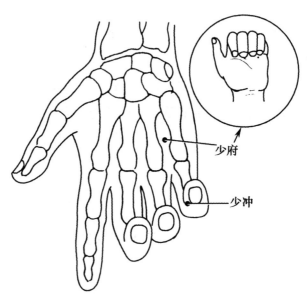

图 8-5-3　少府

第六节 ◇ 手太阳小肠经

手太阳小肠经联系的脏腑器官有食管、横膈、胃、心、小肠、耳、目内外眦。

经脉循行（图 8-6-1）：

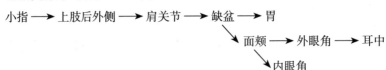

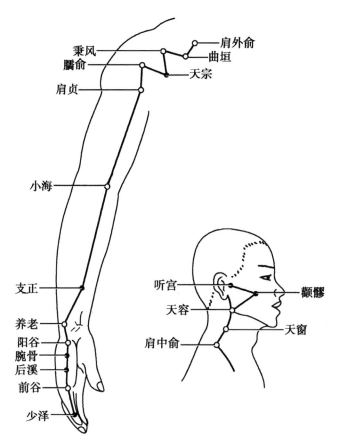

图 8-6-1　手太阳小肠经

　　本经主治病证：耳聋，眼睛发黄，面颊肿，颈部、颌下、肩胛、上臂、前臂的外侧后缘疼痛。

　　本经穴位主要治疗头部病证、项部病证、耳部病证、目部病证、咽喉病、热病、神志病及经脉循行所过部位的其他病证。头项痛常用后溪、养老、支正；耳病常用听宫、后溪；齿痛常用听宫、颧髎；咽喉痛常用少泽；急性腰痛常用后溪、养老；肩臂疼痛常用后溪、支正、肩贞。

少泽

[定位] 在小指末节尺侧，距指甲根角 0.1 寸处（图 8-6-2）。

[取穴要点] 小指指甲底部与小指尺侧引线的交点即为穴处。

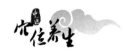

[作用] 增液通乳，清热利窍。

[主治] 头痛，咽喉肿痛，耳鸣，耳聋；乳痈，乳汁少；昏迷，热病。

[配伍] 配肩井、膻中，主治产后缺乳；配水沟，主治热病、昏迷、休克。

[按摩方法] 拇指指腹按压，稍用力，左右两侧各 1~2 分钟。

[艾灸方法] 艾条悬灸 5~10 分钟；艾炷灸 1~3 壮；麦粒灸 1~3 壮。孕妇慎用。

经验运用

少泽：现代常用于治疗乳腺炎、乳汁分泌不足、神经性头痛、中风昏迷、精神分裂症等。

后溪

[定位] 在手掌尺侧，微握拳，当小指末节后远侧掌横纹头赤白肉际处（图 8-6-2）。

[取穴要点] 微握拳，小指掌指关节后有一皮肤皱襞，其尖端即为穴处。

[作用] 强化督脉阳气。

[主治] 头项强痛，腰背痛；目赤，耳聋，咽喉肿痛，癫狂；盗汗；手指及肘臂酸痛。

[配伍] 配天柱，主治颈项强直、落枕；配翳风、听宫，主治耳鸣、耳聋；配列缺、悬钟，治项强痛；配水沟，治急性腰扭伤。

[按摩方法] 示指或中指指腹按压，落枕时可用拇指指间关节稍用力按压，以有明显酸胀感为宜，左右两侧各 1~2 分钟。

[艾灸方法] 隔物灸 20~30 分钟；艾条悬灸 5~10 分钟；艾炷灸 1~3 壮。

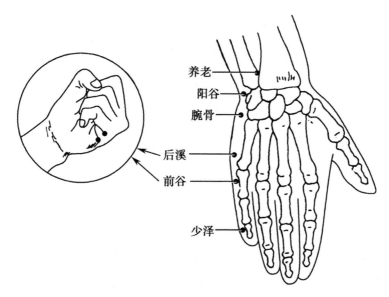

图 8-6-2　少泽、后溪、腕骨、养老

腕骨

[定位] 在手掌尺侧，当第 5 掌骨基底与钩骨之间的凹陷处，赤白肉际（图 8-6-2）。

[取穴要点] 微握拳，掌心向下，由后溪向手腕部推，摸到两骨结合凹陷处即为穴处。

[作用] 生发小肠经气。

[主治] 头项强痛，耳鸣；黄疸，热病；指腕疼痛。

[配伍] 配足三里、三阴交，主治消渴；配太冲、阳陵泉，主治黄疸、胁痛、胆囊炎。

养老

[定位] 在前臂背面尺侧，当尺骨头近端桡侧凹陷中（图 8-6-2）。

[取穴要点] 屈腕掌心向胸，沿小指侧隆起向桡侧推，触及一骨缝处即为穴处。

[作用] 充养阳气。

[主治] 目视不明，头痛，面痛；肩、背、肘、臂酸痛，急

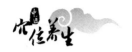

性腰痛，颈项板滞。

[配伍] 配风池，有祛风止痛作用，主治头痛面痛；配肩髃，主治肩、背、肘疼痛；配睛明、光明，主治视力减退。

[按摩方法] 示指指腹按揉，力度适中，左右两侧各 1 ~ 2 分钟。

[艾灸方法] 隔物灸 20 ~ 30 分钟；艾条悬灸 10 ~ 20 分钟；艾炷灸 3 ~ 5 壮。

支正

[定位] 在前臂背面尺侧，当阳谷（尺骨茎突与三角骨之间的凹陷处）和小海连线上，腕背横纹上 5 寸（图 8-6-3）。

[取穴要点] 屈肘，先找到阳谷与小海的位置，取两者连线中点向阳谷侧 1 横指即为穴处。

[作用] 沟通心经与小肠经气血。

[主治] 头痛，眼花；热病，癫狂；颈项板滞，肘臂酸痛。

[配伍] 配合谷，治头痛；配三焦俞，治目眩头痛；配神门，治神志病，此为原络配穴法，有安神定志作用，主治癫狂、精神病；配曲池，治肘臂手指痛不能握；配肩髎，有舒筋通络作用，主治肩臂手指疼痛、挛急；配鱼际、合谷、少海、曲池、腕骨，治狂言；配少海、曲池，治肘臂手指痛。

[按摩方法] 拇指指腹按揉，力度适中，左右两侧各 1 ~ 2 分钟。

[艾灸方法] 艾炷灸 3 ~ 5 壮；艾条悬灸 5 ~ 10 分钟。

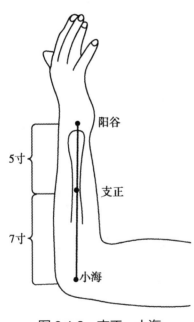

图 8-6-3 支正、小海

小海

[定位] 屈肘，在肘内侧，当尺骨鹰嘴与肱骨内上髁之间的凹陷处（图 8-6-3）。

[取穴要点] 肘尖最高点与肘内侧高骨最高点之间的凹陷处即为穴处。

[作用] 清热止痛，安神定志，清热祛风，生发小肠之气。

[主治] 肘臂疼痛；癫痫。

[配伍] 配手三里，治疗肘臂疼痛。

[按摩方法] 拇指指腹按揉，力度适中，左右两侧各 1 ~ 2 分钟，能治疗前臂疼痛、麻木，且可生发小肠之气。

[艾灸方法] 艾炷灸 3 ~ 5 壮，艾条灸 5 ~ 15 分钟。艾条温和灸 5 ~ 20 分钟，每日 1 次，可改善颊肿、高尔夫球肘、疥疮等疾患。

[刮痧方法] 用刮痧板由上至下刮小海 3 ~ 5 分钟，隔日 1 次，可缓解耳鸣、耳聋、癫狂等。

肩贞

[定位] 在肩关节后下方，腋后纹头上 1 寸（图 8-6-4）。

[取穴要点] 臂内收时，腋后纹头上 1 横指即为穴处。

[作用] 散化小肠之热。

[主治] 肩背疼痛，手臂麻痛；耳鸣。

[按摩方法] 中指指腹按揉，力度适中，左右两侧各 1 ~ 2 分钟。

[艾灸方法] 艾条悬灸 10 ~ 20 分钟；艾炷灸 5 ~ 7 壮。

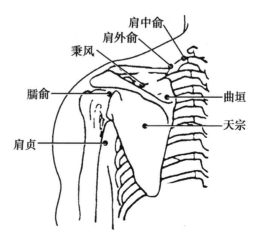

图 8-6-4　肩贞、臑俞

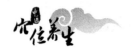

臑俞

[定位] 在肩部，当腋后纹头直上，肩胛冈下缘凹陷中（图8-6-4）。

[作用] 舒筋活络，化痰消肿。

[主治] 肩臂疼痛。

[配伍] 配肩髃、曲池，治肩臂疼痛。

经验运用

臑俞：现代常用于治疗肩关节周围炎、淋巴结核等。

听宫

[定位] 在面部，耳屏前，下颌骨髁突后方，张口时呈凹陷处（图8-6-5）。

[取穴要点] 微张口，耳屏前方，颞下颌关节之间的凹陷处，即为穴处。

[作用] 聪耳开窍。

[主治] 耳鸣、耳聋等耳疾；癫狂；齿痛。

[配伍] 配翳风、中渚，治疗耳鸣、耳聋；配颊车、下关，治疗牙龈红肿。

[按摩方法] 双手中指指腹按揉听宫，由上而下按摩，每次按摩2分钟。听宫具有缓解眼部疲劳的作用，建议每日多按揉几次。如果出现耳鸣症状可用两手拇指端分别按揉两侧听宫，力度以感觉酸胀为佳。按揉时注意张开嘴，每穴1分钟。

[艾灸方法] 艾条悬灸10～20分钟。

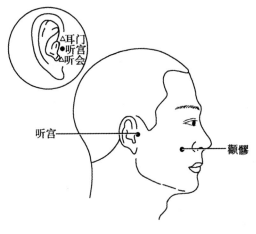

图 8-6-5　听宫

第七节 ◇ 足太阳膀胱经

足太阳膀胱经联系的脏腑器官有目、鼻、脑。

经脉循行（图 8-7-1）：

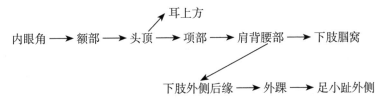

本经主治病证：痔疮，躁狂，癫痫，头顶、颈项部疼痛，眼睛发黄，流泪，鼻塞、流涕或出血，项部、腰背部、骶尾部、腘窝、足部病痛，小趾活动不利。

本经穴位主要治疗头部病证、项部病证、目部病证、背部病证、腰部病证、下肢部病证、神志病，以及与其相关的脏腑病证和有关的组织器官病证。第 1～6 胸椎两侧穴位治疗心、肺疾病；第 7～12 胸椎两侧穴位治疗肝、胆、脾等脏腑疾病；第 1～5 骶椎两侧穴位治疗肾、膀胱、大小肠、子宫等脏腑疾病。头面部病证常用攒竹、眉冲等；腰痛常用委中、昆仑。

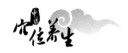

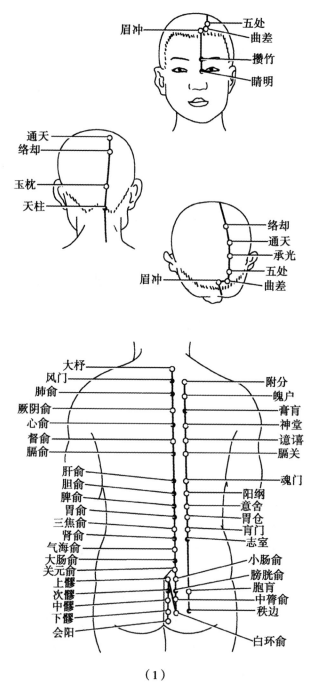

（1）

图 8-7-1　足太阳膀胱经

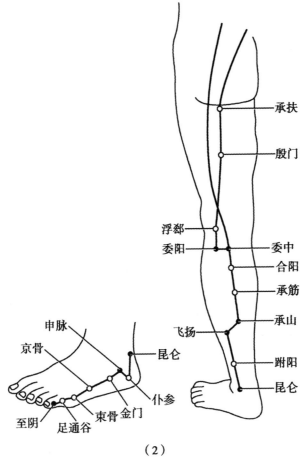

（2）

图 8-7-1（续）

睛明

[定位] 在面部，目内眦内上方眶内侧壁凹陷中（图 8-7-2）。

[取穴要点] 正坐闭眼，内眼角稍上方的凹陷处即为穴处。

[作用] 明目疏风，泄热明目，祛风通络。

[主治] 近视，目视不明，目赤肿痛，迎风流泪，夜盲，色盲；急性腰痛。

[配伍] 配肝俞、光明，治目视不明；配合谷、风池，治结膜炎、目痒；配后溪、目窗、瞳子髎，主治目赤。

[按摩方法] 按摩睛明时应轻轻闭眼，双手握空拳，拇指翘

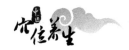

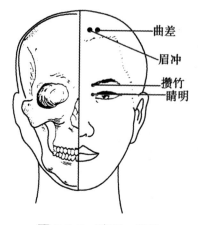

图 8-7-2　睛明、攒竹

立，用拇指尖点在穴位上，稍用力，以穴位有酸胀感为度，持续 1 分钟，放松 10 秒后再重复点按，反复 3～5 次。在眼睛干涩时，可以缓解眼睛不适。手法：用拇指和示指指端按、揉、拿、捏此穴，每次按摩 2 分钟。按摩睛明，每隔 2 小时用拇指和示指以画圈的方式按压此穴位，可令疲劳的双眼立刻得到放松。用于缓解眼部疲劳时，建议每日多按揉几次。

　　[艾灸方法] 禁灸。

经验运用

　　睛明：现代常用于治疗视神经炎、结膜炎、急性腰扭伤等。

攒竹

　　[定位] 在面部，眉头凹陷中，额切迹处。皱眉时，眉毛内侧端隆起处即为穴处（图 8-7-2）。

　　[作用] 散风镇痉，清热明目。

　　[主治] 头痛，眉棱骨痛；目视不明，目赤肿痛，眼睑下垂，迎风流泪；面瘫，面痛。

　　[配伍] 配阳白，治口眼㖞斜、眼睑下垂；配头维，主治头目疼痛；配后溪、液门，治疗目赤肿痛；配列缺、颊车，主治面瘫、面肌痉挛。

　　[按摩方法] 示、中两指勾揉两侧穴位，力度适中，左右两侧各 1～2 分钟。

　　[点按方法] 双手拇指指腹分别按在两侧攒竹上，其余四指紧贴头部两侧，持续均匀地按揉，使局部产生酸胀感，力度由轻

到重，再由重到轻，重复以上动作5~10分钟。

肺俞

[定位] 在脊柱区，第3胸椎棘突下，后正中线旁开1.5寸（图8-7-3）。

[取穴要点] 低头，颈背交界处突出的骨头为第7颈椎棘突，向下推3个椎体棘突，下缘旁开2横指即为穴处。

[作用] 止咳化痰，调养肺脏。

[主治] 咳嗽，气喘，咳血，鼻塞；骨蒸潮热，盗汗；皮肤瘙痒。

[配伍] 配风门，治咳喘；配合谷、迎香，治鼻疾。

[按摩方法] 用掌擦法来回擦两侧肺俞，可配合冬青膏或润肤油，注意皮肤温度勿过高，以免造成皮肤损伤。也可运用按摩槌敲打穴位。

[艾灸方法] 隔物灸30~70分钟；艾条悬灸10~15分钟；艾炷灸5~7壮。

经验运用

肺俞：①现代常用于治疗肺炎、支气管哮喘、支气管炎等。配列缺、合谷、外关，主治风寒咳嗽；配尺泽、曲池、大椎，主治风热咳嗽；配脾俞、太渊、丰隆、合谷，主治痰湿咳嗽。②《马氏温灸法》：治肺结核等各种肺病，瘙痒、疮等各种皮肤病，常配尺泽。

厥阴俞

[定位] 在脊柱区，第4胸椎棘突下，后正中线旁开1.5寸（图8-7-3）。

[取穴要点] 低头，颈背交界处突出的骨头为第7颈椎棘突，向下推4个椎体棘突，下缘旁开2横指即为穴处。

[作用] 外泄心包之热。

[主治] 心痛，心悸；咳嗽，胸闷；呕吐。

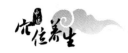

[配伍] 配膻中，为俞募配穴法，有宽胸理气、活血止痛的作用，主治心痛、心悸、胸满、烦闷；配内关、胃俞，有利膈理气和胃的作用，主治胃痛、呕吐；配间使、神门，有养心宁神作用，主治心烦、失眠、神经衰弱。

[按摩方法] 可用按摩槌敲打穴位以疏通经气，沿着膀胱经背部侧线，上下垂直敲打。

[艾灸方法] 艾条悬灸10～15分钟；艾炷灸5～7壮。

膈俞

[定位] 在脊柱区，第7胸椎棘突下，后正中线旁开1.5寸（图8-7-3）。

[取穴要点] 肩胛下角水平连线与脊柱相交椎体处，后正中线旁开2横指即为穴处。

[作用] 理气宽胸，活血通脉。

[主治] 胃痛，呕吐，呃逆，胃口欠佳，便血；咳嗽，气喘，吐血，盗汗。

[配伍] 配大椎、足三里，主治贫血；配中脘、内关，主治胃痛、呃逆；配肺俞、风门，主治咳喘。

[按摩方法] 可用按摩槌敲打穴位以疏通经气，沿着膀胱经背部侧线，上下垂直敲打。

[艾灸方法] 艾条悬灸10～15分钟；艾炷灸5～7壮。

经验运用

膈俞：现代常用于治疗贫血、慢性出血性疾患、功能失调性子宫出血、神经性呕吐、膈肌痉挛、心动过速等。

肝俞

[定位] 在脊柱区，第9胸椎棘突下，后正中线旁开1.5寸（图8-7-3）。

[取穴要点] 肩胛下角水平连线与脊柱相交椎体处，向下推2

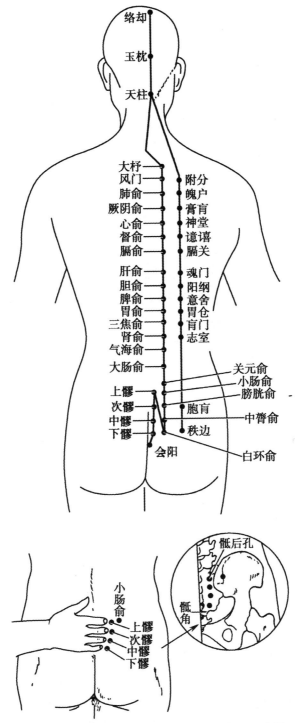

图 8-7-3 肺俞、厥阴俞、膈俞、肝俞、胆俞等

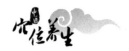

个椎体，后正中线旁开 2 横指即为穴处。

[作用] 疏肝利胆，理气明目。

[主治] 黄疸，胁痛，背脊痛；目赤，目视不明，夜盲；吐血；眩晕，癫狂。

[配伍] 配太阳、风池，治目胀、头晕；配期门、膻中，治胁肋疼痛、胸部憋闷、善太息；配三阴交、阴陵泉，治乳房胀痛、月经不调、痛经；配太阳，治目赤；配胆俞，治肝炎黄疸；配睛明、四白，用于儿童近视。

[按摩方法] 可用按摩槌敲打穴位以疏通经气，或两手拇指指腹沿着膀胱经向下按压，稍用力，注意自然呼吸。可用大鱼际揉法在肝俞上揉 3 分钟，然后再用按揉法在穴位上轻轻按揉 5 分钟左右，最后用大鱼际揉法放松半分钟即可。

[艾灸方法] 艾条悬灸 10 ~ 15 分钟；艾炷灸 5 ~ 7 壮。

经验运用

肝俞：①现代常用于治疗急慢性肝炎、胆囊炎、结膜炎、夜盲症、近视等。配太冲，主治胁肋疼痛。②《马氏温灸法》：痈疮，梅尼埃综合征。

胆俞

[定位] 在脊柱区，第 10 胸椎棘突下，后正中线旁开 1.5 寸（图 8-7-3）。

[取穴要点] 肩胛下角水平连线与脊柱相交椎体处，向下推 3 个椎体，后正中线旁开 2 横指即为穴处。

[作用] 疏肝利胆，清热化湿。

[主治] 黄疸，口苦，呕吐，消化不良，胁痛；潮热。

[按摩方法] 两手拇指指腹向下按压，稍用力，以自觉有酸胀感为度，两侧各 1 ~ 3 分钟。

[艾灸方法] 隔物灸 30 ~ 40 分钟；艾条悬灸 10 ~ 15 分钟；

艾炷灸 5～7 壮。

经验运用

胆俞：①现代常用于治疗胆囊炎、胆石症、急慢性肝炎、胃炎、消化道溃疡、肋间神经痛等。配日月，治疗胁肋疼痛；配公孙、至阳、委中、神门、小肠俞，治疗黄疸。②《马氏温灸法》：胆囊炎，胆石症。

脾俞

[定位] 在脊柱区，第 11 胸椎棘突下，后正中线旁开 1.5 寸（图 8-7-3）。

[取穴要点] 脐水平线与脊柱相交椎体，向上推 3 个椎体下缘，后正中线旁开 2 横指即为穴处。

[作用] 利湿升清，健脾和胃，益气壮阳。

[主治] 腹胀，呕吐，腹泻，便血，消化不良；水肿，黄疸；背痛。

[按摩方法] 两手拇指指腹向下按压，稍用力，以自觉有酸胀感为度，两侧各 1～3 分钟。

[艾灸方法] 隔物灸 30～50 分钟；艾条悬灸 10～15 分钟；艾炷灸 5～7 壮。

[保健方法] 取舒适卧位，施术者两手拇指指腹放置在受术者脾俞上，逐渐用力下压，按而揉之，使患处产生酸、麻、胀、重的感觉。再用擦法，即来回摩擦穴位，使局部有热感向内部深透，以皮肤潮红为度。如此反复操作 5～10 分钟，每日或隔日 1 次。

胃俞

[定位] 在脊柱区，第 12 胸椎棘突下，后正中线旁开 1.5 寸（图 8-7-3）。

[取穴要点] 脐水平线与脊柱相交椎体，向上推 2 个椎体下

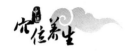

缘，后正中线旁开 2 横指即为穴处。

[作用] 外散胃腑之热。

[主治] 胃痛，呕吐，腹胀，肠鸣；胸胁痛。

[配伍] 配中脘、梁丘，治胃痛。

[按摩方法] 两手拇指指腹向下按压，稍用力，以自觉有酸胀感为度，两侧各 1～3 分钟。

[艾灸方法] 隔物灸 30～50 分钟；艾条悬灸 10～15 分钟；艾炷灸 5～7 壮。

三焦俞

[定位] 在脊柱区，第 1 腰椎棘突下，后正中线旁开 1.5 寸（图 8-7-3）。

[取穴要点] 脐水平线与脊柱相交椎体，向上推 1 个椎体下缘，后正中线旁开 2 横指即为穴处。

[作用] 外散三焦腑之热。

[主治] 水肿，小便不利；腹胀，肠鸣，腹泻；腰背强痛。

[配伍] 配气海、足三里，治肠鸣、腹胀。

[按摩方法] 两手拇指指腹向下按压，稍用力，以自觉有酸胀感为度，两侧各 1～3 分钟。

[艾灸方法] 隔物灸 30～50 分钟；艾条悬灸 10～15 分钟；艾炷灸 5～7 壮。

经验运用

三焦俞：①现代常用于治疗肾炎、尿潴留、胃炎、胃痉挛等。配小肠俞、下髎、章门，主治肠鸣腹泻；配肾俞、委中、太溪、命门，主治腰脊强痛。②《马氏温灸法》：可治消化不良所致慢性荨麻疹。

肾俞

[定位] 在脊柱区，第 2 腰椎棘突下，后正中线旁开 1.5 寸（图 8-7-3）。

[取穴要点] 脐水平线与脊柱相交椎体，后正中线旁开 2 横指即为穴处。

[作用] 补肾助阳。

[主治] 遗精，阳痿，月经不调，带下，遗尿，小便不利，水肿；耳鸣，耳聋；气喘；腰痛。

[配伍] 配京门，为俞募配穴法，有温补肾阳作用，主治遗精、阳痿、月经不调；配听宫、翳风，有益肾气聪耳作用，主治耳鸣、耳聋；配关元、三阴交，有壮元阳、助运化、利水湿作用，主治肾炎、小便不利、水肿；配三焦俞、关元，治尿频；配心俞、神门，治失眠、健忘；配耳门、听宫，治耳聋、耳鸣；配环跳、风市、阳陵泉、足三里，治下肢麻木、瘫痪。

[艾灸方法] 隔物灸 30～40 分钟；艾条悬灸 10～15 分钟；艾炷灸 5～7 壮。

[拔罐疗法] 留罐 5～10 分钟，隔日 1 次，可缓解小便不利、水肿等。

[按摩方法] 两手叉腰，用拇指指腹向下按压，稍用力，以自觉有酸胀感为度，两侧各 3～5 分钟。

[刮痧方法] 用面刮法从上而下刮拭肾俞，力度微重，以出痧为度，可治疗腰痛、小便不利。

经验运用

肾俞：现代常用于治疗肾炎、肾绞痛、性功能障碍、月经不调、腰部软组织损伤等。配气海、三阴交、志室，主治滑精；配关元、三阴交、太溪、水泉，主治月经不调；配中脘、天枢、足三里，主治五更泄泻；配委中、太溪，主治腰痛。

大肠俞

[定位] 在脊柱区，第 4 腰椎棘突下，后正中线旁开 1.5 寸（图 8-7-3）。

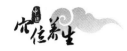

[取穴要点]脐水平线与脊柱相交椎体，向下推2个椎体下缘，后正中线旁开2横指即为穴处。

[作用]理气降逆，调和肠胃。

[主治]腰痛；腹胀，腹泻，便秘，痔疮。

[配伍]配天枢，是治疗大肠疾病的常用穴位，可补涩肠道，增强肠腑功能；还可增强疏通大肠气机，宽肠行滞；还可治疗在病理上与肠腑功能失常有关的病证。配气海、足三里、支沟，治便秘。

[按摩方法]用拇指指腹向下按压，稍用力，以自觉有酸胀感为度，两侧各1~3分钟。

[艾灸方法]隔物灸30~50分钟；艾条悬灸10~15分钟；艾炷灸5~7壮。

膀胱俞

[定位]在骶区，横平第2骶后孔，骶正中嵴旁开1.5寸（图8-7-3）。

[取穴要点]两侧髂棘最高点连线与脊柱的交点，向下推3个椎体，后正中线旁开2横指即为穴处。

[作用]利膀胱，强腰脊。

[主治]小便不利，尿频，遗尿，遗精；腹泻，便秘；腰脊强痛。

[配伍]配肾俞，治小便不利。

[按摩方法]手指指腹向下按压，稍用力，以自觉有酸胀感为度，两侧各1~3分钟。

[艾灸方法]隔物灸30~50分钟；艾条悬灸10~15分钟；艾炷灸5~7壮。

经验运用

膀胱俞：现代常用于治疗坐骨神经痛、膀胱炎、痢疾等。配中极、阴陵泉、三阴交、行间，主治小便不利；配阴陵泉、下巨墟、天枢，主治腹痛泄泻、坐骨神经痛、膀胱炎及痢疾。

八髎（上髎、次髎、中髎、下髎）

[定位] 在骶部，第 1～4 骶后孔（图 8-7-3）。

[取穴要点] 俯卧位，第 1～4 骶椎棘突旁开 1 横指凹陷处即为穴处。

[作用] 滋肾精，补阳气。

[主治] 月经不调，痛经，腰骶痛；小便不利，带下，便秘。

[配伍] 配关元，主治遗精、阳痿；配血海、气海，主治月经不调；配三阴交，主治月经不调、痛经；配委中，主治腰骶疼痛；配足三里、天枢，治泄泻；配风市、昆仑，治腰痛。

[按摩方法] 手指指腹上下按压，稍用力，以自觉有酸胀感为度，两侧各 3～5 分钟。

[艾灸方法] 隔物灸 30～60 分钟；艾条悬灸 10～15 分钟；艾炷灸 5～7 壮。

委中

[定位] 在膝后区，腘横纹中点（图 8-7-4）。

[取穴要点] 膝盖后面的横纹中点即为穴处。

[作用] 分清降浊。

[主治] 腰痛，下肢无力；腹痛，吐泻；小便不利，遗尿；皮肤瘙痒。

[配伍] 配大肠俞，治腰痛。

[按摩方法] 手指指腹按揉，两侧各 1～2 分钟。

[艾灸方法] 隔物灸 30～40 分钟；艾条悬灸 10～15 分钟。

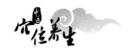

委中：现代常用于治疗急性胃肠炎、中暑、腰背痛、急性腰扭伤等。配肾俞、阳陵泉、腰阳关、志室、太溪，主治腰痛；配长强、次髎、上巨虚、承山，主治便血。《针灸资生经》云："委中者，血郄也。热病汗不出，足热厥逆满，膝不得曲伸，取其经血立愈。"

承山

[定位] 在小腿后区，腓肠肌两肌腹与肌腱交角处（图8-7-4）。

[取穴要点] 伸直小腿或足跟上提时，腓肠肌肌腹下出现尖角凹陷处即为穴处。

[作用] 理气止痛，舒筋活络，消痔。

[主治] 痔疮，便秘；腰腿疼痛，脚气。

[配伍] 配大肠俞，治痔疾；与肩井搭配，灭顽湿，治疲劳腰酸背痛。

[按摩方法] 拇指指腹按揉，两侧各 1～2 分钟。

[艾灸方法] 隔物灸 30～50 分钟；艾条悬灸 10～15 分钟；艾炷灸 5～7 壮。

承山：现代常用于治疗坐骨神经痛、腓肠肌痉挛、痔疮、脱肛等。配环跳、阳陵泉，主治下肢痿痹；配长强、百会、二白，治疗痔疾。《马氏温灸法》：治便秘，左大横、双承山。

昆仑

[定位] 在踝区，外踝尖与跟腱之间的凹陷中（图 8-7-4）。

[取穴要点] 坐位，足垂地，外踝尖与跟腱之间的凹陷处即为穴处。

[作用] 散热化气。

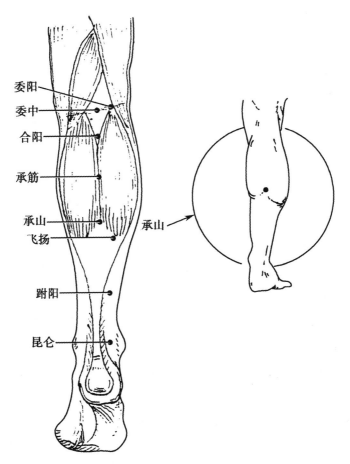

图 8-7-4　委中、承山、昆仑

[主治] 头痛，颈项板滞，目眩，鼻出血；腰痛，足跟肿痛。

[配伍] 配风池，主治头痛、惊痫；配阳陵泉，有舒筋活血通络作用，主要缓解下肢痿痹；配太溪、丘墟、三阴交，治足跟痛。

[按摩方法] 拇指弯曲，指间关节由上向下推，两侧各 1 ~ 2分钟。

[艾灸方法] 隔物灸 30 ~ 50 分钟；艾条悬灸 10 ~ 20 分钟；艾炷灸 5 ~ 7 壮。

[注意事项] 孕妇禁用，经期慎用。《针灸大成》载："妊妇

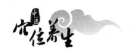

刺之落胎。"

申脉

[定位] 在踝区，外踝尖直下，外踝下缘与跟骨之间凹陷中（图 8-7-5）。

[取穴要点] 坐位，足垂地，外踝垂直向下可及一凹陷处即为穴处。

[作用] 补阳益气，疏导水湿。

[主治] 头痛，眩晕，失眠，嗜睡；目赤痛，眼睑下垂；腰腿痛，颈项板滞，足外翻。

[配伍] 配阳陵泉、足三里，具有舒筋活络作用，主要治疗下肢痿痹；配百会、肝俞，缓解眩晕。

[按摩方法] 拇指指腹按揉，两侧各 1～2 分钟。

[艾灸方法] 艾炷直接灸 3～5 壮，艾条温和灸 5～10 分钟。艾条温和灸申脉 5～20 分钟，每日 1 次，可改善头痛、眩晕。平时可以用艾条熏灸或用手指点揉刺激申脉，点按时会感觉到微微酸胀。灸的时候，以感觉此部位微微发热即可，有时能明显感觉到有一股暖流自脚下缓缓升起。

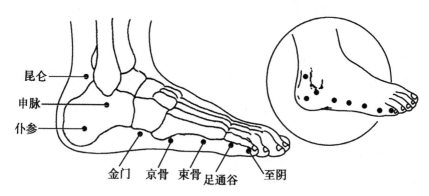

图 8-7-5　申脉

第八节 ◇ 足少阴肾经

足少阴肾经联系的脏腑器官有喉咙、舌。

经脉循行（图 8-8-1）：

足小趾 ⟶ 内踝 ⟶ 下肢内后侧 ⟶ 脊柱 ⟶ 肾 ⟶ 肺 ⟶ 夹舌根旁

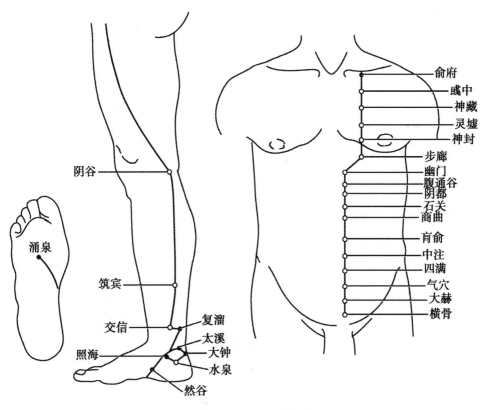

图 8-8-1 足少阴肾经

本经主治病证：口热，舌干燥，咽喉肿痛，咽部发干，心烦且痛，黄疸，腹泻，脊柱、大腿内侧后缘痛，脚心发热而痛。

本经穴位主要治疗妇科病、前阴病、肺病、肾病、咽喉病及经脉循行所过部位的其他病证。治疗遗精、阳痿、小便不利，常用复溜；月经不调，常用太溪、复溜、照海。太溪有补肾气、益肾阴、健脑髓之效，复溜有滋阴补肾之功，两穴合用能治疗肾精

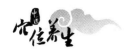

不足所致头晕、头痛、耳鸣、耳聋。

涌泉

[定位]在足底,屈足卷趾时足心最凹陷中;约当足底第2、3趾蹼缘与足跟连线的前1/3与后2/3交点凹陷中(图8-8-2)。

[取穴要点]卷足时,足底前1/3凹陷处,按压有酸痛感。

[作用]补肾强体,引火下行,养生安眠。

[主治]顶心头痛,眩晕,昏厥,癫狂,失眠;便秘,小便不利;咽喉肿痛,舌干,失音;足心热。

[配伍]配然谷,治喉痹;配阴陵泉,治热病夹脐急痛、胸胁满;配水沟、照海,治癫痫;配太冲、百会,治头项痛;配水沟、内关,主治昏厥;配前顶、印堂、神门,主治小儿惊风;配照海、鱼际,主治咽喉肿痛。

[按摩方法]热水足浴,擦干后,拇指指腹由上向下推按,左右两侧各1～2分钟。

[艾灸方法]艾条悬灸5～10分钟,每日1次,至涌泉有热感上行为度。

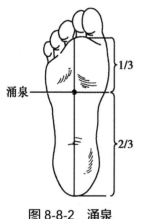

图8-8-2 涌泉

[足浴方法]用热盐水浸泡双侧涌泉。热水以自己能适应为度,加少许食盐,每日临睡前浸泡15～30分钟。用按摩手法推搓、拍打涌泉:在床上取坐位,双足自然向上分开,或取盘腿坐位。然后用双拇指从足跟向足尖方向涌泉处,做前后反复的推搓;或用双手掌自然轻缓拍打涌泉,以足底部有热感为宜。

经验运用

涌泉:现代常用于治疗休克、高血压、失眠、癔病、癫痫、小儿惊风、神经性头痛、遗尿、尿潴留等,为急救穴之一。涌泉药物敷贴是临床常用治疗方法之一。

太溪

[定位] 在足踝区，内踝尖与跟腱之间凹陷中（图 8-8-3）。

[取穴要点] 坐位，足垂地，由内踝向后方推至跟腱前凹陷处即为穴处。

[作用] 滋阴补肾，强筋健骨，舒筋通络。

[主治] 月经不调，遗精，阳痿，小便频数，消渴，腹泻，腰痛；头痛，目眩，耳聋，耳鸣，咽喉肿痛，齿痛，失眠；咳喘，咳血。

[配伍] 配然谷，主治热病烦心、足寒清、多汗；配支沟、然谷，治心痛如锥刺；配大陵、神门、太冲、志室，主治失眠；配尺泽、鱼际、孔最，主治咯血；配气海、三阴交、志室，主治滑精。

[按摩方法] 拇指指腹按揉，左右两侧各 1 ~ 2 分钟。

[艾灸方法] 隔物灸 30 分钟；艾条悬灸 5 ~ 10 分钟；艾炷灸 3 ~ 5 壮。

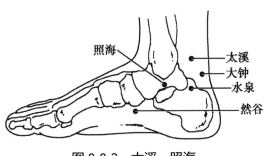

图 8-8-3 太溪、照海

照海

[定位] 在踝区，内踝尖下 1 寸，内踝下缘边际凹陷中（图 8-8-3）。

[取穴要点] 坐位，足垂地，由内踝尖垂直向下推至下缘凹陷处，按压有酸痛感。

[作用] 滋肾清热，通调三焦。

[主治] 月经不调，痛经，带下，阴痒，小便频数；咽喉干痛，目赤肿痛；失眠。

[配伍] 配列缺、天突、太冲、廉泉，治咽喉病证；配神门、风池、三阴交，治阴虚火旺之失眠；配合谷、列缺，有滋阴

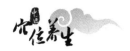

清热利咽作用，主治咽喉肿痛；配中极、三阴交，有调经活血止带作用，主治月经不调、痛经、赤白带下；配肾俞、关元、三阴交，主治月经不调。

[按摩方法] 拇指指腹按揉，左右两侧各 1～2 分钟。

[艾灸方法] 隔物灸 30～50 分钟；艾条悬灸 5～10 分钟；艾炷灸 3～5 壮。

复溜

[定位] 在小腿内侧，内踝尖上 2 寸，跟腱前缘（图 8-8-4）。

[取穴要点] 先找到太溪，直上 2 寸，跟腱前缘处，按压有酸痛感。

[作用] 补肾益气。

[主治] 水肿，腹胀，腹泻；盗汗；下肢无力。

[配伍] 配中极、阴谷，缓解癃闭；配后溪、阴郄，缓解盗汗不止；配肾俞、关元、天枢、足三里，主治泄泻；配肾俞、脾俞、太溪、足三里，主治水肿；配合谷，主治汗出不止。

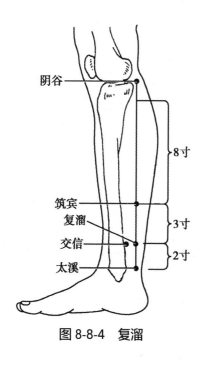

图 8-8-4　复溜

[按摩方法] 拇指指腹上下推按，力度适中，左右两侧各 1～2 分钟。每天揉按 3～5 次，以产生酸胀感为宜。此穴滋肾阴效果极好，可补肾益阴、利水消肿，改善整个肾功能。另外，按摩复溜对女性下焦冷、痛经、手足水肿有效。也可治疗肠鸣、水肿、泄泻、盗汗、自汗、脚气等病证。

[艾灸方法] 隔物灸 30 分钟；艾条悬灸 5～10 分钟；艾炷灸 3～5 壮。

[刮痧方法] 用刮痧板从上向下刮拭复溜，力度微重，以出

痧为度，可治疗腹泻、淋证。

[拔罐疗法] 用抽气罐留罐 5 ~ 10 分钟，隔日 1 次。

经验运用

复溜：现代常用于治疗肾炎、睾丸炎、尿路感染等。

肓俞

[定位] 在腹部，脐中旁开 0.5 寸（图 8-8-5）。

[取穴要点] 仰卧位，脐旁开半横指即为穴处。

[作用] 积脂散热，通便止泻，理气止痛。

[主治] 腹痛，腹胀，呕吐，腹泻，便秘；月经不调，腰脊痛。

[配伍] 配中脘、天枢、足三里、内庭，治疗胃痛、腹痛、疝痛、排尿、尿道涩痛等；配天枢、大肠俞、足三里，治疗便秘、泄泻、痢疾。

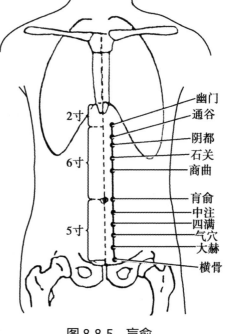

图 8-8-5 肓俞

2寸

6寸

5寸

幽门
通谷
阴都
石关
商曲
肓俞
中注
四满
气穴
大赫
横骨

[按摩方法] 中指指摩穴处，稍用力，左右两侧各 1 ~ 2 分钟。

[艾灸方法] 隔物灸 30 ~ 70 分钟；艾条悬灸 10 ~ 15 分钟；艾炷灸 3 ~ 5 壮。艾条温和灸 5 ~ 20 分钟，每日 1 次，可改善疝气、月经不调等疾病。

[刮痧方法] 用角刮法从上而下刮拭肓俞，每次 3 分钟，每日 1 次，可以治绕脐痛、呕吐。

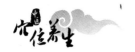

经验运用

肓俞：现代常用于治疗肠炎、便秘等。配天枢、足三里，主治便秘、泄泻。

第九节 ◇ 手厥阴心包经

手厥阴心包经联系的脏腑器官有心包。

经脉循行（图 8-9-1）：

胸中 ⟶ 腋下 ⟶ 上肢内侧中间 ⟶ 中指

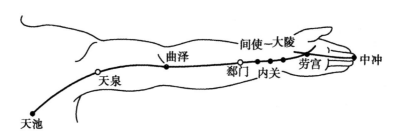

图 8-9-1 手厥阴心包经

本经主治病证：心烦，胸闷，心痛，掌心发热。

本经穴位主要治疗心病、胸部病证、胃病、神志病及经脉循行部位的其他病证。治疗心、胸、胃部疾病，常用曲泽、郄门、间使、内关和大陵；治疗神志病，常用间使、劳宫。内关有宣通三焦、醒脑开窍之功。

曲泽

[定位] 在肘前区，肘横纹上，肱二头肌腱尺侧缘凹陷中（图8-9-2）。

[取穴要点] 屈肘，肘横纹可触及一突起肌腱，其内侧凹陷处即为穴处。

[作用] 散热降浊。

[主治] 心痛，心悸；热病，中暑；胃痛，呕吐，腹泻；肘臂疼痛。

[配伍] 配神门、鱼际，治呕血；配内关、大陵，治心胸痛；配大陵、心俞、厥阴俞，治心悸、心痛；配少商、尺泽、曲池，治肘臂挛急、肩臂痛。

[按摩方法] 拇指指腹按揉，稍用力，左右两侧各 1 ~ 2 分钟，能改善心悸、心痛、咯血。

[艾灸方法] 间接灸 3 ~ 5 壮，艾条灸 5 ~ 10 分钟，每日 1 次，可治疗受惊、心痛。本穴不宜瘢痕灸，以免影响肘关节屈伸功能。

[刮痧方法] 用刮痧板刮拭曲泽 3 ~ 5 分钟，隔日 1 次，可以治疗热病、心悸、心痛、烦躁等。

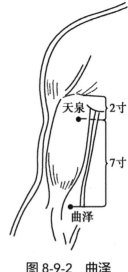

图 8-9-2　曲泽

经验运用

曲泽：现代常用于治疗急性胃肠炎、中暑等。配内关、中脘，主治呕吐、胃痛；配委中、曲池，主治中暑。

郄门

[定位] 在前臂掌侧，当曲泽与大陵连线上，腕横纹上 5 寸，掌长肌腱与桡侧腕屈肌腱之间（图 8-9-3）。

[取穴要点] 先找到内关，向上一夫（4 横指）即为穴处。

[作用] 宁心理气，宽胸止血。

[主治] 心痛，心悸，癫痫；呕血，咳血。

[配伍] 配梁丘、足三里、太冲，治神经性呕吐；配内关，治急性缺血性心肌损伤；配曲泽、大陵，治心痛；配大陵，治咯血；配尺泽、肺俞，有清营止血作用，主治咳血；配曲池、三阳

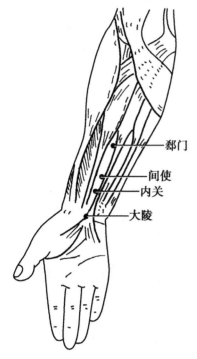

图 8-9-3　郄门、间使、内关、大陵

络，治咯血；配神门、心俞，有宁心安神作用，主治心悸、心绞痛；配内关、膈俞，治心胸痛；配膈俞，有宽胸利膈作用，主治膈肌痉挛；配心俞、膻中，治风湿性心脏病；配心俞、大椎，治心肌炎。

[按摩方法] 拇指指腹按揉，稍用力，左右两侧各 1 ~ 2 分钟。

[艾灸方法] 隔物灸 30 分钟；艾条悬灸 5 ~ 10 分钟；艾炷灸 3 ~ 5 壮。

间使

[定位] 在前臂前区，腕掌侧远端横纹上 3 寸，掌长肌腱与桡侧腕屈肌腱之间（图 8-9-3）。

[取穴要点] 微握拳，从腕横纹中点向上一夫（4 横指）即为穴处。

[作用] 宽胸和胃，清心安神，截疟。

[主治] 心痛，心悸；癫狂，热病；胃痛，呕吐；肘臂痛。

[配伍] 配尺泽，治反胃、呕吐、呃逆；配支沟，治疟疾、癫狂；配腰奇，治癫痫；配大陵、曲泽，治心肌炎；配水沟，治失音；配水沟、太冲，治癔病；配心俞，有益心气、宁神志作用，主治心悸；配大杼，有宣阳解表、祛邪截疟作用，主治疟疾；配三阴交，有活血化瘀作用，主治月经不调、经闭。

[按摩方法] 拇指指腹按揉，稍用力，左右两侧各 1 ~ 2 分钟。

[艾灸方法] 隔物灸 30 ~ 50 分钟；艾条悬灸 5 ~ 10 分钟；艾炷灸 3 ~ 7 壮。

经验运用

间使：现代常用于治疗心绞痛、心肌炎、癫痫、癔病、疟疾等。配心俞，主治心悸；配后溪、合谷，主治癫狂；配内关、胃俞、中脘，主治胃痛。

内关

[定位] 在前臂前区，腕掌侧远端横纹上 2 寸，掌长肌腱与桡侧腕屈肌腱之间（图 8-9-3）。

[取穴要点] 微握拳，取腕横纹中点与肘横纹连线的下 1/6 处即为穴处。

[作用] 宁心安神，理气止痛。

[主治] 心痛，心悸，胸闷；眩晕，癫痫，失眠，偏头痛；胃痛，呕吐，呃逆；肘臂疼痛。

[配伍] 配公孙，治肚痛；配膈俞，治胸满支肿；配中脘、足三里，治胃脘痛、呕吐、呃逆；配外关、曲池，治上肢不遂、手震颤；配患侧悬厘，治偏头痛；配建里，除胸闷。

[按摩方法] 拇指指尖掐按，稍用力，左右两侧各 1～2 分钟。内关可以说是治疗心血管病第一要穴。它的作用主要是宽胸理气，缓解胸痛胸闷；为治疗心绞痛的穴位。生活中突然出现轻度心痛、心绞痛、心律不齐等心脏病反应，可第一时间按揉内关，症状会得到缓解。另外，内关和胃降逆，所以在旅途中出现晕车、晕船、胃痛、呕吐等不适可自我揉按，则身体不适会减轻。

[艾灸方法] 隔物灸 30 分钟；艾条悬灸 5～10 分钟；艾炷灸 5～7 壮。

[拔罐方法] 用抽气罐留罐 5～10 分钟，隔日 1 次，可缓解前臂痛等。

[刮痧方法] 用刮痧板刮拭内关 3～5 分钟，隔日 1 次，可以缓解癫狂、心痛、心悸等。

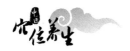

大陵

[定位] 在腕前区，腕掌侧远端横纹中，掌长肌腱与桡侧腕屈肌腱之间（图 8-9-3）。

[取穴要点] 微屈腕握拳，腕横纹中央两筋之间。

[作用] 宁心安神，和营通络，宽胸和胃。

[主治] 心痛，心悸，癫狂；胃痛，呕吐；手腕麻痛，胸胁胀痛。

[配伍] 配水沟，治疗口臭；配内关、心俞，治疗心悸；配阳溪、腕骨，治疗中风后手腕活动不利；配太冲、丰隆，治疗气郁痰结之癫狂；配心俞、膈俞、膻中，治疗心血瘀阻之胸闷、心悸；配内关，治疗失眠；配神门、丰隆，治疗痰火所致心悸不安。

[按摩方法] 拇指指尖掐按，稍用力，左右两侧各 1～2 分钟。

[艾灸方法] 隔物灸 30 分钟；艾条悬灸 5～10 分钟；艾炷灸 3～5 壮。

经验运用

大陵：现代常用于治疗心肌炎、神经衰弱、腕关节及周围软组织疾患等，是治疗心脏病、失眠之常用穴。心主神明，故本穴对神志疾患有非常好的调节作用。大陵也是历代医家治疗神志疾患的要穴，且能治疗口臭；是治疗足跟痛的效验穴；亦用于治疗上肢疾病。

劳宫

[定位] 在掌区，横平第 3 掌指关节近端，第 2、3 掌骨之间偏于第 3 掌骨，握拳屈指时中指尖处（图 8-9-4）。

[取穴要点] 手握拳，屈指时中指尖贴于掌心第 1 横纹处。

[作用] 散热燥湿，提神醒脑，清心安神。

[主治] 口臭，鼻出血；癫狂，中风昏迷，中暑；心痛，

呕吐。

[按摩方法] 拇指指尖掐按，稍用力，左右两侧各 1~2 分钟。

[艾灸方法] 隔物灸 20~40 分钟；艾条悬灸 5~10 分钟；艾炷灸 3~5 壮。

经验运用

劳宫：现代常用于治疗昏迷、中暑、癔病、口腔炎、失眠、神经衰弱等。配水沟、十宣、曲泽、委中，治疗中暑昏迷；配金津、玉液、内庭，治疗口疮、口臭。劳宫还具有治疗手掌多汗症的作用。

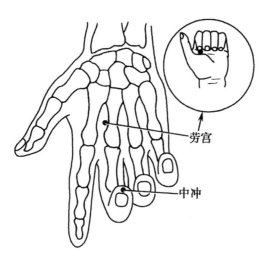

图 8-9-4　劳宫

第十节 ◇ 手少阳三焦经

手少阳三焦经联系的脏腑器官有耳、目。

经脉循行（图 8-10-1）：

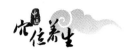

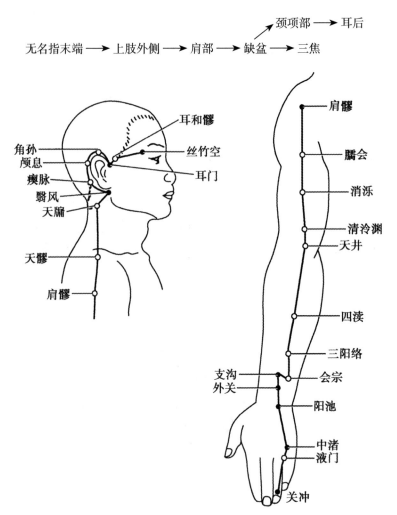

颈项部 —→ 耳后

无名指末端 —→ 上肢外侧 —→ 肩部 —→ 缺盆 —→ 三焦

图 8-10-1　手少阳三焦经

本经主治病证：自汗出，外眼角痛，面颊肿，耳后、肩臂、肘部、前臂外侧疼痛，小指、环指功能障碍。

本经穴位主要治疗头侧部病、耳病、目病、咽喉病、胸胁病、热病及经脉循行部位的其他病证。治疗目疾，常用丝竹空、液门；治疗耳疾，常用翳风、中渚、外关；治疗咽喉疾病，常用阳池；治疗偏头痛，常用丝竹空、角孙、外关、天井；治疗热病，常用中渚、外关、支沟。翳风有疏风通络之效，擅于治疗耳、口、齿、面颊病；支沟有泄热通便之功。

中渚

[定位] 在手背，第4、5掌骨间，第4掌指关节近端凹陷中（图 8-10-2）。

[取穴要点] 抬臂俯掌，手背部第4、5指缝间掌骨关节后凹陷处即为穴处。

[作用] 清热通络，开窍益聪。

[主治] 头痛，耳鸣，耳聋，目赤，咽喉肿痛；热病。

[配伍] 配角孙，治耳鸣、耳聋；配太白，治大便难；配支沟、内庭，治咽喉痛。

[按摩方法] 拇指与示指上下掐按，稍用力，左右两侧各1～2分钟。

[艾灸方法] 艾条灸5～10分钟；艾炷灸3～5壮。

经验运用

中渚：系本经之输穴，有清热开窍、舒筋活血之功。现代研究证明，针刺中渚可以引起肠鸣音亢进；以中渚、列缺为主穴，对眼科疾病行针刺麻醉手术镇痛效果较好，比眼附近穴位优越。

阳池

[定位] 在腕后区，腕背侧远端横纹上，指伸肌腱尺侧缘凹陷中（图 8-10-2）。

[取穴要点] 垂腕，由手背第4掌骨向上推至腕横纹，可触及一凹陷处即为穴处。

[作用] 清热散风，舒筋利节。

[主治] 耳聋，目赤肿痛，咽喉肿痛；腕痛。

[配伍] 配合谷、尺泽、曲池、中渚，治手臂拘挛。

[按摩方法] 示指贴于手腕部，拇指指腹按压，左右两侧各1～2分钟。

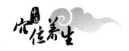

[艾灸方法] 隔物灸 30 分钟；艾条悬灸 5～10 分钟；艾炷灸 3～5 壮。

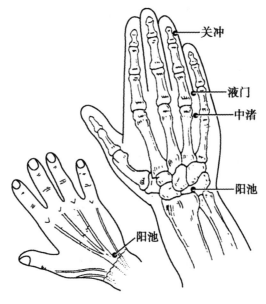

图 8-10-2　中渚、阳池

外关

[定位] 在前臂后区，腕背侧远端横纹上 2 寸，尺骨与桡骨间隙中点（图 8-10-3）。

[取穴要点] 微握拳，取腕背横纹中点与肘横纹连线的下 1/6 处即为穴处。

[作用] 祛火通络。

[主治] 热病，头痛，目赤肿痛，耳鸣，耳聋；胸胁痛；上肢无力。

[配伍] 配足临泣，治颈项强痛、肩背痛；配大椎、曲池，治外感热病；配阳陵泉，治胁痛。

[按摩方法] 拇指指腹按揉，左右两侧各 1～2 分钟。

[艾灸方法] 隔物灸 30 分钟；艾条悬灸 5～10 分钟；艾炷灸 3～5 壮。

支沟

[定位] 在前臂后区，腕背侧远端横纹上3寸，尺骨与桡骨间隙中点（图8-10-3）。

[取穴要点] 腕背横纹中点向上一夫（4横指），两骨之间凹陷处即为穴处。

[作用] 清热理气，降逆通便。

[主治] 便秘，热病；胁肋痛，落枕；耳鸣，耳聋。

[配伍] 配天枢，治大便秘结；配双侧支沟，治急性腰扭伤、胁痛。

[按摩方法] 拇指指腹垂直按压，左右两侧各1~2分钟。

[艾灸方法] 隔物灸30分钟；艾条悬灸5~10分钟；艾炷灸3~5壮。

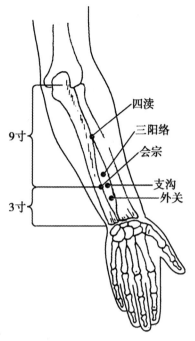

图8-10-3　外关、支沟、会宗、三阳络

会宗

[定位] 在前臂后区，腕背侧远端横纹上3寸，尺骨桡侧缘（图8-10-3）。

[取穴要点] 腕背横纹中点向上一夫（4横指），支沟尺侧，尺骨桡侧凹陷处即为穴处。

[作用] 清利三焦，疏通经络，安神定志。

[主治] 耳鸣，耳聋；癫痫；上肢痹痛。

[配伍] 配听会、耳门，治疗耳聋；配大包，治上肢肌肉疼痛、软组织挫伤。

[按摩方法] 拇指指腹垂直按压，左右两侧各1~2分钟。

[艾灸方法] 隔物灸30分钟；艾条悬灸5~10分钟；艾炷灸3~5壮。

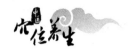

三阳络

[定位] 在前臂后区，腕背侧远端横纹上 4 寸，尺骨与桡骨间隙中点（图 8-10-3）。

[取穴要点] 腕背横纹与肘横纹连线的下 1/3 处，尺骨、桡骨之间凹陷处即为穴处。

[作用] 舒筋通络，开窍镇痛。

[主治] 耳聋，突然声音嘶哑或失音，齿痛；上肢痹痛。

[配伍] 配曲池、合谷、肩井，治中风后遗症上肢麻木、偏瘫。

[按摩方法] 拇指指腹垂直按压，左右两侧各 1 ~ 2 分钟。

[艾灸方法] 隔物灸 30 分钟；艾条悬灸 5 ~ 10 分钟；艾炷灸 3 ~ 5 壮。

肩髎

[定位] 在三角肌区，肩峰角与肱骨大结节两骨间凹陷中（图 8-10-4）。

[取穴要点] 肩外展，肩膀后下方凹陷处即为穴处。

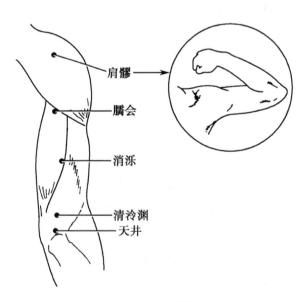

图 8-10-4　肩髎

[作用] 舒筋止痛。

[主治] 肩臂疼痛。

[配伍] 配天宗、曲垣，治疗肩背疼痛；配肩井、天池、养老，治上肢麻木、偏瘫、肩周炎等。

[按摩方法] 拿捏肩髎，左右两侧各 1～2 分钟。

[艾灸方法] 艾条悬灸 5～10 分钟；艾炷灸 3～5 壮。

翳风

[定位] 在颈部，耳垂后方，乳突下端前方凹陷中（图 8-10-5）。

[取穴要点] 耳垂后方凹陷处即为穴处。

[作用] 聪耳通窍，散内泄热。

[主治] 耳鸣，耳聋；口㖞，牙关紧闭，齿痛，呃逆，颊肿。

[配伍] 配地仓、承浆、水沟、合谷，治牙关紧闭不能开。

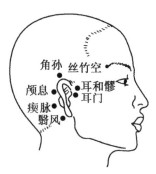

图 8-10-5 翳风、角孙、耳门、丝竹空

[按摩方法] 中指指腹垂直按压，左右两侧各 1～2 分钟。

[艾灸方法] 艾条悬灸 5～10 分钟；艾炷灸 3～5 壮。

角孙

[定位] 在头部，耳尖正对发际处（图 8-10-5）。

[取穴要点] 将耳郭折向前，耳尖直上入发际处即为穴处。

[作用] 清热消肿，散风止痛。

[主治] 目翳，齿痛，痄腮；偏头痛，颈项板滞。

[配伍] 配小海，治牙龈痛；配翳风、耳门、风池，治耳痛；配率谷、太阳，治偏头痛；配曲池、合谷，治痄腮。

[按摩方法] 拇指指腹垂直按压，左右两侧各 1～2 分钟。

[艾灸方法] 艾条悬灸 5～10 分钟；艾炷灸 3～5 壮。

耳门

[定位] 在耳区，耳屏上切迹与下颌骨髁突之间凹陷中（图

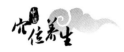

8-10-5）。

[取穴要点] 微张口，耳屏上切迹前方凹陷处即为穴处。

[作用] 开窍聪耳，泄热活络。

[主治] 耳鸣，耳聋；齿痛。

[配伍] 配丝竹空，治牙痛；配兑端，治上牙龋齿。

[按摩方法] 拇指指尖稍用力向下按压，左右两侧各 1～2 分钟。

[注意事项] 不宜灸。

丝竹空

[定位] 在面部，眉梢凹陷处（图 8-10-5）。（注：瞳子髎直上）

[取穴要点] 眉毛外侧眉梢凹陷处。

[作用] 疏风清热，明目安神。

[主治] 目赤肿痛，目眩；头痛，癫狂。

[配伍] 配合谷，止牙痛。

[按摩方法] 拇指指腹向内侧按揉，左右两侧各 1～2 分钟。

[注意事项] 不宜灸。

第十一节 ◇ 足少阳胆经

足少阳胆经联系的脏腑器官有目、耳。

经脉循行（图 8-11-1）：

外眼角 ⟶ 耳后 ⟶ 颈侧部 ⟶ 肩部 ⟶ 缺盆 ⟶

侧胸 ⟶ 下肢外侧 ⟶ 足背 ⟶ 第 4 趾外侧

本经主治病证：头痛，颞痛，外眼角痛，缺盆中肿痛，腋下肿，自汗出，胸部、胸胁、大腿及膝部外侧以至小腿、外踝的前面以及各骨节酸痛，第 4 趾功能障碍。

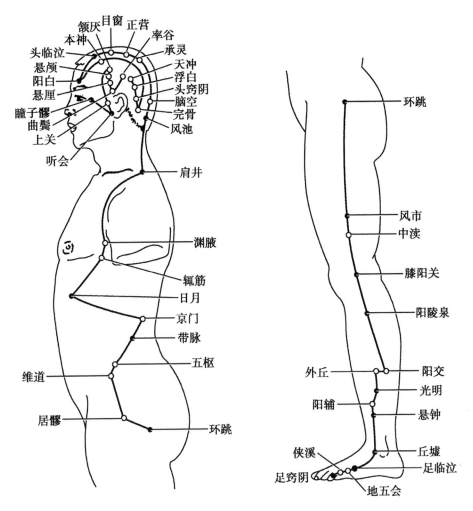

图 8-11-1　足少阳胆经

本经穴位主要治疗侧头部病、目病、耳病、咽喉病、肝胆病、神志病、热病及经脉循行部位的其他病证。治疗眼病，常用风池；治疗耳病，常用听会；治疗乳房疾病，常用日月、肩井和光明；治疗胸胁疼痛，常用日月、阳陵泉和悬钟。阳陵泉有疏肝理气之效。

听会

[定位] 在面部，当耳屏间切迹前方，下颌骨髁突后缘，张

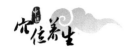

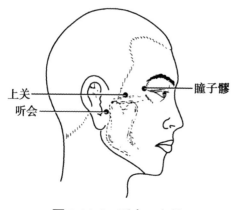

图 8-11-2　听会、上关

口有凹陷处（图 8-11-2）。

[取穴要点] 正坐位，耳屏下缘前方，张口有凹陷处即为穴处。

[作用] 开窍通耳，通经活络。

[主治] 耳鸣，耳聋；齿痛，口眼㖞斜，面痛。

[按摩方法] 中指指腹轻轻按揉，左右两侧各 1 ~ 2 分钟。

[艾灸方法] 艾条悬灸 5 ~ 10 分钟；艾炷灸 3 ~ 5 壮。

上关

[定位] 耳前下关直上，当颧弓上缘凹陷处（图 8-11-2）。

[取穴要点] 正坐位，耳屏前 2 横指，耳前颧弓上缘凹陷处即为穴处。

[作用] 聪耳镇痉，散风活络。

[主治] 耳鸣，耳聋；偏头痛，齿痛，口眼㖞斜，牙关紧闭，面痛，癫狂。

[配伍] 配肾俞、翳风、太溪、听会，治老年人肾虚耳鸣耳聋；配耳门、合谷、颊车，治颞下颌关节炎、牙关紧闭。

[按摩方法] 中指指腹轻轻按揉，左右两侧各 1 ~ 2 分钟。

[艾灸方法] 艾条悬灸 5 ~ 10 分钟；艾炷灸 3 ~ 5 壮。

风池

[定位] 在项部，当枕骨之下，与风府相平，胸锁乳突肌与斜方肌上端之间凹陷处（图 8-11-3）。

[取穴要点] 正坐，后头骨下两大筋外缘凹陷中，平耳垂处。

[作用] 醒脑开窍，疏风清热。

[主治] 头痛，眩晕，失眠，癫痫，中风；目赤肿痛，视物

不明，鼻塞，鼻出血，耳鸣，咽喉
肿痛；感冒，热病，颈项强痛。

[配伍]配合谷、丝竹空，治偏
正头痛；配脑户、玉枕、风府、上
星，治目痛不能视；配百会、太
冲、水沟、足三里、十宣，治中风。

[按摩方法]拿两侧风池，由上
往下，或拇指、示指指腹轻轻按压
两侧风池，左右两侧各 1 ~ 2 分钟。

[艾灸方法]艾条悬灸 5 ~ 10 分钟；艾炷灸 3 ~ 5 壮。

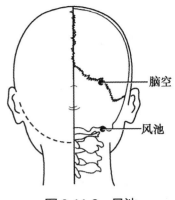

图 8-11-3　风池

肩井

[定位]在肩上，前直乳中，当大椎与肩峰端连线中点（图
8-11-4）。

[取穴要点]先找到大椎，再找到锁骨肩峰端，二者连线中
点即为穴处。

[作用]祛风清热，活络消肿。

[主治]头痛，眩晕，颈项强痛，肩背疼痛，上肢活动不利；
乳痛，乳汁少。治疗乳腺炎特效穴。

[配伍]配足三里、阳陵
泉，治脚气酸痛。

[按摩方法]拿两侧肩井，
以酸胀为宜，自然呼吸，左右两
侧各 3 ~ 5 分钟。

[艾灸方法]隔物灸 30 分
钟；艾条悬灸 5 ~ 10 分钟；艾
炷灸 3 ~ 5 壮。

[拔罐方法]用抽气罐拔
罐肩井，留罐 10 分钟，隔日
1 次。

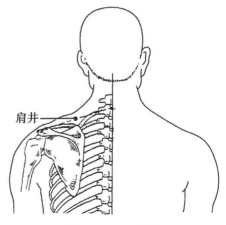

图 8-11-4　肩井

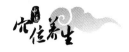

渊腋

[定位] 侧胸部，举臂，当腋中线上，腋下 3 寸，第 4 肋间隙中（图 8-11-5）。

[取穴要点] 正坐位，臂上举，在腋中线上，第 4 肋间隙中即为穴处。

[作用] 宽胸理气，和血止痛。

[主治] 胁痛，胸满；上肢痹痛。

[配伍] 配大包、支沟，治胸胁痛、肋间神经痛；配条口透承山、天宗、臑俞，治肩关节周围炎。

[按摩方法] 示指或中指指腹点按，或掌擦两侧胁肋部，左右两侧各 3~5 分钟。

[艾灸方法] 隔物灸 30 分钟；艾条悬灸 5~10 分钟；艾炷灸 3~5 壮。

日月

[定位] 在上腹部，当乳头直下，第 7 肋间隙，前正中线旁开 4 寸（图 8-11-5）。

[取穴要点] 正坐或仰卧位，自乳头垂直向下推 3 个肋间隙的凹陷处即为穴处。

[作用] 疏肝利胆，化湿和中。

[主治] 黄疸，呕吐，吞酸，呃逆，胃脘痛；胁肋胀痛。

[配伍] 配胆俞，治胆虚；配内关、中脘，治呕吐、纳呆；配期门、阳陵泉，治胆石症；配支沟、丘墟，治胁胀痛；配胆俞、腕骨，治黄疸。

[按摩方法] 示指或中指指腹点按，或掌擦两侧胁肋部，左右两侧各 3~5 分钟。

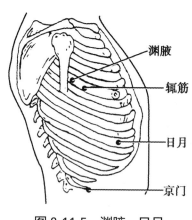

图 8-11-5　渊腋、日月

[艾灸方法] 隔物灸 30 分钟；艾条悬灸 5 ~ 10 分钟；艾炷灸 3 ~ 5 壮。

环跳

[定位] 在股外侧部，侧卧位，屈股，当股骨大转子最凸点与骶管裂孔连线的外 1/3 与中 1/3 交点处（图 8-11-6）。

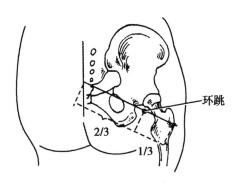

图 8-11-6　环跳

[取穴要点] 侧卧位，压于下面的下肢伸直，上面的髋、膝关节屈曲，股骨大转子最高点与骶管裂孔连线的外中 1/3 交点处即为穴处。

[作用] 祛风化湿，强腰益肾。

[主治] 下肢无力，半身不遂，腰腿痛。

[配伍] 配风市，治风痹；配太白、足三里、阳陵泉、丰隆、飞扬，治下肢水肿、静脉炎；配风市、膝阳关、阳陵泉、丘墟，治坐骨神经痛；配居髎、风市、中渎，治股外侧皮神经炎；配髀关、伏兔、风市、犊鼻、足三里、阳陵泉、太冲、太溪，治小儿麻痹、肌萎缩、中风半身偏瘫。

[按摩方法] 示指或中指指腹轻轻按揉，左右两侧各 1 ~ 2 分钟。

[艾灸方法] 隔物灸 30 分钟；艾条悬灸 5 ~ 10 分钟；艾炷灸 3 ~ 5 壮。

风市

[定位] 在大腿外侧部中线上，当腘横纹上 7 寸（图 8-11-7）。

[取穴要点] 直立自然垂手时，中指尖处即为穴处。

[作用] 祛风散寒，强健筋骨。

[主治] 下肢痿痹；脚气，遍身瘙痒。

[配伍] 配阳陵泉、悬钟，治下肢痿痹；配风池、曲池、血

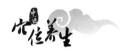

海，治荨麻疹。

[按摩方法] 中指指腹轻轻按揉，左右两侧各 1～2 分钟。

[艾灸方法] 隔物灸 30 分钟；艾条悬灸 5～10 分钟；艾炷灸 3～5 壮。

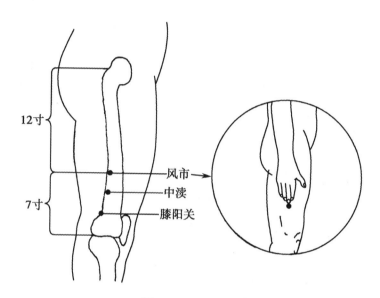

图 8-11-7　风市

阳陵泉

[定位] 在小腿外侧，当腓骨头前下方凹陷处（图 8-11-8）。

[取穴要点] 屈膝 90°，膝关节外下方，腓骨头前下方凹陷处即为穴处。

[作用] 疏肝利胆，舒筋活络。

[主治] 黄疸，口苦，呕吐，胁肋疼痛；下肢无力，膝髌肿痛，脚气，肩痛。

[配伍] 配曲池，治半身不遂；配日月、期门、胆俞、至阳，治黄疸、胆囊

图 8-11-8　阳陵泉

炎、胆结石；配足三里、上廉，治胸胁痛。

[按摩方法] 拇指指腹按揉，以酸胀为宜，左右两侧各 1～2 分钟。

[艾灸方法] 隔物灸 30 分钟；艾条悬灸 5～10 分钟；艾炷灸 3～5 壮。

光明

[定位] 在小腿外侧，当外踝尖上 5 寸，腓骨前缘（图 8-11-9）。

[作用] 疏肝明目，活络消肿。

[主治] 目痛，夜盲，目视不明；乳房胀痛，乳汁少。

[配伍] 配肝俞、肾俞、风池、目窗、睛明、行间，治青光眼、早期白内障。

[按摩方法] 拇指指腹轻轻按压，以酸胀为宜，左右两侧各 1～2 分钟。

[艾灸方法] 隔物灸 30 分钟；艾条悬灸 5～10 分钟；艾炷灸 3～5 壮。

悬钟

[定位] 在小腿外侧，当外踝尖上 3 寸，腓骨前缘（图 8-11-9）。

[取穴要点] 外踝尖直上一夫（4 横指），腓骨前缘凹陷处即为穴处。

[作用] 平肝息风，疏肝益肾。

[主治] 颈项强痛，偏头痛，咽喉肿痛；胸胁胀痛；痔疮，便秘；下肢无力，脚气。

[配伍] 配内庭，治心腹胀

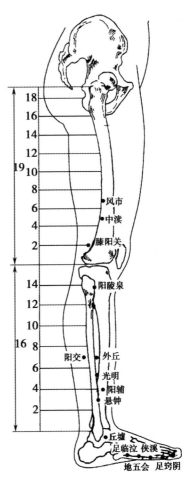

图 8-11-9　光明、悬钟

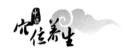

满；配昆仑、合谷、肩髃、曲池、足三里，治中风、半身不遂；配后溪、列缺，治项强、落枕。

[按摩方法] 拇指指腹轻轻按压，以酸胀为宜，左右两侧各1～2分钟。

[艾灸方法] 隔物灸30分钟；艾条悬灸5～10分钟；艾炷灸3～5壮。

第十二节 ◇ 足厥阴肝经

足厥阴肝经联系的脏腑器官有阴器、目系、喉咙之后，鼻咽部，唇内，肺，胃。

经脉循行（图8-12-1）：

足大趾 ⟶ 足背 ⟶ 下肢内侧 ⟶ 阴器 ⟶ 小腹 ⟶ 胸胁部 ⟶ 目系 ⟶ 头顶

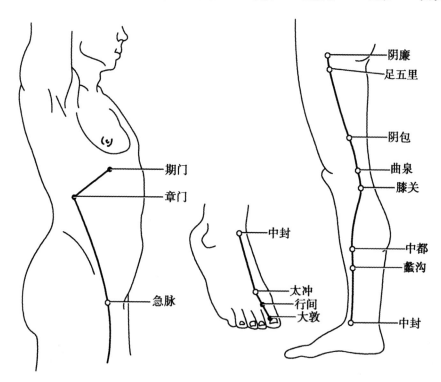

图8-12-1　足厥阴肝经

本经主治病证：胸闷，恶心呕吐，大便稀薄，疝气，遗尿或小便不通。

本经穴位主要治疗肝胆病、妇科病、前阴病及经脉循行部位的其他病证。治疗胸胁胀满疼痛，常用太冲、期门；治疗小腹疼痛，常用太冲；治疗阴部湿疹，常用蠡沟、中都；治疗眩晕、眼病，常用行间、太冲。行间、太冲、期门有疏肝解郁之功，蠡沟、中都有清肝胆湿热之效。

太冲

[定位] 在足背侧，第 1 跖骨间隙后方凹陷中（图 8-12-2）。

[取穴要点] 在足背部沿第 1、2 趾间横纹向足背上推，有一凹陷处即为穴处。

[作用] 平肝泄热，疏肝养血。

[主治] 头痛，眩晕，目赤肿痛，口眼㖞斜，咽喉干痛，耳鸣，耳聋；月经不调，疝气，遗尿；癫痫，中风；胁痛，郁闷，急躁易怒，下肢无力。

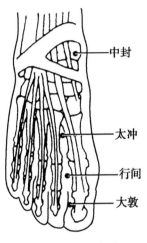

图 8-12-2 太冲

[配伍] 配太溪、复溜，治眩晕；配肝俞、膈俞、太溪、血海，治贫血、消瘦；配间使、鸠尾、心俞、肝俞，治癫狂痫。

[按摩方法] 拇指指腹由足趾向足跟方向轻轻推按，以酸胀为宜，左右两侧各 1~2 分钟。

[艾灸方法] 艾炷灸 3~5 壮，艾条灸 5~10 分钟。

蠡沟

[定位] 在小腿内侧，内踝尖上 5 寸，胫骨内侧面中央（图 8-12-3）。

[快速取穴] 坐位，内踝尖垂直向上量 7 横指，胫骨内侧凹陷处即是蠡沟。

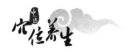
[作用] 疏肝理气，调经止带。

[主治] 睾丸肿痛，外阴瘙痒，小便不利，遗尿，月经不调，带下；足胫疼痛。

[配伍] 配百虫窝、阴陵泉、三阴交，治滴虫性阴道炎；配中都、地机、中极、三阴交，治月经不调、带下、睾丸炎；配大敦、气冲，治睾肿、暴痛、赤白带下。

[按摩方法] 拇指指腹按揉，以酸胀为宜，左右两侧各 1～2 分钟。

[艾灸方法] 艾炷灸 3～5 壮，艾条灸 5～10 分钟。

中都

[定位] 在小腿内侧，内踝尖上 7 寸，胫骨内侧面中央（图 8-12-3）。

[取穴要点] 坐位，内踝尖与阴陵泉（拇指沿小腿内侧骨内缘向上推，抵膝关节下，胫骨向内上弯曲凹陷处即是阴陵泉）连线之中点上半横指处即是中都。

[作用] 疏肝理气，调经止血。

[主治] 疝气，恶露不尽；腹痛，腹泻；胁痛，下肢无力。

[配伍] 配血海、三阴交，治月经过多和崩漏、产后恶露不绝；配合谷、次髎、三阴交，治痛经；配脾俞、阴陵泉，治白带；配足三里、梁丘，治肝木乘土之腹胀、泄泻；配太冲，治疝气；配三阴交、阴陵泉、膝阳关、膝关、伏兔、箕门，治下肢痿痹瘫痛。

[按摩方法] 拇指指腹按揉，

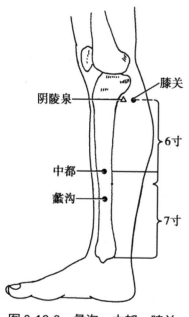

图 8-12-3　蠡沟、中都、膝关

以酸胀为宜，左右两侧各 1～2 分钟。

[艾灸方法] 艾炷灸 3～5 壮，灸条灸 5～10 分钟。

膝关

[定位] 在小腿内侧，胫骨内侧髁后下方，阴陵泉后 1 寸，腓肠肌内侧头上部（图 8-12-3）。

[取穴要点] 先找到阴陵泉，向后 1 横指，可及一凹陷处即为穴处。

[作用] 散风祛湿，宣痹通络。

[主治] 膝股疼痛，下肢无力。

[配伍] 配足三里、血海、阴市、阳陵泉、髀关、伏兔、丰隆，治中风下肢不遂、小儿麻痹等；配委中、足三里，治两膝红肿疼痛。

[按摩方法] 拇指指腹按揉，以酸胀为宜，左右两侧各 1～2 分钟。

[艾灸方法] 艾炷灸 3～5 壮，艾条灸 5～10 分钟。

曲泉

[定位] 膝内侧，屈膝，当膝关节内侧面横纹内侧端，股骨内侧髁后缘，半腱肌、半膜肌止端前缘凹陷处（图 8-12-4）。

[取穴要点] 在膝内侧，屈膝时，膝关节侧面横纹端凹陷处即为穴处。

[作用] 清利湿热，通调下焦。

[主治] 小腹痛，小便不利；月经不调，痛经，带下，阴痒，遗精，阳痿；膝股疼痛。

[配伍] 配丘墟、阳陵泉，治胆道疾患；配肝俞、肾俞、章门、商丘、太冲，治肝炎；配复溜、肾俞、肝俞，治肝肾阴虚之眩晕、翳障眼病；配支沟、阳陵泉，治心腹疼痛、乳房胀痛、疝

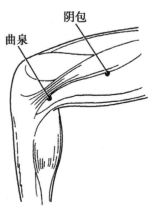

图 8-12-4 曲泉、阴包

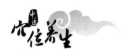

痛；配归来、三阴交，治肝郁气滞之痛经、月经不调。

[按摩方法] 拇指、示指指腹按揉，以酸胀为宜，左右两侧各1~2分钟。

[艾灸方法] 艾炷灸3~5壮，艾条灸10~20分钟。

阴包

[定位] 在大腿内侧，当股骨内上髁上4寸，股内肌与缝匠肌之间（图8-12-4）。

[快速取穴] 大腿内侧，膝盖内侧上端骨性标志，直上6横指处即是阴包。

[作用] 调经止痛，利尿通淋。

[主治] 月经不调，遗尿，小便不利；腰骶痛引小腹。

[配伍] 配交信，治月经不调；配关元、肾俞，治气虚不固之遗尿；配箕门、足五里、血海，治膝股内侧疼痛、小儿麻痹的肌萎缩。

[按摩方法] 拇指指腹按揉，以酸胀为宜，左右两侧各1~2分钟。

[艾灸方法] 艾炷灸3~5壮，艾条灸10~20分钟。

期门

[定位] 在胸部，当乳头直下，第6肋间隙，前正中线旁开4寸（图8-12-5）。

[取穴要点] 正坐位或仰卧位，乳头垂直向下推2个肋间隙凹陷处即为穴处。

[作用] 健脾疏肝，理气活血。

[主治] 胸胁胀痛；腹胀，呃逆，吐酸；乳痈，郁闷。

[配伍] 配大敦，治疝气；配肝俞、公孙、中脘、太冲、内关，

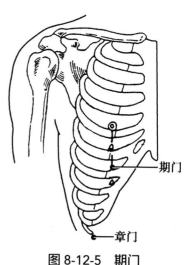

图8-12-5　期门

治肝胆疾患、胆囊炎、胆结石及肝气郁结之胁痛、食少、乳少、胃痛、呕吐、呃逆、食不化、泄泻等。

[按摩方法] 掌擦穴处，以透热为度，左右两侧各 1~2 分钟。

[艾灸方法] 艾炷灸 5~9 壮，艾条灸 10~20 分钟。

[穴位贴敷] 将制备好的穴位贴直接贴于穴位上，4~8 小时可取下，每日 1 次。

第十三节 ◇ 经外奇穴

太阳

[定位] 在头部，当眉梢与目外眦之间，向后约 1 横指凹陷中（图 8-13-1）。

[取穴要点] 眉梢与目外眦连线中点向后约 1 横指，可及一凹陷处即为穴处。

[作用] 聪耳镇痉，散风活络。

[主治] 头痛，眼疾，齿痛，面痛。

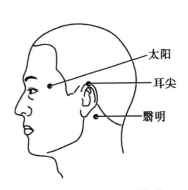

图 8-13-1　太阳、翳明

[按摩方法] 中指指腹按揉，左右两侧各 1~2 分钟。

[艾灸方法] 艾炷灸 3~5 壮，艾条灸 10~20 分钟。

翳明

[定位] 在颈部，翳风后 1 寸（图 8-13-1）。

[取穴要点] 将耳垂向后按，正对耳垂边缘凹陷处，向后约 1 横指即为穴处。

[作用] 明目聪耳，宁心安神。

[主治] 眼疾，耳鸣，失眠，头痛。

[按摩方法] 拇指指腹按揉，左右两侧各 1~2 分钟。

[艾灸方法] 艾炷灸 3~5 壮，艾条灸 10~20 分钟。

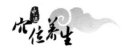

颈百劳

[定位] 在颈部, 第 7 颈椎棘突直上 2 寸, 后正中线旁开 1 寸 (图 8-13-2)。

[取穴要点] 低头, 颈背交界椎骨最高突起椎体, 直上 3 横指, 旁开 1 横指。

[作用] 滋补肺阴, 舒筋活络。

[主治] 颈项板滞疼痛; 咳嗽, 气喘, 盗汗。

[按摩方法] 手指指腹按揉, 左右两侧各 1 ~ 2 分钟。

[艾灸方法] 艾炷灸 3 ~ 5 壮, 艾条灸 10 ~ 20 分钟。

[刮痧方法] 用刮痧板由上至下刮拭, 隔日 1 次, 以出痧为度。

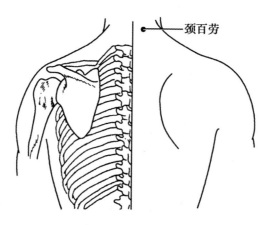

图 8-13-2　颈百劳

子宫

[定位] 在下腹部, 脐中下 4 寸, 前正中线旁开 3 寸 (图 8-13-3)。

[快速取穴] 耻骨联合中点上缘上 1 横指, 旁开 4 横指处即是子宫。

[作用] 调理冲任, 益肾暖胞。

[主治] 子宫脱垂, 不孕, 痛经, 月经不调。

[按摩方法] 中指指腹或示、中二指按揉，左右两侧各 1～2 分钟。

[艾灸方法] 艾炷灸 3～5 壮，艾条灸 5～10 分钟。

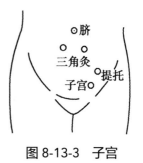

图 8-13-3　子宫

定喘

[定位] 在脊柱区，横平第 7 颈椎棘突下，后正中线旁开 0.5 寸（图 8-13-4）。

[取穴要点] 低头，颈背交界椎骨最高突起椎体下缘，旁开半横指。

[作用] 止咳平喘，通宣理肺。

[主治] 哮喘，咳嗽；落枕，肩背痛，上肢疼痛不举。

[按摩方法] 手指指腹按揉，左右两侧各 1～2 分钟。

[艾灸方法] 艾炷灸 3～5 壮，艾条灸 5～10 分钟。

[穴位贴敷] 将制备好的穴位贴直接贴于穴位上，4～8 小时可取下，每日 1 次。

夹脊

[定位] 在脊柱区，第 1 胸椎至第 5 腰椎棘突下两侧，后正中线旁开 0.5 寸，一侧 17 穴（图 8-13-4）。

[取穴要点] 低头，颈背交界椎骨最高突起椎体，向下共有 17 个椎体，旁开半横指。

[作用] 调节脏腑功能。

[主治] 胸 1～5 夹脊：心肺、胸部及上肢疾病；胸 6～12 夹脊：胃肠、脾、肝、胆疾病；腰 1～5 夹脊：下肢疼痛，腰骶、小腹部疾病。

[按摩方法] 两手拇指由上向下点按两侧夹脊，或掌擦两侧穴位，左右两侧各 3～5 分钟。

[刮痧方法] 用刮痧板由上至下刮拭 30 次，以出痧为度，隔日 1 次。

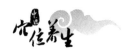

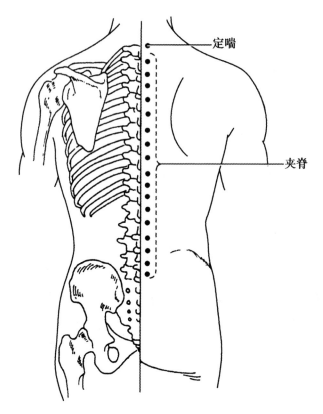

图 8-13-4　定喘、夹脊

十七椎

[定位] 在腰区，第 5 腰椎棘突下凹陷中（图 8-13-5）。

[取穴要点] 两侧髂棘最高点水平线与脊柱交点向下推 1 个椎体，棘突下即为穴处。

[作用] 调经止痛，疏经活络。

[主治] 腰骶痛；痛经，月经不调，遗尿。

[按摩方法] 中指指腹按揉，左右两侧各 1 ~ 2 分钟。

[艾灸方法] 艾炷灸 3 ~ 5 壮，艾条灸 5 ~ 10 分钟。

二白

[定位] 在前臂前区，腕掌侧远端横纹上 4 寸，桡侧腕屈肌腱两侧，一肢 2 穴（图 8-13-6）。

[取穴要点] 握拳，拇指指侧一筋突起，腕横纹直上 4 寸处与筋交点两侧即为穴处。

[作用] 调和气血，提肛消痔。

[主治] 痔疮，脱肛；前臂疼痛，胸胁痛。

[艾灸方法] 艾炷灸 3～5 壮，艾条灸 5～10 分钟。

[按摩方法] 手指指腹按揉，左右两侧各 1～2 分钟。

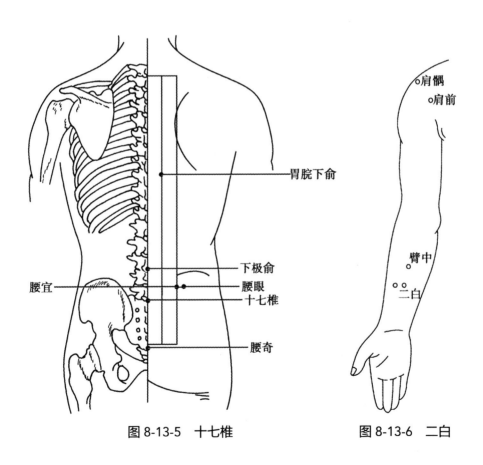

图 8-13-5　十七椎　　　　　　图 8-13-6　二白

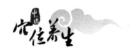

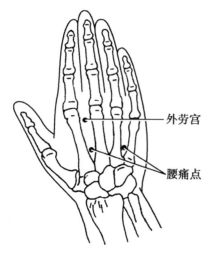

外劳宫

腰痛点

图 8-13-7 腰痛点、外劳宫

腰痛点

[定位] 在手背，第 2、3 掌骨及第 4、5 掌骨之间，腕背侧横纹远端与掌指关节中点处，一手 2 穴（图 8-13-7）。

[取穴要点] 手背第 2、3 掌骨及第 4、5 掌骨间，当掌骨长度中点处即是腰痛点。

[作用] 舒筋通络，化瘀止痛。

[主治] 急性腰扭伤。

[按摩方法] 拇指和示指拿捏，以酸胀为宜，左右两侧各 1～2 分钟。

[艾灸方法] 艾炷灸 3～5 壮，艾条灸 5～10 分钟。

外劳宫

[定位] 在手背，第 2、3 掌骨间，掌指关节后 0.5 寸（指寸）凹陷中（图 8-13-7）。

[取穴要点] 手背第 2、3 掌骨之间，掌指关节向后半横指处即为穴处。

[作用] 通经活络，祛风止痛。

[主治] 落枕，手指麻木、屈伸不利，胃痛，消化不良，腹泻便溏，小儿急慢惊风，指掌麻痹，手背红肿疼痛，颈椎病，小儿脐风，偏头痛等。

[按摩方法] 拇指和示指拿捏，以酸胀为宜，左右两侧各 1～2 分钟。

[艾灸方法] 艾炷灸 1～3 壮，艾条灸 3～5 分钟。

胆囊

[定位] 在小腿外侧，腓骨头直下 2 寸（图 8-13-8）。

[取穴要点] 先找到阳陵泉，向下 3 横指即为穴处。

[作用] 利胆通腑。

[主治] 急性胆囊炎，慢性胆囊炎，胆石症，胆绞痛，胆道蛔虫病。

[按摩方法] 手指指腹按揉，左右两侧各 1～2 分钟。

[艾灸方法] 艾炷灸 1～3 壮，艾条灸 3～5 分钟。

阑尾

[定位] 在小腿外侧，髌韧带外侧凹陷下 5 寸，胫骨前嵴外 1 横指（中指）处（图 8-13-9）。

[取穴要点] 先找到足三里，向下 3 横指即为穴处。

[作用] 清热解毒，化瘀通腑。

[主治] 急性阑尾炎，慢性阑尾炎，下肢痿痹，足下垂，胃炎，消化不良等。

[按摩方法] 手指指腹按揉，左右两侧各 1～2 分钟。

[艾灸方法] 艾炷灸 1～3 壮，艾条灸 3～5 分钟。

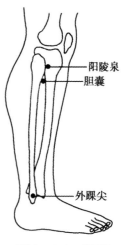

图 8-13-8　胆囊

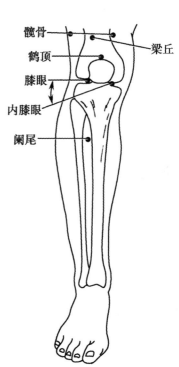

图 8-13-9　阑尾

第十四节 ◇ 任督二脉

一、督脉

经脉循行：起于小腹内，下出于会阴部，向后行于脊柱内部，上达项后风府，进入脑内，上行颠顶，沿前额下行鼻柱（图 8-14-1）。

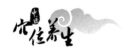

本经主治：五脏六腑相关病证，神志病、热病，如失眠、健忘、癫痫、昏迷等；还可治疗头面五官病，以及经脉循行部位的其他病证，如头项、脊背、腰骶疼痛等。

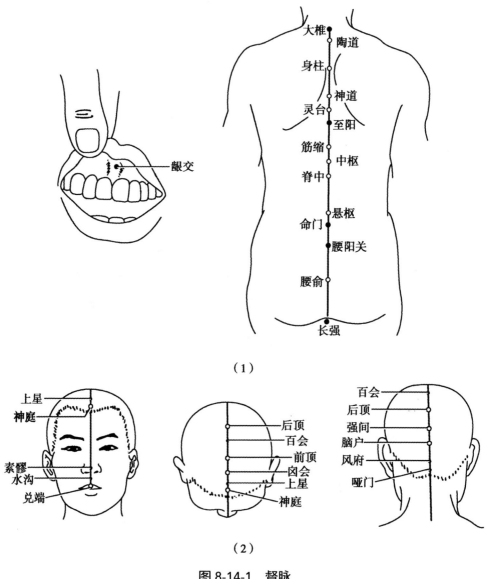

图 8-14-1　督脉

腰阳关

[定位] 在腰部，脊柱区，当后正中线上，第4腰椎棘突下凹陷中（图8-14-2）。

[取穴要点] 俯卧，于后正中线，第4腰椎棘突下凹陷中取穴，约与髂脊相平。

[作用] 祛寒除湿，舒筋活络。

[主治] 腰骶疼痛，下肢痿痹，月经不调，赤白带下，遗精，阳痿，便血。

[配伍] 配肾俞、次髎，泻委中，治腰脊痛、四肢厥冷、小便频数；配腰夹脊、秩边、承山、飞扬，治坐骨神经痛、腰腿痛；配膀胱俞、三阴交，治遗尿、尿频。

[按摩方法] 拇指指腹垂直按压，以酸胀为宜，约1~2分钟。

[艾灸方法] 艾炷灸3~7壮，艾条灸5~15分钟。

命门

[定位] 在脊柱区，第2腰椎棘突下凹陷中，后正中线上（图8-14-2）。

[快速取穴] 脐水平线与后正中线交点，按压有凹陷处即是命门。

[作用] 温阳补肾，温经通络。

[主治] 虚损腰痛，脊强反折，遗尿，尿频，泄泻，遗精，白浊，阳痿，早泄，赤白带下，滑胎，五劳七伤，头晕耳鸣，癫痫，惊恐，手足逆冷。

[配伍] 配肾俞、太溪，治遗精、早泄、腰脊酸楚、足膝无力、遗尿、癃闭、水肿、头晕耳鸣等肾阳亏虚之症；灸命门、隔盐灸神阙，治中风脱证；配关元、肾俞、神阙，治五更泄；补命门、肾俞、三阴交，治肾虚腰痛；泻命门、阿是穴、委中、腰夹脊穴，治腰扭伤、肥大性脊柱炎。

[按摩方法] 拇指指腹垂直按压，以酸胀为宜，约1~2

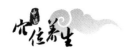

分钟。

[艾灸方法] 艾炷灸 7 ~ 10 壮，艾条灸 15 ~ 30 分钟。

至阳

[定位] 在脊柱区，第 7 胸椎棘突下凹陷中，后正中线上（图 8-14-2）。

[快速取穴] 两侧肩胛下角连线与后正中线相交处椎体，其下缘凹陷处即是至阳。

[作用] 利胆退黄，宽胸利膈。

[主治] 胸胁胀痛，腹痛黄疸，咳嗽气喘，腰背疼痛，脊强，身热。

[配伍] 配曲池、阳陵泉、脾俞，治黄疸；配天枢、大肠俞，治腹胀、肠鸣、泄泻；配内关、神门，治心悸、心痛。

[按摩方法] 拇指指腹垂直按压，以酸胀为宜，约 1 ~ 2 分钟。

[艾灸方法] 艾炷灸 3 ~ 5 壮，艾条灸 5 ~ 10 分钟。

大椎

[定位] 在脊柱区，第 7 颈椎棘突下凹陷中，后正中线上（图 8-14-2）。

[快速取穴] 低头，颈背交界椎骨高突处椎体，其下缘凹陷处即是大椎。

[作用] 益气壮阳。

[主治] 热病，疟疾，咳嗽，喘逆，潮热，项强，肩背痛，腰脊强，小儿惊风，癫狂痫证，虚劳，中暑，霍乱，呕吐，黄疸，风疹。

[配伍] 配肺俞，治虚损、盗汗、劳热；配间使、乳根，治脾虚发疟；配足三里、命门，提高机体免疫力；配定喘、孔最，治哮喘；配曲池、合谷，泻热；配腰奇、间使，治癫痫。

[按摩方法] 手掌贴着大椎上下左右揉按，以微热为宜，约 1 ~ 2 分钟。

[艾灸方法] 艾炷灸 3～5 壮, 艾条灸 5～10 分钟。

[拔罐方法] 用抽气罐拔大椎, 留罐 10 分钟, 隔日 1 次。

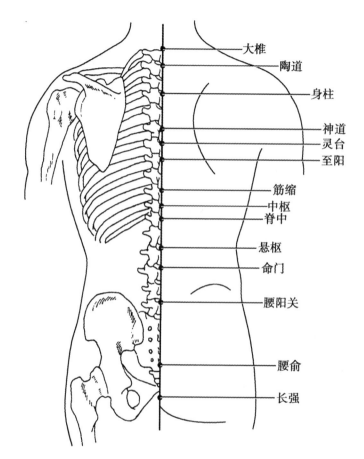

大椎
陶道
身柱
神道
灵台
至阳
筋缩
中枢
脊中
悬枢
命门
腰阳关
腰俞
长强

图 8-14-2　腰阳关、命门、至阳、大椎

百会

[定位] 在头部, 前发际正中直上 5 寸 (图 8-14-3)。

[快速取穴] 正坐, 两耳尖与头正中线相交处, 按压有凹陷处即是百会。

[作用] 开窍醒脑, 回阳固脱。

[主治] 头痛, 眩晕, 惊悸, 健忘, 中风不语, 癫狂痫证,

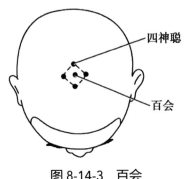

图 8-14-3　百会

癫病，耳鸣，鼻塞，脱肛，痔疾，泄泻。

[配伍] 配长强、大肠俞，治小儿脱肛；配水沟、合谷、间使、气海、关元，治卒中、气脱；配水沟、足三里，治低血压；配水沟、京骨，治癫痫大发作。

[按摩方法]　拇指指腹垂直按揉，以酸胀为宜，约 1～2 分钟。

[艾灸方法] 艾炷灸 3～5 壮，艾条灸 5～15 分钟

印堂

[定位] 在头部，两眉毛内侧端中间凹陷中（图 8-14-4）。

[取穴要点] 两侧眉毛内侧端中间凹陷处即为穴处。

[作用] 安神醒脑，宣通鼻窍。

[主治] 头痛，眩晕，失眠；鼻塞，鼻出血，眉棱骨痛，目痛。

[按摩方法] 示指或中指指腹按压，或由印堂垂直向发际处行指抹法，左右两侧各 3～5 分钟。

[艾灸方法] 艾炷灸 3～5 壮，艾条灸 5～10 分钟。

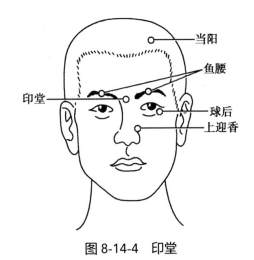

图 8-14-4　印堂

二、任脉

循行：起于小腹内，下出会阴部，向上行于阴毛部，沿腹内向上经前正中线到达咽喉部，再向上环绕口唇，经面部入目眶下（图 8-14-5）。

本经主治：腹、胸、颈头面的局部病证及相应的内脏器官疾病。少数腧穴有强壮作用，或可治神志病。

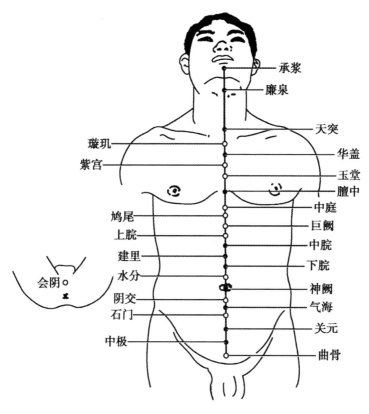

图 8-14-5　任脉

关元

[定位] 在下腹部，前正中线上，当脐中下 3 寸（图 8-14-6）。

[快速取穴] 在下腹部，前正中线上，脐中向下 4 横指处即是关元。

[作用] 补肾培元，温阳固脱。

[主治] 中风脱证，虚劳冷惫，羸瘦无力，少腹疼痛，霍乱吐泻，痢疾，脱肛，疝气，便血，溺血，小便不利，尿频，尿闭，遗精，白浊，阳痿，早泄，月经不调，经闭，痛经，赤白带

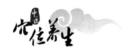

下，阴挺，崩漏，阴门瘙痒，消渴，眩晕。

[配伍] 配足三里、脾俞、公孙、大肠俞，治虚劳、里急、腹痛；配三阴交、血海、中极，治月经不调；配太溪、肾俞，治泻痢不止、五更泄。

[按摩方法] 拇指或示指指腹按揉，约 1~2 分钟，宜灸。

[艾灸方法] 艾炷灸 7~10 壮，艾条灸 15~30 分钟。

气海

[定位] 在下腹部，前正中线上，当脐中下 1.5 寸（图 8-14-6）。

[取穴要点] 仰卧位，于脐与耻骨联合上缘中点连线的下 2/5 与上 3/5 交点处，腹白线上取穴。

[作用] 培补元气，导赤通淋。

[主治] 绕脐腹痛，水肿臌胀，脘腹胀满，水谷不化，大便不通，泻痢不禁，癃淋，遗尿，遗精，阳痿，疝气，月经不调，痛经，经闭，崩漏，带下，阴挺，产后恶露不止，胞衣不下，脏气虚惫，形体羸瘦，四肢乏力。

[配伍] 配三阴交，治白浊、遗精；配灸关元、膏肓、足三里，治喘息短气（元气虚惫）；配足三里、脾俞、胃俞、天枢、上巨虚，治胃腹胀痛、呃逆、呕吐、水谷不化、大便不通、泻痢不止（脾气虚弱）；配足三里、合谷、百会，治胃下垂、子宫下垂、脱肛。

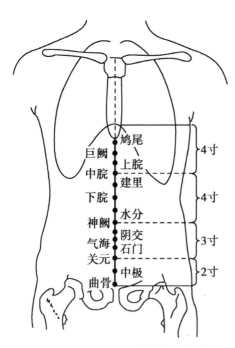

图 8-14-6　关元、气海、中脘

[按摩方法]　拇指或示

指指腹按揉，约 1 ~ 2 分钟。

[艾灸方法] 艾炷灸 5 ~ 10 壮，艾条灸 15 ~ 30 分钟。

[穴位贴敷] 将制备好的穴位贴直接贴于穴位上，4 ~ 8 小时可取下，每日 1 次。

穴位故事

《旧唐书·列传第一百一十五》："公度善摄生，年八十余，步履轻便。或祈其术，曰：'吾初无术，但未尝以元气佐喜怒，气海常温耳！'位止光禄少卿。"柳公度是唐代文学家柳宗元的堂兄，活到了80 多岁；当时的平均年龄还不到 40 岁。柳公度善于养生，年 80 岁，还步履轻便。有人向他讨教长寿之术，他说：我本来没有什么特别的方法，只是从来没有在喜怒上消耗元气，同时要常温气海。他的官位至光禄少卿。

中脘

[定位] 在上腹部，前正中线上，当脐中上 4 寸（图 8-14-6）。

[快速取穴] 在上腹部，脐与胸剑联合连线的中点处即是中脘。

[作用] 和胃健脾，降逆利水。

[主治] 胃脘痛，腹胀，呕吐，呃逆，反胃，吞酸，纳呆，食不化，疳积，臌胀，黄疸，肠鸣，泻利，便秘，便血，胁下疼痛，虚劳吐血，哮喘，头痛，失眠，惊悸，怔忡，脏躁，癫狂，痫证，惊风，产后血晕。

[配伍] 配百会、足三里、神门，治失眠、脏躁；配膻中、天突、丰隆，治哮喘；配梁丘、下巨虚，治急性胃肠炎；配肝俞、太冲、三阴交、公孙，治胃溃疡、十二指肠球部溃疡；配气海、足三里、内关、百会，治胃下垂。

[按摩方法] 拇指或示指指腹按揉，约 1 ~ 2 分钟。

[艾灸方法] 艾炷灸 5 ~ 10 壮，艾条灸 15 ~ 30 分钟。

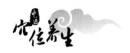
[穴位贴敷] 将制备好的穴位贴直接贴于穴位上，4~8 小时可取下，每日 1 次。

膻中

[定位] 在胸部，当前正中线上，平第 4 肋间，两乳头连线的中点（图 8-14-7）。

[快速取穴] 在胸部，由锁骨往下数第 4 肋间，平第 4 肋间，当前正中线上即是膻中。

[作用] 宽胸利气，降气通络。

[主治] 咳嗽，气喘，咯唾脓血，胸痹心痛，心悸，心烦，产妇少乳，噎膈，臌胀。

[配伍] 配曲池、合谷，治急性乳腺炎；配内关、三阴交、巨阙、心平、足三里，治冠心病急性心肌梗死；配中脘、气海，治呕吐反胃；配天突，治哮喘；灸膻中，配乳根、合谷、三阴交、少泽，治产后缺乳；配肺俞、丰隆、内关，治咳嗽痰喘；配厥阴俞、内关，治心悸、心烦、心痛。

[按摩方法] 拇指或示指指腹按揉，约 1~2 分钟。

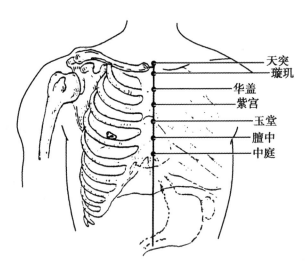

图 8-14-7　膻中

[艾灸方法] 艾炷灸 5～7 壮，艾条灸 10～20 分钟。

[穴位贴敷] 将制备好的穴位贴直接贴于穴位上，4～8 小时可取下，每日 1 次。

天突

[定位] 在颈部，当前正中线上胸骨上窝中央上（图 8-14-8）。

[快速取穴] 仰卧，由喉结直下可摸到一凹窝，中央处即是天突。

[作用] 宽胸理气，降痰宣肺。

[主治] 咳嗽，哮喘，胸中气逆，咯唾脓血，咽喉肿痛，舌下急，突然失音，噎膈，咽喉异物感。

[配伍] 配定喘、鱼际，治哮喘、咳嗽；配膻中、列缺，治外感咳嗽；配内关、中脘，治呃逆；配廉泉、涌泉，治暴喑；配丰隆，治梅核气；配少商，治咽喉肿痛；配气舍、合谷，治地方性甲状腺肿大。

[按摩方法] 拇指或示指指腹按揉，约 1～2 分钟。

[艾灸方法] 艾炷灸 3～5 壮，艾条灸 5～10 分钟。

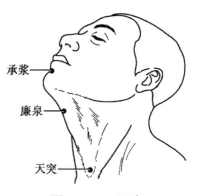

图 8-14-8 天突

第十五节 ◇ 耳部穴位

耳穴在耳上的分布，状似一个倒置在子宫内的胎儿，头朝下，足朝上，横膈居中（图 8-15-1）。

对相关耳穴进行有效刺激，可以对一些急慢性疾病起到治疗或辅助治疗作用。按摩耳穴，可补肾强身、扶正固本、提高免疫功能和抗病能力，起到预防作用。另外，按摩耳穴总体上可以调节机体各项代谢功能、调节内分泌系统、调节自主神经功能，以及调整脏腑功能、调节阴阳平衡及气血平衡，从而达到使人健康的目的。

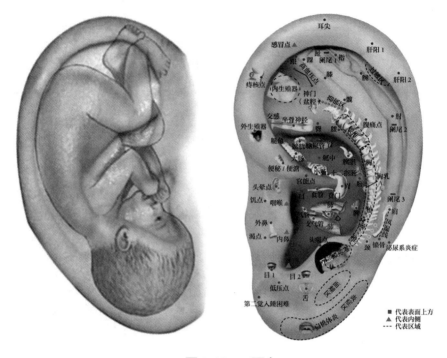

图 8-15-1　耳穴

具体各耳穴分布如图 8-15-2 所示。

1. **耳垂**　相当于颜面，包括牙、舌、颌、眼、内耳、面等穴。

2. **对耳屏**　相当于头颅，包括枕、皮质下、缘中等穴。

3. **耳屏**　相当于鼻咽，有咽喉、内鼻、外鼻等穴。

4. **耳甲腔**　相当于胸腔，包括心、肺、气管等穴

5. **耳轮脚**　相当于横膈，主要有耳中等穴。

6. **耳甲艇**　相当于腹腔，包括肝、胰、胆、肾、膀胱、艇角、输尿管、艇中等穴。

7. **耳轮脚周围**　相当于消化道，包括口、食管、贲门、胃、十二指肠、小肠、阑尾、大肠等穴。

8. **三角窝** 相当于盆腔，包括内生殖器、盆腔等穴。

9. **耳轮** 相当于肌窍，包括直肠、尿道、外生殖器、肛门等穴。

10. **耳舟** 相当于上肢，包括指、腕、肘、肩、锁骨等穴。

11. **对耳轮体** 相当于脊椎及躯干，包括颈椎、胸椎、腰骶椎、胸、腹等穴。

12. **对耳轮上脚** 相当于下肢，包括趾、跟、踝、膝、髋等穴。

13. **对耳轮下脚** 相当于臀、坐骨神经等穴。

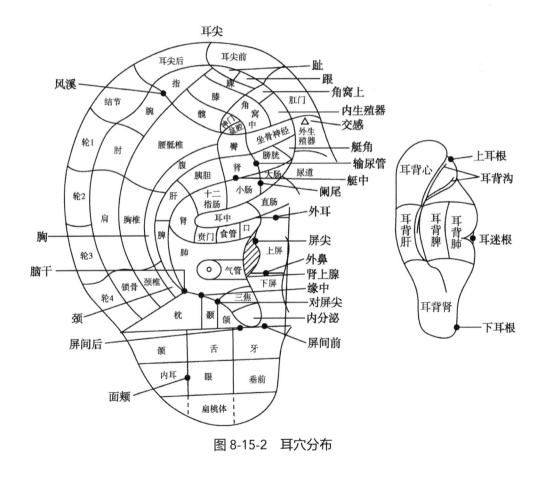

图 8-15-2 耳穴分布

以下是一些具体的耳部穴位：

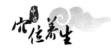

神经官能点

[定位] 耳轮脚起始部凹陷处。

[主治] 各种神经症。

神经丛点

[定位] 耳轮脚中段小凸起处。

[主治] 胃痉挛、胃溃疡。

降压点

[定位] 角窝上，对耳轮上脚末端下缘。

[主治] 高血压、头昏。

耳背沟（降压沟）

[定位] 对耳轮上、下脚及对耳轮主干在耳背面呈"Y"字形凹沟部。

[主治] 高血压、皮肤瘙痒症等。

耳背心

[定位] 耳背上部。

[主治] 心悸、失眠、多梦。

耳背脾

[定位] 耳轮脚消失处的耳背部。

[主治] 胃痛、消化不良、食欲不振。

耳背肝

[定位] 在耳背脾的耳轮侧。

[主治] 胆囊炎、胆石症、胁痛。

耳背肺

[定位] 在耳背脾的耳根侧。

[主治] 咳喘、皮肤瘙痒症等。

耳背肾

[定位] 在耳背下部。

[主治] 头晕、头痛、神经衰弱等。

下耳根

[定位] 耳根最下缘。

[主治] 低血压。

心

[定位] 耳甲腔中央。

[主治] 心动过速、心律不齐、心绞痛、无脉症、神经衰弱、癔病、口舌生疮等。

肺

[定位] 耳甲腔中央周围。

[主治] 咳喘、胸闷、声音嘶哑、痤疮、皮肤瘙痒症、荨麻疹、扁平疣、便秘、戒断综合征。

气管

[定位] 在耳甲腔内，外耳道口与心穴之间。

[主治] 咳喘等。

脾

[定位] 耳甲腔的后上方。

[主治] 腹胀、腹泻、便秘、食欲不振、功能失调性子宫出血、白带过多、内耳眩晕等。

内分泌

[定位] 耳甲腔底部屏间切迹内。

[主治] 痛经、月经不调、围绝经期综合征、痤疮、间日疟等。

胃

[定位] 耳轮脚消失处。

[主治] 胃痉挛、胃炎、胃溃疡、失眠、牙痛、消化不良等。

肝

[定位] 在耳甲艇的后下部。

[主治] 胁痛、眩晕、经前期紧张症、月经不调、围绝经期综合征、高血压、假性近视、单纯性青光眼等。

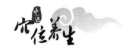

胰胆

[定位] 肝肾两穴之间。

[主治] 胆囊炎、胆石症、胆道蛔虫病、偏头痛、带状疱疹、中耳炎、耳鸣、听力减退、急性胰腺炎等。

肾

[定位] 对耳轮上、下脚分叉处下方。

[主治] 腰痛、耳鸣、神经衰弱、肾盂肾炎、哮喘、遗尿、月经不调、遗精、早泄等。

目 1

[定位] 耳垂正面，屏间切迹前下方。

[主治] 假性近视。

目 2

[定位] 耳垂正面，屏间切迹后下方。

[主治] 假性近视。

耳穴按摩操作方法：以指尖或探捧点压穴位，用较强的刺激量使穴区有酸、胀、痛、麻感。

第九章
常见疾病的穴位养生

第一节 ◇ 视疲劳的穴位养生

美国俄亥俄州立大学研究人员发现，超过 90% 的电脑用户存在视疲劳，并且随使用时间延长而加重。日本研究者调查了 25 000 名每天使用电脑超过 5 小时的成年人，并追踪随访 3 年后发现，50%～90% 的被调查者存在严重的电脑视觉综合征。北京市劳动卫生职业病防治研究所最近的调查也显示，视屏工作者中 60% 的人感觉视疲劳、视力下降。很多现代都市白领一族整天坐在电脑前工作、宅男宅女们沉溺网络游戏甚至通宵达旦等，都会引起用眼疲劳。视疲劳是由于长时间用眼不当，如高度紧张地近距离工作，注视目标闪烁、目标亮度过高或过低、用眼过度等之后导致的，会出现视物模糊、眼胀、干涩、流泪、眼眶酸痛等眼部症状，严重时会发展为头痛、眩晕、乏力等全身不适的一种综合征。

一、病因病机

不合理和过度用眼是导致视疲劳的诱因。此病的成因又与自身健康状况和环境因素密不可分。

1. 若近视、远视、散光或斜视等屈光不正没有得到正确矫正，虽然年轻的时候由于眼睛状态非常好，视疲劳症状不会那么明显，但随着年龄的增加相应问题就会暴露出来，尤其是远视和散光更容易造成视疲劳。

2. 随着年龄增长，人的视功能开始出现减退，眼睛内外的肌肉力量也都开始减弱，出现近距离阅读障碍的"老花眼"，眼周肌肉松弛、泪点外翻等造成的流泪，而与泪液分泌相关的功能减

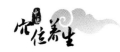

弱造成的干眼等一系列问题也会随之而来。

3. 冬季空气湿度低，尤其在东北地区，由于供暖导致室内空气格外干燥，使得泪液蒸发过快；有些中老年人怕开灯费电，总在昏暗环境下用眼；过度使用消毒剂也会造成眼睛出现问题。

4. 一些全身性疾病也会引起视疲劳，如糖尿病、高血压、甲状腺功能亢进症（简称甲亢）等。

《眼科全书》中有关视疲劳的诊断要点为：①久视后眼胀、头额痛、眼眶胀痛等诸症，休息后可以缓解或消失；②有远视、近视、老花眼等表现；③眼压不高，视野正常。

视疲劳的中医病机不离乎以肝肾阴虚、脾胃虚弱、气滞血瘀为基础，而过用目力、劳心伤神则是其发病诱因。

二、治疗原则

治疗时应辨清标本虚实，在补益肝肾、脾胃的同时，对于肝郁、血瘀、肝火等因素分别给予疏肝理气、活血化瘀和清肝泻火调治。

三、辨证分型

1. **肝肾不足证**　视物昏花，久视更甚，眼目干涩、酸痛，休息后好转；全身可见头晕耳鸣，腰膝酸软，失眠健忘。舌淡苔薄，脉细弱。

2. **脾气虚弱证**　视久昏花，双目困乏干涩，睑重欲闭，眼位偏斜，休息后症状可以缓解；全身可见头晕纳差，面白神疲，脘腹胀满。舌淡苔白、边有齿痕，脉细弱无力。

3. **肝郁气滞证**　平素不耐久视，视久则目珠微胀，干涩畏光，眼眶、鼻棱骨痛，休息后症状缓解；全身可见情志不舒，心烦欲吐，口干口苦，胸胁胀痛。舌红苔黄，脉弦细。

4. **心血亏虚证**　视物昏花，久视更甚，眼目干涩、酸痛，休息后好转；全身可见心悸头晕，多梦健忘，倦怠便干，面色淡白或微黄。唇舌色淡，苔白，脉细。

5. 气滞血瘀证 不耐久视，视久则眼胀目涩，眼眶、眉棱骨痛，休息后症状缓解；全身可见头痛烦闷，胸胁胀痛。舌紫暗红或有瘀斑，苔薄黄，脉弦涩。

6. 肝胆火炽证 久视后眼胀目赤，干涩酸痛，眼眶及前额骨赤痛，休息后缓解；全身可见头痛胁痛，烦躁易怒，口苦咽干，溺黄。舌红苔黄腻，脉弦数。

四、重点穴位

1. 风池 风池属足少阳胆经，位于项部，当枕骨之下，与风府相平，胸锁乳突肌与斜方肌上端凹陷处。风池具有清头明目、祛风解表、通利空窍的作用，主治各种眼疾。现代医学认为，风池可调整颈上交感神经和睫状神经节、蝶腭神经节功能，从而调整视神经、动眼神经、滑车神经、三叉神经、展神经的支配作用，改善眼功能；同时调整椎动脉、眼动脉血流量，改善眼部循环。

2. 承泣 承泣属足阳明胃经，位于面部，瞳孔直下，当眼球与眶下缘之间。承泣有散风清热、明目止泪、祛风疏邪的作用。坚持按揉承泣，能疏通经络，减轻眼肌紧张和疲劳，改善眼的调节功能，故能达到防治多种眼疾的功效。

3. 睛明 睛明为足太阳膀胱经第一穴，位于面部，目内眦角稍上方凹陷处。睛明具有明目泄热、祛风通络作用，是缓解眼睛疲劳、预防近视的第一要穴。

4. 光明 光明属足少阳胆经，位于小腿外侧，当外踝尖上5寸，腓骨前缘。光明具有疏肝明目、清热泻火、活络消肿功效，对目病尤有效，是中医上病下治的一个典型穴位的代表。

5. 翳明 翳明是经外奇穴（图9-1-1），在项部，翳风后1寸（翳风：在耳垂后方，当乳突与下颌角之间凹陷处）。翳明有明目聪耳、宁心安神功效，以及缓解近视、远视等作用。本穴的功效

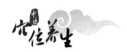

不仅仅局限于眼部疾患，还可以明显改善头痛、精神疾患等病情。

五、治疗方法

1. 眼周穴位按摩

取穴：承泣、睛明。

操作方法：①每天晨起坚持做眼部保健按摩，用示指指腹按摩承泣36次，使之有酸胀感即可。②每隔2小时按揉1次睛明，

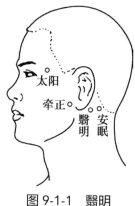

图 9-1-1　翳明

对放松眼部大有裨益。按揉方法有两种：第一种，端正坐姿，将右手拇指与示指分别放于左右侧睛明，两指指尖同时以画圈的方式由外上向内下按揉；第二种，端正坐姿，双手拇指放于睛明，其余四指轻放于额头，拇指指尖由外下向内上画圈按揉。以上两种均每次按揉1~3分钟，力度柔和、均匀、和缓。

注意事项：承泣和睛明都靠近眼睛，局部皮肤薄。因此，按揉时要注意修剪指甲，动作轻柔，避免局部损伤。同时，一定要注意手部卫生清洁，避免污染眼睛，引起不适和感染。

2. 眼外穴位按摩

取穴：风池、光明、翳明。

操作方法：①每工作2小时做1次风池按摩。闭眼，以上穴位分别用示指或中指指腹以中等力度绕圈按摩，每个穴位按摩30下，双侧同时进行。每天早晚各按揉10~20次，以感到酸、麻、胀为度。②用示指或中指指腹按在光明处，然后以穴位为中心保持一定力度进行旋转按揉，每次按揉5~10分钟。③将示指、中指并拢，用两指指尖点揉翳明100次，具有明目安神功效，每天坚持按揉可以预防、治疗眼部疾患。

3. 穴位灸法

主穴：光明、翳明。

配穴：心脾两虚型，配伍心俞、脾俞、足三里、神门；肝肾

阴虚型，配伍肝俞、肾俞、太溪、照海。

操作方法：①温和灸法：将点燃后的艾条对准光明、翳明，距离穴位处皮肤表面约 2～3cm，进行熏灸，以穴位处皮肤感觉温和但无灼痛感为宜，每次艾灸 10～15 分钟。②雀啄灸法：将点燃的艾条对准光明，采用一起一落、忽近忽远的方式进行施灸，一般每次艾灸 10～15 分钟左右，以皮肤温热潮红为度。

适用范围：尤其适用于虚证的视疲劳。

4. 眼部运动 顺时针转动眼球 5 圈后再逆时针转动眼球 5 圈；选择远处 3m 外的注视目标，近处 40～50cm 处的注视目标，远近交替注视 10 次（过程中要保证目标清晰后再切换）；用力眨眼 10 次；清洁双手，互搓手心至热后敷在眼睛上 30 秒。可根据自己眼睛的耐受程度每天做 3～5 组，可有效缓解视疲劳。

六、生活贴士

1. 定闹钟提醒休息眼睛 针对长时间近距离用眼者，最好在每小时的紧张工作后放松 5 分钟（远眺最佳）。休息时，可以站起身，来回走，伸展四肢，活动肩部和颈部。如无法实现，也要尽力坚守"20 原则"——每 20 分钟，眺望远方 20 秒，以放松眼内负责调节焦距的肌肉（睫状肌）。多眨眼，搓热手心、热敷双眼，做眼保健操的全部或部分动作，均可有效缓解轻微视疲劳。

2. 调整电子屏幕的位置 显示器应放置在正前方，不高也不低，距离应当保持在 50～70cm。显示屏的中心应在眼睛下方 10°～15° 的位置。调整座椅的高度，使双臂在打字时与地面平行。双足平放在地面上，挺直颈背部，保持两肩水平。

3. 养成良好的生活习惯 要保证睡眠充足、不熬夜，并做适当运动，建议多进行球类活动，如打乒乓球、打羽毛球、踢足球、打高尔夫球等。当眼球追随目标时，睫状肌会不断地放松与收缩，并与眼外肌协同作用，提高眼部血液灌注量，促进眼部新陈代谢，从而缓解眼部疲劳。

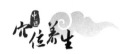

4. 参加户外活动 适当的户外活动可以预防近视。在空旷、通风、人员不密集的地方进行户外活动，可以有效防控近视。

第二节 ◇ 头晕头痛的穴位养生

头晕以感觉身体本身或所视外物旋转、站立不稳为特征，若出现眼前发黑或视物不清，则称目眩。头痛是以自觉头部疼痛为主症的病证，可见于各科急慢性疾病。

一、病因病机

头晕、头痛的原因比较多，要根据患者的年龄、起病状态、持续时间、伴随症状等确定病因。如脑部病变、生活习惯不良、颈椎病变、血压升高、贫血等所致头晕、头痛，可在明确病因后采取相应处理方式。

脑部病变：以中老年人多见，患有高血压、高血糖，有吸烟、饮酒史，存在脑血管动脉硬化、脑部血流速度减慢，从而影响脑供血不足、脑组织缺血缺氧，引起头痛、头晕。此外，脑部受到撞击、二氧化碳中毒也可引起头痛、头晕。

颈椎病变：长时间玩手机、看电脑，保持不当坐姿，可引起颈椎退行性病变或颈椎间盘突出等，若病变压迫到局部神经、血管，可引起头晕、头痛。

生活习惯不良：如饮酒过多、饮用咖啡、饮用浓茶、熬夜、睡眠不足、过于劳累、紧张等诱发前庭性偏头痛的发作，导致头晕、头痛。

中医学认为，内伤诸不足，精血无以上荣于脑，或瘀滞、痰浊壅阻不通，或情志不遂、肝阳上扰，均可引起头晕、头痛，且内伤以肝、脾、肾三脏病变为多。若感受外来之邪，以风寒、风热、湿邪3种为常见，也均可引起头晕、头痛。还有，外伤跌仆，以及久病气滞、血瘀，头部经络被阻，所谓"久病入络"，也导致头晕、头痛。

二、治疗原则

补虚而泻实，调整阴阳。虚证以肾精亏虚、气血衰少居多，精虚者填精生髓、滋补肝肾，气血虚者宜益气养血、调补脾肾；实证则以潜阳、泻火、化痰、逐瘀为主要治法。

三、辨证分型

1. **肝阳上亢证**　头晕耳鸣，头目胀痛，口苦，失眠多梦，每因烦劳或恼怒而加剧，颜面潮红，急躁易怒，舌红少苔，苔黄，脉弦细。

2. **痰湿中阻证**　头晕，头痛昏蒙，伴视物旋转，胸闷恶心，呕吐痰涎，纳差嗜睡，舌苔白腻，脉濡缓或濡滑。

3. **瘀血阻窍证**　头晕头痛，痛处固定不移，或有头部外伤史，面唇紫暗，舌暗有瘀斑，脉涩。

4. **气血亏虚证**　头晕头痛每于劳累后加剧，隐隐作痛，面色发白，神疲乏力，少气懒言，唇甲无光泽，舌淡苔薄白，脉细弱。

5. **肾精不足证**　头痛且空，头晕耳鸣，腰膝酸软，舌红少苔，脉细无力。

四、重点穴位

1. **百会**　百会位于头部，当前发际正中直上 5 寸，或头顶正中线与两耳尖连线的交点处。在人体的 12 条经络中有 6 条都汇集于此。"百"者，多也；"会"者，交会之处也。百会具有祛风潜阳、补髓益血、升清降浊功效。对百会进行适当的穴位操作，可以调动人体气血上充于脑。百会为治疗头晕头痛的要穴。

2. **风池**　风池属足少阳胆经，位于项部，当枕骨之下，与风府相平，胸锁乳突肌与斜方肌上端之间凹陷处；有平肝息风、通络止痛（晕）的作用。现代相关研究显示，对风池进行穴位操作，能够改善血液循环、调节体液代谢、影响镇痛机制等。根据腧穴近治作用，风池可调节头部气血而止痛（晕）。

3. 合谷　合谷是手阳明大肠经原穴，位于手背第1、2掌骨间，当第2掌骨桡侧中点处。合谷具有醒脑开窍、镇惊安神、活血行气、调畅气机之功，擅长治疗头面五官类疾病。中医学和西医学都认为合谷对缺血脑组织有一定保护作用，可提高大脑神经的兴奋性，调和大脑气血。

4. 太冲　太冲为足厥阴肝经原穴，位于足背侧，当第1、2趾骨结合部之前凹陷处。该穴能通经活络、理气行血、养血柔肝、调补肝肾。研究发现，太冲有明显降压作用，与内分泌、神经系统的调节调控等有关。

5. 天柱　天柱属足太阳膀胱经，位于项部，大筋（斜方肌）外缘之后发际凹陷中，约当后发际线正中旁开1.3寸。此穴位对于颈椎病引起的头晕和感冒后引起的头痛疗效最佳。

五、治疗方法

主穴：百会、风池、太冲、内关。

配穴：肝阳上亢，配伍行间、侠溪、太溪；痰湿中阻，配伍中脘、丰隆、阴陵泉、头维；气血两虚，配伍气海、脾俞、胃俞；肾精不足，配伍悬钟、三阴交、志室、太溪等。

操作方法：

1. 穴位按摩　百会一般可以选用指按法、指揉法和叩击法。指按法用拇指指端按压在百会上，由轻到重，用力深压；指揉法以拇指或中指指腹或指间关节附于百会上，先由轻渐重地按3～5下，然后再向左、向右各旋转揉动；叩击法以一手握空心拳轻轻叩击百会，一般20次左右。

2. 穴位灸法　对于百会，一般可选用温和灸、雀啄灸和回旋灸。温和灸将艾条一端点燃，对准百会，距离2～4cm进行施灸；

雀啄灸将点燃艾条对准百会，距离不固定，像麻雀啄食样一上一下移动施灸；回旋灸将点燃艾条对准百会，不停地回旋画圈施灸。艾灸时需注意不要烧灼到头发，以局部有温热感而无灼痛为度，一般灸 15～20 分钟，每日 1～2 次。尤其适用于虚性头晕头痛。

3. 刮痧疗法 用水牛角刮痧梳子以面刮法按侧头部 - 头顶部 - 后头部的顺序刮拭全头。刮痧时每条经络都不要落下，刮拭可以按照头部经络循行进行，注意寻找有疼痛感觉的区域，对阳性反应区域要重点刮拭，可使疼痛减轻。

4. 拔罐疗法 在背部督脉及足太阳膀胱经内侧循行线采用走罐法。每日或隔日 1 次，3 次为 1 个疗程。

5. 穴位叩击 用手掌轻轻叩击百会，每次 10 下，同时要保持心情舒畅，解除烦恼，消除思想顾虑。百会为诸阳之会，轻轻叩击可以起到活血通络作用；当外感风寒出现头痛或休息不好、失眠引起头部胀痛时，可用此方法缓解。

六、生活贴士

1. 如有内耳病变，可因头位改变影响前庭系统功能而诱发眩晕，应卧床休息，闭目养神，尽量避免头颈左右前后转动，少做或不做旋转、弯腰等动作，以免诱发或加重病情。

2. 患有颈椎病者，颈部转动或仰俯时，可使椎动脉受压而影响脑部血液循环，使脑供血不足而诱发头晕。眩晕发作时，重症者要密切注意血压、呼吸、神志、脉搏等情况，以便及时处理。

3. 应胸怀宽广，精神乐观，心情舒畅，保证充足睡眠，注意劳逸结合。饮食以清淡易消化为宜，多吃蔬菜、水果，忌烟酒和油腻、辛辣之品，少食海鲜、荤腥发物。

4. 头晕头痛时的紧急处理

（1）以最舒适的姿势躺下休息，松解身上衣物。

（2）调暗室内光线，使身心放松。

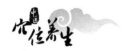

（3）若有发热，予以冰敷。

第三节 ◇ 白发脱发的穴位养生

据报道，目前全球有大约 20 亿白发脱发人群，国内白发脱发人数超过 4 亿。白发脱发现象较 20 年前增长了 10 倍以上。脱发简单分成两类，分别是生理性脱发和非生理性脱发。生理性脱发每日脱发量通常在 50 ~ 60 根，一般是自然的生理状况。即便脱发较多，也通常是在特殊时期，如产后、婴儿时期，特殊时期过后通常就恢复正常。非生理性脱发通常是由于病理性原因引发的大量毛发脱落，一般每天脱落 100 根以上的头发。当我们每日脱发超过 100 根时，就应严肃对待脱发问题了。白发是指部分或全部头发变白，与遗传因素、毛囊色素干细胞活性失常、维生素及矿物质缺乏、药物因素等有关，也是一些系统性疾病的部分表现。

一、病因病机

近年来，许多人因熬夜、加班压力大、饮食结构不合理等因素，头发早白、稀疏，头部出现"飞机场"、M 型发际线，以及发际线越来越高的情况，影响容颜。中医主要根据脏腑气血辨证探讨其机制。发为"血之余""肾之华"，与肾、肝、脾胃都有密切关系。肝藏血，肝血充足，则头发得到滋养；脾主运化，输布水谷精微于毛发；肾气充足是头发健康的根本。头发早白、枯槁无华或脱发，与肝肾不足、血虚精亏、肝胆火旺或脾胃失调等几种常见的中医病机有关。现代医学目前尚无特效药物。

二、治疗原则

中医素有"发为血之余"之说，而"中焦受气取汁，变化而赤，是谓血"；《素问·六节藏象论》云："肾……其华在发。"

肾为先天之本，藏五脏六腑之精华，脾为后天之本，主运化水谷精微，若脾肾功能健全，则充精化气生血，毛发得以滋养，生长旺盛。因此，白发、脱发的治疗，重在脾肾。治疗时应辨清标本虚实。

三、辨证分型

1. 肝肾亏虚证 多为先天禀赋不足，白发多从少年开始，常有家族史。或大病久病之后，元气大伤，脏腑虚竭，头发花白渐至全白，兼有稀疏脱落，纤细无光泽，或脆弱易断；伴头晕眼花、耳鸣耳聋，腰膝酸软，不任劳作，舌质淡红，苔白薄，脉沉细弱。

2. 营血虚热证 以青少年多见，表现为头发花白、干燥，有白屑脱落、痒感，伴五心烦热、心悸失眠、多梦、口干舌燥，舌红苔少，脉细数。

3. 气滞血瘀证 表现为短时间内头发大量变白，病前多有精神刺激因素，伴有胸胁满闷胀痛，心烦易怒，善太息，舌质暗或有瘀点，脉弦涩。

4. 痰湿内阻证 首见散在脱发，伴头晕目眩，腹胀呕恶，口淡不渴，食欲不振，大便不爽，体形较胖；女子则月经先后无定期，带下清稀或色黄；舌苔厚腻，脉弦滑。

四、重点穴位

四神聪 位于头顶部，百会前后左右各旁开1寸处，共由4个穴位组成。四神聪原名神聪，因共有四穴，故又名四神聪。四神聪有醒神益智、助眠安神、消除疲劳、强健精神的养生功效。

五、治疗方法

1. 分部位头部按摩

（1）头顶：与厥阴肝经、督脉有关。

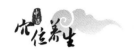

选取穴位：百会、四神聪、三阴交、太冲。

穴位操作：行指揉或指按法，用拇指指腹对上述穴位进行按揉或按压，每穴20下，以自觉酸胀为度，每日2～3次。

（2）前额：与阳明经和脾胃有关。

选取穴位：足三里、合谷、神庭、头维。

穴位操作：行指揉或指按法，用拇指指腹对上述穴位进行按揉或按压，每穴20下，以自觉酸胀为度，每日2～3次。

（3）两鬓：与少阳胆经有关。

选取穴位：率谷、阳陵泉、中渚。

穴位操作：行指揉或指按法，用拇指指腹对上述穴位进行按揉或按压，每穴20下，以自觉酸胀为度，每日2～3次。

（4）枕部：与膀胱经有关，与肾联系密切。

选取穴位：肾俞、太溪、风池。

操作方法：行指揉法，用拇指指腹对上述穴位进行按揉，每穴20下，以自觉酸胀为度，每日2～3次。

2. 头部推压法　将双手指并拢，从前额正中发际处开始，用手指尖在头皮上自前向后轻轻地来回交错揉动，好似洗头搓发一样自前向后揉动。这样做，可以促进头皮血液循环，疏通经络，宣畅气血，从而起到活血化瘀、祛邪生新之功，使头皮血流丰富，头发再生。

3. 艾灸疗法

选取穴位：四神聪、百会、率谷。

操作方法：用艾条进行悬灸，让施灸部位出现酸、胀、麻、痛等感觉。用艾条在1～2个部位进行回旋、往返、雀啄等艾灸操作。

六、生活贴士

1. 巧妙判断脱发类型　非生理性脱发的表现通常是每天头发脱落超过100根，这也是判断脱发类型的依据。下面介绍3种简单判断方法。

（1）发际线明显后移或头皮上有大块头发脱落（鬼剃头、斑秃）。

（2）伸出拇指、示指、中指 3 根手指，以中等力度捏起一束头发根部，沿着头发生长方向缓慢外拉。正常情况下有 2～5 根寿命即将耗尽的头发可以被拉出。此项测试前一天最好不要洗头，且拉拽头发时不要过于用力。

（3）将 5 根手指插入发根处并拢，沿着头发生长的方向缓慢拉出。只要脱发不多于 10 根都可以视作正常现象。

2. 缓解脱发有方法

（1）选用具有育发（防脱）功效的洗护产品。

（2）保持心情愉悦：据统计，很多脱发者在发生脱发时都处在巨大精神压力下。精神压力被认为是除遗传因素外引发斑秃的主要因素。

（3）保护头皮屏障功能：日常生活中应尽量保护敏感的头皮和脆弱的发丝。不要用力拉扯头发、抓挠头皮，不要长时间大力束缚头发。尽量不使用塑料梳子，因为塑料梳子梳头所产生的静电会刺激毛囊。在挑选洗护产品时，尽量不要选择过于强效的洗护产品，因为过度清洁可导致皮脂膜受损，从而刺激头皮毛囊引起脱发。

（4）合理补充营养：建议均衡饮食，合理摄入蛋白质和微量元素，保证营养充足，多食新鲜蔬菜水果、动物肝、木耳、海带、大豆、芝麻酱等。

第四节 ◇ 过敏性鼻炎的穴位养生

过敏性鼻炎又称变应性鼻炎，是一种机体接触过敏原后产生的由免疫球蛋白 E（IgE）介导的慢性炎性疾病，以鼻塞、鼻痒、喷嚏、流清水样鼻涕为主要临床表现，常伴有眼痒、咽痒、皮

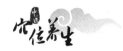

疹、哮喘等症状。近年来，伴随着环境污染及气候变化，国内过敏性鼻炎发病率逐年递增，严重影响患者生活质量。

一、病因病机

过敏性鼻炎的发病机制是易感机体接触致敏原后，由 IgE 介导的鼻黏膜发生慢性炎症反应。本病除了过敏原的影响，还与家族遗传、空气污染、神经和精神、社会经济等因素有关。过敏性鼻炎属中医"鼻鼽"范畴，外因多为风、寒、热、燥等异邪之气侵袭肺卫鼻窍，内因多由个人禀赋不足和情志失常引起脏腑功能失调。过敏性鼻炎的病机以肺、脾、肾三脏虚损为主，阴阳失衡，气机紊乱，功能失调。肺气的充实，有赖于脾气的输布，脾气虚则肺气虚。而气之根在肾，肾虚则摄纳无权，气不归原，阳气易于耗散，风邪得以内侵致病。《素问·宣明五气》说："肾为欠、为嚏。"过敏性鼻炎的表现主要在肺，但其病理变化与脾肾有一定关系，且其本在脾肾。

二、治疗原则

治疗当以扶正为主，且遵循"治未病"原则。中医治疗过敏性鼻炎注重预防为主，体质辨识以肺虚、脾虚、肾虚多见。肺虚者以益气固表为主，补气不可壅堵；脾虚者以健脾助运为主，用药不宜滋腻，以防碍脾恋湿；肾虚者以温补肾阳为主，且温补不宜温燥。

三、辨证分型

1. 肺虚感寒证 发作性鼻痒、喷嚏连作，清涕量多，鼻塞，肺气虚弱，易感外邪，嗅觉减退，鼻黏膜色淡、肿胀，语声低，易感冒，经常咳嗽，舌淡红，苔薄白，脉细弱。

2. 脾虚湿困证 发作性鼻痒、喷嚏连作，清涕量多，鼻塞，肺气虚弱，易感外邪，嗅觉减退，鼻黏膜色淡、肿胀，食少、便溏、倦怠乏力，舌淡红或胖大、边有齿痕，苔薄白，脉细弱。

3. 肾阳不足证　发作性鼻痒、喷嚏连作，清涕量多，鼻塞，肺气虚弱，易感外邪，嗅觉减退，鼻黏膜色淡、肿胀，畏寒、肢冷、腰膝酸软，舌淡苔白，脉细沉。

4. 肺寒饮犯证　发作时鼻塞鼻痒、喷嚏频作、清涕量多，遇寒加剧，鼻黏膜淡红、肿胀，恶寒恶风，舌淡苔薄白，脉紧。属风邪或风寒束肺，致营卫失调，引动伏饮。

5. 肺经伏热证　发作性鼻痒，喷嚏连作，清涕量多或为黏稠涕，鼻塞，嗅觉减退，鼻黏膜偏红伴肿胀，口干，舌红，苔薄白或薄黄，脉数。

四、重点穴位

1. 迎香　迎香是手阳明大肠经穴位。从穴位名即可得知，该穴与嗅觉功能息息相关。该穴位于鼻翼外缘中点旁，当鼻唇沟中（图 9-4-1）。迎香可以促进鼻周围的血液循环，使气血畅通，这样外邪就不容易侵入机体，从而达到提高机体免疫力、预防感冒和缓解症状的目的。迎香位于鼻旁，经脉之气直接通于鼻窍，所以其疏通鼻部经络、通利鼻窍的作用极强，是治疗各种鼻部疾病的要穴。

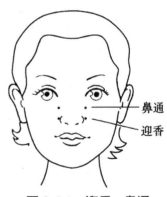

图 9-4-1　迎香、鼻通

2. 鼻通　鼻通又称"上迎香"，位于手阳明大肠经迎香的上方，在面部，当鼻翼软骨与鼻甲交界的黏膜处（图 9-4-1）。鼻通具有清利鼻窍、通络止痛功效。

3. 通天　通天属于足太阳膀胱经，位于头部，当前发际正中直上

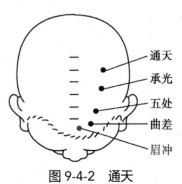

图 9-4-2　通天

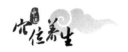

4寸，旁开 1.5 寸处（图 9-4-2）。中医认为，足太阳膀胱经的头顶部穴位都有清泻郁热、开通上窍、迎香明目之功效，可治疗眼、鼻等上窍病变。通天是临床治疗鼻部疾病常用的穴位，可治疗感冒、鼻炎、鼻窦炎、鼻甲肥大、嗅神经病变等引起的嗅觉失灵。

五、治疗方法

1. 艾灸疗法

主穴：印堂、迎香、合谷、列缺、通天。

配穴：肺气虚寒，可加用足三里、肺俞、大椎、风门；脾气虚弱，可加用脾俞、足三里；肾阳亏虚，加关元、命门、肾俞。

操作方法：将艾条点燃，在迎香、印堂、大椎、肺俞、足三里缓慢地移动温和灸，以局部感到温热为止，时间约 30 分钟。

适用范围：适用于体质虚弱、无明显热象者。

注意事项：热象明显者不用本法治疗。

2. 鼻部保健操

主穴：印堂、鼻通、迎香。

配穴：肺经风热，配伍少商、尺泽；胆腑郁热，配伍侠溪、阳陵泉、行间；湿热阻窍，配伍阴陵泉、曲池、内庭等。

操作方法：①按摩印堂：用拇指或示指或中指的指腹点按印堂（两眉间），用力加压 3 秒，反复 36 次。②按摩鼻通：用两手的中指或示指点按鼻通（鼻根两侧，眼内眦下 0.5 寸处），力度应适中，反复 36 次。③按揉迎香：晨起洗鼻后用示指按揉迎香 66 次，以将双侧迎香处皮肤擦红擦热为度。④鼻外按摩：用两手的中指和示指夹住鼻根两侧，同时用力向下拉，由上至下连拉 12 次，令表里俱热。

适用范围：适用于各型鼻鼽。

注意事项：按摩过程中力度不能太轻，也不宜用力过度，以免损伤鼻周皮肤。

3. 耳穴贴压

取穴：内鼻、外鼻、交感、荨麻疹点、肾上腺。

操作方法：用王不留行贴压，隔日 1 次，两耳穴交替进行，每天按压 5 ~ 7 遍，以每次按压穴位处有胀痛且耳郭有灼热感为度，隔次换另一耳贴压。10 次为 1 个疗程，休息 2 天后进行第 2 个疗程，2 个疗程后观察疗效。

4. 穴位敷贴

取穴：大椎、风门、肺俞、肾俞、膏肓俞、志室。

操作方法：白芥子研末，与新鲜生姜榨汁调敷。每次选取 3 ~ 5 个穴位，轮换选用。成人一般贴敷 2 ~ 6 小时，10 天贴 1 次，5 次为 1 个疗程。

注意事项：若皮肤有过敏现象，应立即停止使用。

5. 穴位刮痧

取穴：大椎、风门、肺俞、肾俞、迎香、足三里。

操作方法：用刮痧器自背部肺俞、肾俞沿双侧膀胱经及督脉大椎进行疏经通络理筋。其他穴位，采取局部点按、刮拭各 10 ~ 30 次。

注意事项：上述操作以局部皮肤感觉温热、有酸胀舒适感为度。

六、生活贴士

1. 健康宣教，杜绝过敏原　对于季节性过敏性鼻炎，发病季节在家关好门窗，尽量减少出门，若需出门应配戴口罩。尽量避免过敏原，这是最根本的预防措施。

2. 户外运动，增强体质　气候变暖，阳光充足时，最适合户外活动，可以选择爬山、慢跑、健步走、骑自行车等适合自身的体育活动，适当进行体育锻炼，可增强身体免疫力、呼吸道防御能力，预防过敏性鼻炎。

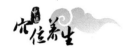

3. 室内整洁，空气清新　要经常开窗通风，保持室内适宜的温度和湿度；床上用品要经常清洗、暴晒拍打，必要时需定期去皮屑灰尘、杀螨虫。

4. 顾护阳气，饮食调理　如少食用冰凉食品或较寒性食物，避免接触冷空气，加强自身锻炼以激发自身阳气，减少发病次数，或降低发作程度。

第五节 ◇ 睡眠障碍的穴位养生

睡眠障碍是睡眠量不正常及睡眠中出现异常行为的表现，也是睡眠和觉醒正常节律性交替紊乱的表现。睡眠障碍可由多种因素引起，常与躯体疾病有关，包括睡眠失调和异态睡眠。睡眠与人的健康息息相关。随着生活节奏的加快，很多人都患有睡眠方面的障碍或与睡眠相关的疾病，而成年人出现睡眠障碍的比例高达30%以上。轻者入睡困难，或寐而不酣，时寐时醒，或醒后不能再寐；重则彻夜不寐。

西医学中的神经症、围绝经期综合征、慢性消化不良、贫血、动脉粥样硬化等以不寐为主要临床表现时，均属本病范畴，可参照本病辨证论治。

一般而言，失眠是睡眠障碍中最容易引起大家关注的问题。我国存在失眠问题的人口占到我国总人口的35.5%左右，其中65岁以上老年人占到56.7%，而年轻人的睡眠问题也越来越严重。

一、病因病机

失眠又称不寐、不得卧、目不瞑，是以常常不能得到正常睡眠为特征的一类病证，主要表现为睡眠时间、深度的不足。失眠看似简单，实则病因很多。长期失眠多与心理因素相关。中医认为，失眠的病位主要在心，与肝、脾、肾关系密切。心主神明，思虑过度，操劳过多，以致气血虚弱，心神失养，或心脾两虚，多会出现失眠、多梦、易醒等，常伴有头晕目眩、神疲乏力、心悸气短等症状。或工作生活压力大，性情急躁易怒；或情志不畅，忧虑过多；或惊恐过度，心神不宁等，均可导致失眠。另外，不良的睡眠习惯及脾胃疾病也是造成失眠的一大原因。

二、治疗原则

治疗以补虚泻实、调整阴阳为原则。中医治疗睡眠障碍需要综合考虑个体的体质因素，体质辨识以肝气郁结、心脾两虚、脾肾阳虚居多，故以安眠定志为基本治法。肝火扰心宜清心泻肝，痰热扰心宜清热化痰，心脾两虚宜健脾益心，心肾不交宜交通心肾，心胆气虚宜益气镇惊。

三、辨证分型

1. 肝火扰心证 不寐多梦，甚则彻夜不眠，急躁易怒，伴头晕头胀，目赤耳鸣，口干而苦，不思饮食，便秘溲赤；舌红苔黄，脉弦而数。

2. 痰热扰心证 心烦不寐，胸闷脘痞，泛恶嗳气，伴头重，目眩；舌偏红，苔黄腻，脉滑数。

3. 心脾两虚证 不易入睡，多梦易醒，心悸健忘，神疲食少，伴头晕目眩，面色少华，四肢倦怠，腹胀便溏；舌淡苔薄，脉细无力。

4. 心肾不交证 心烦不寐，入睡困难，心悸多梦，伴头晕耳鸣，腰膝酸软，潮热盗汗，五心烦热，咽干少津，男子遗精，女子月经不调；舌红少苔，脉细数。

5. 心胆气虚证 虚烦不寐，胆怯心悸，遇事易惊，终日惕惕，伴气短自汗，倦怠乏力；舌淡，脉弦细。

四、重点穴位

1. **神门** 神门归手少阴心经，位于腕前区，腕掌侧远端横纹

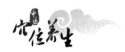

尺侧端，尺侧腕屈肌腱桡侧缘。此穴处于尺侧腕屈肌腱桡侧缘，深层为指深屈肌；有尺动脉通过；分布有前臂内侧皮神经，尺侧为尺神经。该穴位可以调节自律神经，补益心气，安定心神。有研究者针对住院的失眠冠心病患者采用按摩神门的方法来干预睡眠，结果发现按摩神门可以明显提高睡眠质量。

2. 涌泉　涌泉归足少阴肾经，位于足底，屈足卷趾时足心最凹陷处；约当足底第2、3趾蹼缘与足跟连线的前1/3与后2/3交点凹陷中。此穴周围有趾短屈肌腱、趾长屈肌腱、第2蚓状肌，深层为骨间肌；有来自胫前动脉的足底弓，分布有足底内侧神经分支。该穴位是足少阴肾经的常用腧穴之一，可以滋阴补水；用热的手心搓脚心，可以使水火交融，达到阴阳平衡。对涌泉艾灸配合穴位贴敷，对睡眠质量有很好的改善作用。

3. 百会　百会定位在头部，前发际正中直上5寸。此穴处于帽状腱膜中；有左右颞浅动、静脉及左右枕动、静脉吻合网；分布有枕大神经及额神经分支。百会在人体头顶正中线与双耳耳尖连线的相交处，与大脑联系紧密，是督脉之腧穴。可以用艾灸、按摩、刮痧等不同方式去刺激百会，可以达到清心健脑、行气活血、宁心安神的作用。

4. 足三里　足三里归足阳明胃经，定位在小腿外侧，犊鼻下3寸，胫骨前嵴外1横指处，犊鼻与解溪连线上。此穴处于胫骨前肌、趾长伸肌之间；有胫前动、静脉；为腓肠外侧皮神经及隐神经的皮支分布处，深层有腓深神经。足三里是强壮保健的要穴，可以调理脾胃，扶正培元，促进新陈代谢。有时候失眠和脾胃关系很大，正所谓胃不和则卧不安，可以选择常用的温灸法、按摩、穴位敷贴、刮痧等方式刺激本穴。

5. 内关　内关归手厥阴心包经，定位在前臂前区，腕掌侧远端横纹上2寸，掌长肌腱与桡侧腕屈肌腱之间。该穴位于桡侧腕屈肌腱与掌长肌腱之间，浅部有指浅屈肌，深部为指深屈肌；有前臂正中动、静脉，深部为前臂掌侧骨间动、静脉；分布有前臂内侧皮神经，其下为正中神经，深层有前臂掌侧骨间神经。该穴可以帮助人们较好地进入睡眠状态，可治疗失眠、舒缓压力、改善胸闷等身体状况，常用艾灸、按摩等方式来刺激。

6. **三阴交** 三阴交是足厥阴肝经、足太阴脾经和足少阴肾经的交会穴，故名"三阴交"。本穴位于小腿内侧，内踝尖上 3 寸，胫骨内侧缘后际。按揉或艾灸此穴可以调理肝脾肾三经，发挥健脾益血、调肝补肾、安神助眠作用。

7. **心俞** 心俞位于背部第 5 胸椎棘突下旁开 1.5 寸。按揉、艾灸此穴或在穴区拔罐都能发挥宁心安神功效，如在心俞所在膀胱经处进行游走罐，助眠效果更佳。

五、治疗方法

1. **耳穴贴压** 中医经络学说认为"十二经脉通于耳""耳为宗脉之聚"，耳与全身经络、脏腑有着密切关联，当机体某个部位出现病理变化时，在相应耳穴上都会有所反应。

取穴：皮质下、心、神门、肝、肾、脾、垂前、交感。

操作方法：受术者取端坐位，用 75% 乙醇溶液消毒耳郭，待乙醇挥发后，将王不留行或磁珠贴在相应耳穴上，每次取单侧耳穴，3 ~ 4 天贴换 1 次，两耳交替，10 次为 1 个疗程，疗程间隔5 ~ 10 天。压豆期间，嘱受术者每天按压 3 ~ 4 次，每次每穴按压 1 分钟左右，最好在每天早晨起床以前按压。

适用范围：全人群适用，但更适合 60 岁以下人群。

注意事项：每次选择 5 ~ 7 个穴位，双耳交替使用。

2. **拔罐疗法** 从项部至腰部，循足太阳膀胱经第 1、第 2 侧线，自上而下走罐，以背部潮红为度。

适用范围：更适合身体壮实或表现为实证的人群。

注意事项：选择适当体位和肌肉相对丰满的部位。若体位不当、移动，骨骼凹凸不平，毛发较多者，罐体容易脱落，均不适用。用于燃火的乙醇棉球，不可吸收过量乙醇，以免拔

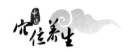

罐时乙醇滴落到受术者皮肤上形成烫伤。留罐过程中如出现拔罐局部疼痛，可减压放气或立即起罐。起罐时不可硬拉或旋转罐具，以免引起疼痛，甚至损伤皮肤。每次时间不宜超过 10 分钟。

3. 艾灸疗法

取穴：百会、涌泉。

操作方法：每晚睡前将艾条置入温灸盒灸百会及足底的涌泉，每个穴位 10 ~ 15 分钟。一般在艾灸后 30 分钟内，多数人都会入睡，个别受术者延迟到 2 小时后才入睡。

适用范围：适用于病程较长、体质虚弱者。

注意事项：注意距离，不要烫伤。艾条燃端离施灸部位一般为 2 ~ 3cm。灸火强弱以施灸部位有温热感又不引起灼痛为度。施灸时间一般为每穴 10 ~ 15 分钟。时间越长，作用量越大；时间越短，作用量越小。一般初灸时，每日 1 次，3 次后可改为 2 ~ 3 天 1 次。急性病可每日灸 2 ~ 3 次。

《医宗金鉴·刺灸心法要诀》载："凡灸诸病，必火足气到，始能求愈。然头与四肢，皮肉浅薄，若并灸之，恐肌骨气血难堪，必分日灸之，或隔日灸之。"

六、生活贴士

1. **舒畅情志**　积极进行情志调整，克服过度的紧张、兴奋、焦虑、抑郁、惊恐、愤怒等不良情绪，做到喜怒有节，保持精神舒畅，尽量以放松的、顺其自然的心态对待日常生活，反而能较好地入睡。对于情志不调所致不寐，在治疗上应给予受术者心理指导，使其放松紧张或焦虑情绪，保持心情舒畅以条达气机，因此心理指导对不寐的治疗起着举足轻重的作用。

2. **合理运动**　从事适当的体力活动或体育锻炼，增强体质，持之以恒，促进身心健康。

3. **饮食调摄**　晚餐要清淡，不宜过饱，更忌饮浓茶、喝咖啡及吸烟。

4. 作息规律 睡前避免从事紧张和兴奋的活动，养成定时就寝的习惯。

5. 优化环境 要注意睡眠环境的安宁，床铺要舒适，卧室光线要柔和，并努力减少噪声，去除各种可能影响睡眠的外在因素。

第六节 ◇ 耳鸣耳聋的穴位养生

耳聋是指耳的听觉功能失常，不能听到外界的声响。轻症，听而不真，称重听；重症，不闻外声，就是全聋。耳鸣是指外界无声源而患者自觉耳中鸣响的表现。临床上，耳鸣、耳聋既可单独出现，亦可先后发生或同时并见。病位在耳，与肝、胆、肾关系密切。

耳鸣、耳聋影响社会交往和生活质量，不利于身心健康，也给家庭和社会带来沉重负担。耳鸣、耳聋可见于西医学多种疾病中，包括耳科疾病、脑血管病、高血压、动脉硬化、贫血等。

一、病因病机

耳鸣、耳聋属耳的听觉功能异常。耳为清空之窍，清能感音，空可纳音，若实邪壅塞清窍，使耳窍失去清空之性，或脏腑虚损，清窍失去濡养，均可导致耳鸣或耳聋。

耳鸣、耳聋在中医临床上可分为虚、实两大类。实证，耳聋突发，耳鸣声响大而呈低音调，多因风、火、痰、瘀所致。虚证，听觉逐渐下降，耳鸣声响小而呈高音调，可由五脏虚损、气血不足引起，而以中气下陷和肾精亏损为多。

实者多因外邪或脏腑实火上扰耳窍，或瘀血、痰饮蒙蔽清窍而致；虚者多因脾肾亏虚、清窍失养而致。

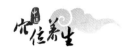

二、治疗原则

肝火上扰治宜清肝泻火，痰火郁结治宜清火化痰、开郁通窍，肾精亏损治宜补肾填精，脾胃虚弱治宜补中益气，气滞血瘀治宜行气活血。

三、辨证分型

1. 肝火上扰证 与情绪怒张有关，耳胀耳痛，程度时轻时重，兼见夜寐不安，烦躁不宁，口苦咽干，便秘尿赤等。

2. 痰火郁结证 耳聋多兼有闭塞感，听音不清，呼呼作响，头目昏沉，胸脘闷满，痰涎壅盛，二便不畅等。

3. 肾精亏损证 耳聋逐渐加重，耳鸣如蝉叫，晚上安静睡觉时症状更明显，腰膝酸软，食欲不振，男性可有遗精发生。

4. 脾胃虚弱证 耳聋耳鸣，过劳加剧，伴有倦怠乏力，腹胀便溏等。脾胃为气血生化之源，脾胃虚弱或脾阳不振，则清气不能上升，浊阴阻滞耳部经脉。

5. 气滞血瘀证 因情志不遂或外伤，气血瘀滞，以致肝气郁结，疏泄失职，气滞则血凝。其临床特点，多兼有全身血瘀气滞之象。

四、重点穴位

1. 翳风 翳风归手少阳三焦经，位于颈部，耳垂后方，乳突下端前方凹陷中。该穴具有宽胸、理气、利膈作用，首见于《针灸甲乙经》。现代医学研究表明，翳风处分布耳大神经，且迷走神经较丰富，故艾灸或按摩刺激该穴可有效抑制迷走神经兴奋性，改善周围神经的功能，从而改善耳鸣耳聋。

2. 完骨 完骨归足少阳胆经，是足少阳胆经与足太阳膀胱经交会穴，位于头部，耳后乳突后下方凹陷中（图9-6-1），在胸锁乳突肌附着部上方。完骨位于迷走神经、舌咽神经、副神经、舌

下神经支配区域，故刺激该穴能使
区域神经冲动传入上运动神经元，
进而促进神经元恢复，在治疗头面
部疾病中有着重要作用，可以按摩
或艾灸。明代《古今医统大全·经
穴发明》载完骨在"耳后入发际四
分，足太阳少阳之会。针二分，灸
三壮"，主治"头痛，颈项痛，耳
鸣，牙车急，颊肿，足痿不收，头
风口眼㖞斜，瘰疬"，阐述了完骨
以治头面五官疾病为主，可以辅助
改善耳鸣耳聋。

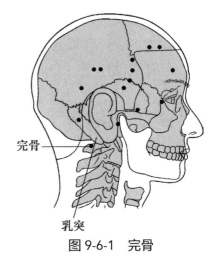

完骨

乳突

图 9-6-1　完骨

3. 听会　听会归足少阳胆经，位于面部，耳屏间切迹与下颌
骨髁突之间凹陷中。听会穴下血管神经丰富，浅层有颞浅动、静
脉耳前支，以及耳颞神经和耳大神经，深层有中耳、内耳等结
构。《医宗金鉴》谓："听会穴，主治耳聋耳鸣，牙车脱臼，齿
痛，中风，瘛疭，㖞邪等证。"足少阳经脉气从耳后入耳中，并
由听会处出走耳前。听会可通窍利耳。

五、治疗方法

1. 艾灸疗法

主穴：耳门、听宫、听会、翳风、完骨、阿是穴。

配穴：脾俞、肝俞、关元、三阴交、神阙、足三里。

操作方法：坐位，先用艾条温和灸法熏灸主穴，阿是穴为外
耳道开口，右手持燃着的艾条，对准外耳道开口艾灸，注意控制
温度适宜，以能够接受的热度为准，随时调整距离，每个穴位艾
灸 5 分钟左右，配穴每次可选择 2 ~ 5 对；躯干部位的穴位可用
温灸盒灸法，每个穴位灸 20 ~ 30 分钟；肢体穴位采用温和灸法，
每个穴位 5 分钟左右。每日 1 次，10 次为 1 个疗程。

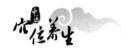
适用范围：病程长者，或身体虚弱者，或高龄人群。

注意事项：耳周穴位艾灸时采取坐位为主，避免烫伤面部。

2. 耳穴贴压

主穴：肾、肝、皮质下、内耳、心、神门。

配穴：痰火上扰，配胰胆；痰火郁结，配胃、三焦、耳尖；肾精亏损，配肾上腺、内分泌；脾胃虚弱，配脾、胃。

操作方法：坐位，常规酒精消毒，将磁珠或王不留行贴于相应耳穴，平均 3～4 天更换 1 次。每天按压 3～5 次，每次每个穴位按压 1 分钟以上。建议两耳交替贴，即这次贴左耳的话，下次贴右耳。

适用范围：可用于各类耳聋。

注意事项：与其他疗法配合治疗，效果更佳。

3. 拔罐疗法

主穴：翳风、神阙。

配穴：肝火上扰，加期门；肾精亏损，加肾俞；痰火上扰，加丰隆；瘀血阻络，加膈俞、血海；脾胃虚弱，加脾俞、中脘。

方法：虚用补法，实用泻法，留罐 5～10 分钟。

疗程：1 周 2 次，5 次为 1 个疗程。

4. 足浴疗法　临睡前用热水浸泡双足，配合按摩足底涌泉，可起到引火归原的作用，有助于睡眠。

六、生活贴士

1. 积极运动　加强体育锻炼，劳逸结合，提高机体抵抗力，防止外邪入侵，是预防耳鸣、耳聋发生的关键。

2. 舒畅情志　调适性情，怡情养性，采取乐观、豁达的生活态度，保持心情舒畅，如向朋友、同事叙述自己的心理困扰，必要时寻求心理治疗，主动与心理治疗人员进行沟通，让其了解发生耳鸣的原因，扭转不良认知，以缓解负性心理暗示，减轻精神压力。通过心理治疗达到自我调节、处理心理困扰的目的。避免过度忧郁或发怒致使肝气郁结，从而预防肝火上扰导致耳鸣、耳聋。尽量消除来自工作或生活的压力，解除对耳鸣、耳聋不必要的紧张和误解。

3. 饮食调摄 营养应均衡。多食含维生素及铁、锌等微量元素多的食物，如黑芝麻、植物油、紫菜、海带、黑木耳、韭菜、黑糯米、牡蛎、动物肝脏、粗粮、干豆类、坚果类、蛋、肉、鱼等。肝火上扰、痰火郁结、阴虚火旺，由于体内有实热或虚火，应禁食辛辣炙烤之物，以免助火；痰湿中阻者，应禁食肥甘厚腻之物，同时少喝酒，以免助生痰湿；脾虚或肾阳虚者，应禁食生冷、寒凉之物，以免进一步损伤脾肾阳气。

4. 优化环境 避免处于过分安静的环境和过分嘈杂的环境。过分安静易感觉耳鸣更加严重，过分嘈杂是引起耳鸣耳聋的重要原因。对于因职业而不得不长期接触噪声者，应采取必要的防护措施，如佩戴耳塞等。

5. 合理睡眠 应避免熬夜。良好的睡眠习惯有助于防止耳鸣耳聋加重。耳鸣耳聋患者由于烦躁容易导致失眠，而睡眠不足容易导致耳鸣，形成恶性循环。若因环境过于安静，耳鸣加重而难以入睡，可以适当播放一些柔和的音乐，以提高背景噪声，分散注意力，减轻耳鸣的感觉以助睡眠。

6. 慎用药物 尽可能避免使用耳毒性药物，如氨基糖苷类抗生素、袢利尿剂等。若因病情必须使用，应严密监测听力及耳鸣情况。

第七节 ◇ 健忘的穴位养生

健忘是以记忆力减退、遇事易忘为主要表现的疾病，病位在脑。脑藏于颅腔之中，为脑髓汇聚而成，位于头部之内，故又名"髓海"，中有元神，主宰生命活动、精神活动和感觉运动。元神旺盛，则人体精力充沛、思维敏锐、脏腑气血安和。元神失常，

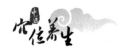

则人体的脏腑功能，特别是记忆力会减退。本病以遇事善忘，工作效率降低，注意力不易集中，时间稍长即感到头昏脑涨，疲乏无力，无法工作和学习等为主要表现。

本病涉及西医学中神经衰弱、脑动脉硬化等出现健忘的情况。

一、病因病机

以心、脾、肾虚损，气血阴精不足所致为主，亦有因气滞血瘀、痰浊上扰而成者。心主血，脾化生气血，肾藏精生髓，脑为髓之海。脑髓空虚，会导致感觉、运动功能失常；思虑过度，伤及心脾，则阴血损耗；房事不节，损耗肾精，均可导致脑失所养，神明失聪，出现健忘。

本病以本虚标实、虚多实少、虚实夹杂者多见。

二、治疗原则

心脾不足宜补益心脾，肾精亏耗宜补肾填精，痰浊阻滞宜化痰开窍，瘀血痹阻宜化瘀开窍。

三、辨证分型

1. 心脾不足证　健忘失眠，心悸神倦，纳呆气短，舌淡，脉细弱。

2. 肾精亏耗证　健忘，腰酸乏力，遗精早泄，头晕耳鸣，或五心烦热，舌红，脉细数。

3. 痰浊阻滞证　健忘，头晕，嗜卧，胸脘痞闷，呕恶，痰多，舌苔腻，脉滑。

4. 瘀血痹阻证　健忘，言语迟缓，神思迟钝，面唇暗红，舌质紫暗，或有瘀点，脉细涩。

四、重点穴位

1. 百会　百会定位在头部，前发际正中直上5寸，在头部帽状腱膜中；有左右颞浅动、静脉及左右枕动、静脉吻合网；分布有枕大神经及额神经分支。此穴能够刺激脑神经、加速血液循环，增加大脑氧供，同时可直接刺激脑部皮下神经组织，激发并改善脑部特定功能区的功能，达到改善记忆力的目的。可以利用艾灸盒在此穴艾灸，也可穴位按摩等。

2. 涌泉 涌泉归足少阴肾经，定位在足底，屈足卷趾时足心最凹陷中；约当足底第 2、3 趾蹼缘与足跟连线的前 1/3 与后 2/3 交点凹陷中。此穴周围有趾短屈肌腱、趾长屈肌腱、第 2 蚓状肌，深层为骨间肌；有来自胫前动脉的足底弓，分布有足底内侧神经分支。该穴是足少阴肾经的常用腧穴之一，可以滋阴补水，且用热的手心搓脚心，可以使水火交融，达到阴阳平衡。对涌泉艾灸配合穴位贴敷或足浴，可以改善记忆力。

3. 大椎 大椎定位在脊柱区，第 7 颈椎棘突下凹陷中，后正中线上。大椎属督脉，为手足三阳经与督脉的交会穴，具有清解里热、通督调神、健脑益髓、宣通阳气、补虚培元、疏通经络等作用，临床广泛用于治疗神经系统疾病、免疫系统疾病等。本穴可以改善大脑血液循环，扩张脑血管，改善微循环，促进脑水肿吸收，激发脑神经细胞的修复功能。

五、治疗方法

1. 头部按摩法 分段按摩头部，以两手搓头皮，从前发际到后发际做梳头动作。头侧按摩，用两手拇指按住太阳穴，其余四指从头两侧由上至下做直线按摩，再按揉太阳穴，顺时针与逆时针方向各数次。浴面摩眼，两手搓热后，从上至下、从内至外摩面数次。然后做眼部保健操。此法用于工作后大脑疲劳。

现代医学认为，按摩经络腧穴可以促进机体血液循环、淋巴循环及组织液循环，增强机体新陈代谢，尤其是改善了中枢神经系统的血供，增加对应脑组织的血氧和营养供应，进而促进与认

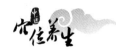
知功能有关的神经结构恢复，改善脑功能、减缓脑萎缩，从而提高记忆功能。

穴位按摩与针刺在机制上异曲同工，且操作简单，无创伤、无副作用，可以自我按摩或由家属协助操作。

2. 耳穴贴压

主穴：神门、交感、脑干、皮质下、心、枕。

配穴：心脾不足配脾、胃；肾精亏耗配肾；痰浊阻滞配三焦、胃；瘀血痹阻配肝。

操作方法：坐位，用75%乙醇溶液消毒耳郭，待乙醇挥发后，将王不留行或磁珠贴在相应耳穴上，每次取单侧耳穴，3～4天贴换1次，两耳交替；压豆期间，嘱受术者每天按压耳穴3～4次，每次每穴按压1分钟左右。10次为1个疗程，疗程间隔5～10天。本法尤其适合中青年人群。

3. 艾灸疗法

主穴：三阴交、百会、神阙。

配穴：心脾不足，配足三里、脾俞；肾精亏耗，配命门、关元；痰浊阻滞，配丰隆、中脘；瘀血痹阻，配血海、膈俞。

操作方法：先取仰卧位，神阙用隔姜灸。先将鲜姜切成4cm×4cm、厚约0.3cm的片，用三棱针在姜片上扎数个孔，放置在神阙上，再将温灸盒放在穴位上，灸30分钟。其他穴位不用隔姜，直接将温灸盒放在穴位上灸30分钟，也可用艾条温和灸法，每穴施灸5分钟左右。本法每日或隔日1次，10次为1个疗程，疗程间隔5～10天。

六、生活贴士

1. 合理运动 适当运动，改善体质。跑步最简便易行，有助于改善血液循环状态和内脏功能，从而保证大脑充足的血氧供应。羽毛球、篮球等球类运动可提高大脑信息传导、反馈的速度，从而增强大脑反应的敏捷性。一般而言，各种体育运动都能辅助改善大脑记忆力。倒行可以有效增加脑血流量和思维习惯，迅速消除耳鸣、眼花及脑缺氧状态，还可活动背部的肌肉韧带，调节脊神经功能，可以有效防治脑力劳动者的常见病，如颈肩腰腿痛。

2. 节欲保精 中医认为，肾主骨生髓，肾脑相通。肾精充足则脑力强健、思维敏捷，肾精亏损则脑衰健忘。明代医家张景岳说："善养生者，必宝其精，精盈则气盛，气盛则神全。"这说明节欲可以养精，精足才能全神。因此，脑力劳动者应当注意节制房事。此外，烟酒也应当节制。长期嗜烟饮酒，不仅对身体各器官造成危害，还能使脑细胞严重损伤，血氧含量降低，加速脑细胞衰老。

3. 劳逸结合 连续工作时间不应过久。觉得疲乏时宜停下休息，然后眺望远景，做深呼吸。连续用脑时，还应注意更换工作内容，如高度抽象思维之后，可替换读外语、听录音、看图像，以利左右脑活动的平衡。有节奏地工作和学习，不仅有助于保护大脑，保持饱满的精神状态，而且还可以提高记忆力，收到事半功倍的效果。

4. 优化环境 保持工作环境空气流通。氧气可使大脑持续兴奋的时间延长，增强判断力。据测定，1g 脑组织耗氧量相当于 200g 肌肉的耗氧量；脑占全身体重的 1/50，而耗氧量要占总量的 1/5。其次是良好的采光。明暗适中的自然光不仅有助于注意力集中，并且阳光中紫外线还可帮助恢复身体疲劳。而强光和弱光则会对视力产生损害，破坏大脑兴奋抑制过程，降低工作效率。办公室或工作场所还应保持安静。实验表明，当噪声小于 10dB 时，大脑可以正常工作；当噪声超过 60dB 时，人脑就停止一切思考。16℃左右的室温最有利于大脑保持清醒状态。

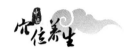

第八节 ◇ 便秘的穴位养生

便秘是以大便秘结不通，便质干燥、坚硬，排便周期或时间延长，常常数日一行，或虽有便意但排便不畅为主症的病证；病位在大肠，与脾、胃、肺、肝、肾等脏腑有关。可见于西医学的肠易激综合征、内分泌及代谢性疾病、直肠及肛门疾病等。

一、病因病机

《本草纲目拾遗》提到烟草的烟雾可称"烟草火"。在中医看来，烟属辛热之品。烟入肺，损伤肺阴，致肺失清肃。肺与大肠相表里，亦容易导致大肠津液亏虚。其次，肺主肃降，肃降失司，易导致大便不畅。烟草中的主要成分尼古丁能阻断胃肠道副交感神经，导致肠道蠕动减少，因而发生便秘。《黄帝内经》已有"五谷为养，五果为助，五畜为益，五菜为充，气味合而服之，以补精益气"及"谷肉果菜，食养尽之，无使过之，伤其正也"的记载，说明了饮食结构的重要性。在现代医学看来，精细食物中膳食纤维含量较少，容易引起便秘。热邪、燥邪为阳邪，都易耗伤阴液，使肠道阴津亏乏，继而导致大便干结。久坐属于中医过逸范畴。《素问》提到："久卧伤气，久坐伤肉。"过逸伤脾，脾失健运，气机受损，推动无力，大肠传导失司，糟粕不得下，故发为便秘。

二、治疗原则

便秘当分虚实而治。实证邪滞大肠，腑气闭塞不通，治疗以祛邪为主，分别施以泻热、温通、理气之法。虚证肠失温润，推动无力，治疗以养正为先，施以滋阴养血、益气温阳之法。

三、辨证分型

1. 热盛肠燥证 大便秘结不通，排便艰涩难解，兼见大便干结，腹胀，口干口臭，喜冷饮，舌红，苔黄或黄燥，脉滑数。相当于热秘。

2. 气机郁滞证 大便秘结不通，欲便不得，嗳气频作，腹中胀痛，纳食减少，胸胁痞满，舌苔薄腻，脉弦。相当于气秘。

3. 气血不足证 排便艰涩难解，虽有便意，临厕努挣乏力，挣则汗出气短，便后疲乏，大便并不干硬，面色少华，神疲气怯，失眠健忘，舌淡嫩，苔薄，脉虚细。相当于虚秘。

4. 阳虚寒凝证 大便艰涩，排出困难，腹中冷痛，面色㿠白，四肢不温，畏寒喜暖，小便清长，舌淡苔白，脉沉迟。相当于冷秘。

四、重点穴位

1. 天枢 天枢属于足阳明胃经，位于腹部，横平脐中，前正中线旁开 2 寸。天枢是大肠之募穴，是阳明经气所发，主疏调肠腑、理气行滞、消食，是腹部要穴。大量研究显示，天枢对于改善肠腑功能，消除或减轻肠道功能失常而导致的各种症状，具有显著疗效。天枢可促进肠道良性蠕动，增强胃肠功能，从而改善便秘症状。

2. 支沟 支沟属于手少阳三焦经，位于前臂背侧腕背横纹上 3 寸，即手背腕横纹向上 4 横指的位置。支沟为三焦经经穴。三焦经在体内的循行路线是入缺盆，布胸中络心包，向下过横膈，从胸至腹属于上、中、下三焦。上焦有肺脏，中焦有脾、胃，下焦有肠腑。三焦又为水道，若三焦受邪，则气机不畅，腑气不通，津液不下，而成便秘。支沟能宣通三焦气机，通调水道，使三焦腑气得通，津液得下，便秘得除。

3. 上巨虚 上巨虚属足阳明胃经，在小腿外侧，犊鼻下 6 寸，犊鼻与解溪连线上，即足三里下 4 横指。上巨虚是大肠之下合穴。下合穴是治疗六腑病证的主要穴位，也是大肠腑气通于足阳明胃经小腿部的特殊穴位，换言之，就是古人发现此穴对大肠

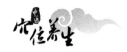

功能有比较明显的调节作用，因而此穴可以治疗胃肠病证；可以艾灸、按摩等。

4. **大肠俞**　大肠俞属足太阳膀胱经，在腰部，当第4腰椎棘突下，左右旁开1.5寸，即左右二指宽处。大肠俞为大肠的背俞穴，也就是说，该穴是大肠这个脏腑通过膀胱经与外界进行气血交换的通道。刺激它时，一方面会引周边津液过来对大便进行濡润，给大肠活力，防止便秘；同时，也帮助控制大肠蠕动频率，防治腹泻。从这个意义上说，大肠俞是对大肠运动进行双向调节的重要穴位，既可治疗便秘，又可治疗腹泻；可以刮痧、艾灸、拔罐等。

五、治疗方法

1. 艾灸疗法

主穴：神阙、大肠俞。

配穴：气机郁滞，配肝俞、阳陵泉；气血不足，配脾俞、足三里；阳虚寒凝，配肾俞、三阴交。

操作方法：先取仰卧位，神阙用隔姜灸。先将鲜姜切成4cm×4cm、厚约0.3cm的片，用三棱针在姜片上扎数个孔，放置在神阙上，再将温灸盒放在穴位上，灸30分钟。其他躯干穴位也用温灸盒灸法，不用隔姜，直接将温灸盒放在穴位上灸30分钟。肢体穴位用艾条温和灸法，每穴施灸5分钟左右。本法每日或隔日1次，10次为1个疗程，疗程间隔5～10天。

适用范围：适用于病程较长、体质虚弱、无明显热象的便秘。

注意事项：热象明显者，不用本法治疗。

2. 按摩疗法

操作方法：仰卧，用双手掌面在腹部推揉5～10次，然后用手掌在小腹部沿顺时针方向推摩20～30次，可有热感透入腹内。用拇指按中脘、天枢、腹结、足三里、丰隆各1分钟。

热盛肠燥，按揉足三里、支沟、内庭，每穴 1 分钟；气血不足，按揉大椎、气海、三阴交，每穴 1 分钟；阳虚寒凝，按揉大椎、关元、三阴交，每穴 1 分钟。

本法每日或隔日 1 次，10 次为 1 个疗程，疗程间隔 5 ~ 10 天。

适用范围：尤其适合虚证便秘。

注意事项：可长期使用，无副作用。

3. 贴敷疗法

组成：大黄适量。

制法：大黄研磨为细末备用。

用法：取大黄细末 10g，用酒调成软膏状，敷于脐部，外以纱布盖上，胶布固定。再用热水袋热敷 10 分钟。每日换药 1 次。

功用：泻下通便。

主治：便秘（尤其适用于乳食积滞的小儿）。

4. 耳穴贴压

主穴：直肠、大肠、肺、交感、皮质下、腹。

配穴：热盛肠燥，配胃、三焦；气机郁滞，配心、肝、胆、胰；气血不足，配脾、心、神门；阳虚寒凝，配肾、脾。

操作方法：受术者取端坐位，用 75% 乙醇溶液消毒耳郭，待乙醇挥发后，将王不留行或磁珠贴在相应耳穴上，每次取单侧耳穴，3 ~ 4 天贴换 1 次，两耳交替。10 次为 1 个疗程，疗程间隔 5 ~ 10 天。压豆期间，嘱受术者每天按压耳穴 3 ~ 4 次，每次每穴按压 1 分钟左右，最好在每天早晨起床以前按压耳穴，可以更好地帮助身体养成日常排便的好习惯。

适用范围：适用于各种便秘人群，尤其是青少年习惯性便秘。

注意事项：不适合 60 岁以上老年人或末梢循环不良者。

六、生活贴士

1. 合理运动 平时应坚持体育锻炼，避免久坐少动，宜多活动，以疏通气血。

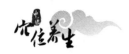

2. 饮食调摄 多食蔬菜、水果及粗纤维食物，合理膳食，可采用食饵疗法，如黑芝麻、胡桃肉、松子仁等分，研细，稍加白蜜冲服，对阴血不足之便秘，颇有功效。饮食以清淡为主，避免过食辛辣厚味或饮酒无度，勿过食寒凉生冷之品。

3. 定时排便 养成定时排便习惯，可以帮助大便畅通。

4. 舒畅情志 避免过度精神刺激，保持心情舒畅。

5. 慎用药物 便秘不可滥用泻药，若使用不当，反而加重便秘。

6. 不能过急 热病之后，由于进食甚少而不大便者，不必急予通便，只需扶养胃气，待饮食渐增，大便自然正常。对于年老体弱及便秘日久者，为防止过度用力努挣，而诱发痔疮、便血，甚至真心痛等病证，可配合灌肠等外治法治疗。

第九节 ◇ 腹痛的穴位养生

腹痛是指胃脘以下、耻骨毛际以上部位发生的疼痛。病位在脾、胃、肝、胆、肾、膀胱、大肠、小肠等多个脏腑。

西医中的肠易激综合征、消化不良、胃肠痉挛、不完全性肠梗阻、肠粘连、肠系膜和腹膜病变、腹型过敏性紫癜、泌尿系结石、急慢性胰腺炎、肠道寄生虫病等以腹痛为主要表现的疾病均属本病范畴，可参照本节辨证论治。

一、病因病机

腹痛的病机为脏腑气机不利，气血阻滞，"不通则痛"；或气血不足，经脉失养，脏腑失煦，"不荣则痛"。总之，本病的基本病机为"不通则痛"或"不荣则痛"。腹痛发病过程中病机变化复杂，往往互为因果，互相转化，互相兼夹。①脏腑气机阻滞，气血运行不畅，经脉痹阻，"不通则痛"，多为实证；②脏腑经脉失养，则"不荣而痛"，多为虚证；③气血不足夹杂气滞血瘀，或脾胃虚弱与肝胆湿热互见，多为虚实夹杂证；④病初多为实证，病久多为虚证或虚实夹杂证。

1. 外感时邪 外感风、寒、暑、热、湿邪，侵入腹中，均可导致气机阻滞，气血经脉受阻。①感受寒邪，则寒凝气滞，脉络绌急，不通则痛；②感受暑热或湿热之邪，则肠道传导失职，腑气不通而发生腹痛。

2. 饮食不节 ①暴饮暴食，损伤脾胃，饮食停滞，腑气阻滞不通则痛；②过食肥甘厚腻、辛辣刺激食物，导致湿热阻滞肠胃，中焦气机不畅则痛；③恣食生冷，损伤脾胃，脾胃升降失常，腑气通降不利，气机阻滞不通则痛；④饮食不洁，肠虫滋生，阻滞肠腑，传导失司，导致不通则痛。

3. 情志失调 ①情志不畅，肝失疏泄，肝气郁结，气机阻滞，不通则痛；②忧思伤脾，脾失健运，土壅木郁，气机不畅而发生腹痛；③日久则血行不畅，导致气滞血瘀，络脉痹阻，疼痛加重，固定不移，且病情进一步加重，可造成腹中癥瘕痞块，引发腹痛。

4. 禀赋不足，劳倦内伤 素体虚弱，脏腑亏虚，或劳倦内伤，导致脾失健运，气血化生不足，经脉失养，或大病久病之后，中阳不足或脾肾阳虚，经脉失于温煦，均可出现不荣则痛。

5. 跌仆损伤，腹部手术 跌仆损伤、腹部手术，导致血络受损，血溢脉外，脏器粘连，可形成腹中瘀血，经络不畅，中焦气机阻滞，不通则痛。

二、治疗原则

腹痛的治疗以"通"字立法，但"通"并不是仅指通下之法，在临床上应根据辨证的虚实寒热，实则攻之，虚则补之，热者寒之，寒者热之，滞者通之。对于虚实夹杂及寒热错杂证，应随病机兼夹变化，或寒热并用，或攻补兼施，灵活运用。

常见的有寒痛、热痛、虚痛、虫痛、食痛等。治疗寒痛，宜

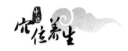

用温法；治疗热痛，宜用清法；治疗虚痛，宜用补法；虫痛、食痛属于实证，宜用泻法。

三、辨证分型

1. 寒邪内阻证 腹痛拘急，痛势急暴，遇寒痛甚，得温痛减，口淡不渴，形寒肢冷，小便清长，大便清稀或秘结；舌质淡，苔白腻，脉沉紧。

2. 湿热壅滞证 腹痛拒按，烦渴引饮，大便秘结，或溏滞不爽，潮热汗出，小便短黄；舌质红，苔黄燥或黄腻，脉滑数。

3. 饮食积滞证 脘腹胀满，疼痛拒按，嗳腐吞酸，厌食呕恶，痛而欲泻，泻后痛减，或大便秘结；舌苔厚腻，脉滑。

4. 肝郁气滞证 腹痛胀闷，痛无定处，痛引少腹，或兼痛窜两胁，时作时止，得嗳气或矢气则舒，遇忧思恼怒则剧，善太息；舌质红，苔薄白，脉弦。

5. 瘀血内停证 腹痛较剧，痛如针刺，痛处固定，经久不愈，入夜尤甚；舌质紫暗，脉细涩。

6. 中虚脏寒证 腹痛绵绵，时作时止，喜暖喜按，畏寒怯冷，神疲乏力，气短懒言，纳食不佳，面色萎黄，大便溏薄；舌质淡，苔白，脉弱或沉缓。

四、重点穴位

1. 大肠俞 大肠俞属于足太阳膀胱经，位于脊柱区，第4腰椎棘突下，后正中线旁开1.5寸。具有理气降逆、调和肠胃功效。艾灸、按摩、敷贴该穴位，可以治疗大部分胃肠道不适引起的腹痛。

2. 内关 内关属于手厥阴心包经，位于前臂前区，腕掌侧远端横纹上2寸，掌长肌腱与桡侧腕屈肌腱之间。内关有宁心安神、理气和胃功效，可以改善因情绪和胃肠道本身病变引起的腹痛。可以按摩、刮痧、艾灸此穴位。

3. 梁丘 梁丘定位于股前区，髌底上 2 寸，股外侧肌与股直肌肌腱之间。在股直肌和股外侧肌之间；有旋股外侧动脉降支；分布有股前皮神经、股外侧皮神经。按摩、艾灸、刮痧、拔罐此穴，可以治疗急性腹痛。

五、治疗方法

1. 敷脐疗法

组成：吴茱萸、丁香、白胡椒、肉桂。

制法：以上 4 味，粉碎成细粉，过筛，混匀，分装，即得。

主治：温里散寒，燥湿健脾，止痛止泻。用于胃肠虚寒性及消化不良性腹痛、腹泻。

用法：外用，用食醋调成糊状，敷于脐部，2 岁以下一次 1/4 瓶（每瓶装 5g），2 岁以上一次 1/3 瓶；大便每日超过 20 次者，加敷涌泉，用量为 1/4 瓶，每 24 小时换药 1 次。

2. 艾灸法

取穴：神阙、大肠俞。

操作方法：先取仰卧位，神阙用隔姜灸。先将鲜姜切成 4cm×4cm、厚约 0.3cm 的片，用三棱针在姜片上扎数个孔，放置在神阙上，再将温灸盒放在穴位上，灸 30 分钟。其他穴位也用温灸盒灸法，不用隔姜，直接将温灸盒放在穴位上灸 30 分钟。本法每日或隔日 1 次，10 次为 1 个疗程，疗程间隔 5 ～ 10 天。

适用范围：寒性腹痛。

注意事项：热象明显者不用本法治疗。

六、生活贴士

1. 饮食调摄 平素注意饮食有节，勿食生冷辛辣、肥甘厚味及不洁食物，戒烟忌酒。腹痛剧烈时应禁食，缓解后宜饮食清淡。

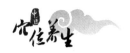

2. 热敷理疗 虚寒证或寒实证可予热敷疗法。

3. 舒畅情志 调适性情，怡情养性，采取乐观、豁达的生活态度，保持心情舒畅，如向朋友、同事叙述自己的心理困扰，必要时寻求心理治疗，主动与心理治疗人员进行沟通，让其了解发生腹痛的原因，扭转不良认知，以缓解负性心理暗示，减轻精神压力。通过心理治疗达到自我调节、处理心理困扰的目的。避免过度忧郁或发怒致使肝郁气滞引发的腹痛。

4. 注意事项 若出现腹痛甚、腹痛拒按、冷汗淋漓、四肢不温、呕吐不止、暴泻不止或大便数日不通等症状，应警惕出现脱证，立即予中西医结合急诊治疗处理，以免贻误病情。

第十节 ◇ 腹泻的穴位养生

腹泻又称泄泻，是常见疾病，俗称"拉肚子"，指大便次数增多，粪便稀薄，完谷不化，甚至泻出如水样而言。古人有将大便溏薄称泄，大便如水样称泻者。在古典医籍中，本病名目繁多，分类不一。《黄帝内经》多以泄泻症情和大便性质分类，而有飧泄、洞泄、溏泄、濡泄等名称。《难经》则从脏腑立论，又有胃泄、大肠泄、小肠泄等名。西医学中，急性肠炎（细菌、病毒感染）、消化不良、局限性肠炎、溃疡性结肠炎等引起的腹泻，可参考本节调养。

一、病因病机

寒湿或风寒外侵，袭于肠胃，或伤食生冷，脾失健运，清浊不分，升降失司，发生寒湿困脾型腹泻；湿热或暑湿外邪伤及肠胃，传化失常，清浊不分，发生肠腑湿热型腹泻；饮食不节，宿食积滞，停滞肠胃，传化失司，引起腹泻腹痛、粪便臭如败卵，属于伤食泄泻；脾气虚弱，清阳不升，湿浊内生，浊阴不降，产生脾胃虚弱型腹泻；肝气郁结，横逆犯脾，肝脾不调，气机不畅，腹痛即泻，便后痛止，乃肝气郁结型，即所谓痛泻；脾阳不足，肾阳虚损，火不生土，虚寒内生，引起五更泻，属于肾虚泄泻。

二、治疗原则

寒湿泄泻，宜芳香化湿，解表散寒；肠腑湿热，宜清肠利湿；伤食泄泻，宜消食导滞；脾胃虚弱，宜健脾益气，和胃渗湿；肝气郁结，宜抑肝扶脾，调中止泻；肾虚泄泻，宜温补脾肾，固涩止泻。

三、辨证分型

1. 寒湿困脾证 因寒湿而突发，大便稀或如水样，每日数次或 10 余次，腹痛肠鸣，泻后痛止，得热则舒，恶寒食少。

2. 肠腑湿热证 腹痛即泻，泻下急迫，大便黄褐臭秽，肛门灼热，腹痛拒按，泻后痛减。

3. 伤食泄泻证 发病突然，脘腹胀痛拒按，泻下粪便臭如败卵，泻后则痛减，嗳腐吞酸。

4. 脾胃虚弱证 大便时溏时泻，完谷不化，反复发作，稍食油腻即大便次数增多，甚则食入即泻，腹部隐痛喜按，神疲乏力，食欲不振，面色㿠白。

5. 肝气郁结证 腹泻每因情绪波动时发作，平时感胸胁胀满，肠鸣腹痛，心烦失眠，嗳气。

6. 肾虚泄泻证 黎明前脐周腹痛，肠鸣辘辘有声，痛发即泻，泻后痛减，喜暖喜按，形寒肢冷，腰膝酸软。

四、重点穴位

1. 天枢 天枢属足阳明胃经，位于人体中腹部，横平脐中，前正中线旁开 2 寸，为腹部要穴，主司气机升降。天枢经气强盛，与大肠经相近，能够为大肠经募集气血，所以是手阳明大肠

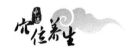

经的募穴，是阳明经气之源。在《灵枢·骨度》中就记载其穴名。天枢可使胃肠胸腹之间的气机上下沟通，促进食物消化和新陈代谢，增强胃肠自身免疫力，是治疗泄泻的要穴之一。另外，天枢在解剖上与胃肠神经节段一致，均为胸神经第10节，因此天枢与肠神经系统有密切关系。

2. 神阙　神阙位于脐中，是任脉要穴，联系周身经脉。艾灸和穴位贴敷神阙，是传统医学脐疗的方法。神阙有调理脏腑、扶正祛邪之功，灸之可温中散寒，健脾补肾壮阳。近年来采用神阙贴敷给药，或神阙艾灸治疗各种腹泻的方法在临床得到一些应用。艾灸神阙能改善脐周微循环，激发经气，使气血流通循经于五脏六腑、四肢百骸；穴位贴敷时，诸药物通过神阙借经络通路和经气作用于全身，起到调节阴阳、健脾和胃、分清泌浊而止泻的作用。

3. 脾俞　脾俞是脾的背俞穴，位于足太阳膀胱经上，具有健脾利湿、调整消化道功能的作用。有研究表明，其深层有第11、第12胸神经后支的肌支，而艾灸、穴位敷贴等刺激脾俞可引起肾上腺素含量改变，进而影响腹腔神经节后纤维放电，调节胃肠平滑肌的电活动，从而使紊乱的肠道功能得以改善，达到治疗腹泻的目的。

五、治疗方法

1. 敷脐法

取穴：神阙。

操作方法：胡椒研末，调成饼状，敷于脐。或将大蒜捣烂，敷贴足心或贴脐中。

2. 艾灸疗法

主穴：天枢、气海、神阙。

配穴：气机郁滞，配肝俞、阳陵泉；气血不足，配脾俞、足三里；阳虚寒凝，配肾俞、三阴交。

操作方法：先取仰卧位，神阙用隔姜灸。先将鲜姜切成4cm×4cm、厚约0.3cm的片，用三棱针在姜片上扎数个孔，放置在神阙上，再将温灸盒放在穴位上，灸30分钟。其他躯干穴位也用温灸盒灸法，不用隔姜，直接将温灸盒放在穴位上灸30分钟。肢体穴位用艾条温和灸法，每穴施灸5分钟左右。本法每日1~2次，10次为1个疗程，疗程间隔5~10天。

适用范围：适用于病程较长、体质虚弱、无明显热象的寒湿证。

六、生活贴士

1. 饮食调摄 饮食不洁容易导致胃肠道感染，故应避免进食来源不明的食物。如果确认自己是乳糖不耐受者，就要避免纯奶和含乳糖的奶粉的摄入，可以选择酸奶，或服用一些乳糖酶胶囊。食物过敏者，要避免食用含过敏原的食物。最好做饮食日记，明确记录自己的食物内容，以及是否有过敏现象发生。常见的容易引起过敏的食物有小麦、牛奶、坚果、海鲜、鸡蛋、黄豆等。饮食摄入不要过多，否则会增加胃肠道负担，尽量选择容易消化吸收的食物，如粥类、汤类、藕粉等液体或半固体食物。腹泻会导致机体减少营养的吸收，尤其是各种微量元素，所以要及时补充。切记不要贪凉，凉拌菜或生瓜类要减少食用；坚果含油脂较多且质地较硬，不易消化吸收，应适量食用，最好煮烂、磨碎或打成浆；粗粮类食物含粗纤维较多，会刺激胃肠道，加重腹泻症状，所以应同坚果一样，少量食用，最好煮烂或磨碎、打浆再吃。

2. 及时补水 补充水分很重要。腹泻会导致身体水分流失严重，为防止脱水情况的发生，应及时补水，最好选择白开水。一般的腹泻，通过正常膳食可以满足机体对钠的需求，所以不要盲目喝大量盐水。

3. 菌群调整 益生菌对腹泻有助益。腹泻会导致肠道内菌群

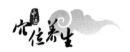

失调，致使有害菌增多，引发感染，加重腹泻，所以可以适当补充益生菌，调节肠道菌群。含益生菌丰富的食物有酸奶、益生菌饮品，但是效果最好的还是药房里的专业益生菌。

4. 舒畅情志　调适性情，怡情养性，采取乐观、豁达的生活态度，保持心情舒畅，如向朋友、同事叙述自己的心理困扰，必要时寻求心理治疗，主动与心理治疗人员进行沟通，让其了解发生腹泻的原因，扭转不良认知，以缓解负性心理暗示，减轻精神压力。通过心理治疗达到自我调节、处理心理困扰的目的。避免过度忧郁或发怒致使肝气郁结引发的腹泻。

第十一节 ◇ 恶心呕吐的穴位养生

恶心与呕吐在临床上往往并见，恶心可能是呕吐的早期症状，呕吐多兼有恶心，但恶心者却未必呕吐。对呕吐的释名，前人有两说：一说认为有物有声谓之呕，有物无声谓之吐，无物有声谓之干呕；另一说认为呕以声响名，吐以吐物言，有声无物曰呕，有物无声曰吐，有声有物曰呕吐。呕与吐常同时发生，很难截然分开，因此无细分的必要，故近世多并称呕吐。

呕、吐、干呕（金元后医籍中称哕）均为胃气上逆导致的症状。《医经溯洄集》谓："夫呕者，东垣所谓声物兼出者也。吐者，东垣所谓物出而无声者也。至若干呕与哕，皆声出而无物也。……夫仲景以声物兼出而名为呕，以物独出而名为吐，以声独出而名为干呕。"故言吐者，有吐涎、吐痰、吐酸水、吐苦水等，均不必有呕声；言呕者，必声物俱出；而后世呕吐并称者，即古之呕，声物俱出也。

一、病因病机

恶心是欲吐不吐，欲罢又不止的一种症状。《诸病源候论》谓："心里澹澹然欲吐，名为恶心也。"呕吐是胃失和降、胃气上逆所致的以饮食、痰涎等胃内之物从胃中上涌，自口而出为临床特征的一种病证。《黄帝内经》对呕吐的病因论述颇详。如《素问·举痛论》曰："寒气客于肠胃，厥逆上出，故痛而呕也。"《素问·六元正纪大论》曰："火郁之发……疡痱呕逆。"《素问·至真要大论》曰："燥淫所胜……民病喜呕，呕有苦"；"厥阴司天，风淫所胜……食则呕"。若脾阳不振，不能腐熟水谷，以致寒浊内生，气逆而呕；或热病伤阴，或久呕不愈，以致胃阴不足，胃失濡养，不得润降，而成呕吐。如《证治汇补·呕吐》谓："阴虚成呕，不独胃家为病，所谓无阴则呕也。"

呕吐的病因是多方面的，且常相互影响，兼杂致病，如外邪可以伤脾，气滞可致食停，脾虚可以成饮等。呕吐的病机无外乎虚实两大类，实者由外邪、饮食、痰饮、气郁等犯胃，致胃失和降，胃气上逆而发；虚者由气虚、阳虚、阴虚等正气不足，使胃失温养、濡润，胃失和降，胃气上逆所致。一般来说，初病多实，日久损伤脾胃，中气不足，可由实转虚；脾胃素虚，复为饮食所伤，或成痰生饮，则因虚致实，出现虚实并见的复杂病机。但无论邪气犯胃，或脾胃虚弱，发生呕吐的基本病机都在于胃失和降，胃气上逆。《济生方·呕吐》云："若脾胃无所伤，则无呕吐之患。"《温病条辨·中焦篇》也谓："胃阳不伤不吐。"呕吐的病位在胃，与肝脾有密切的关系。

二、治疗原则

根据胃失和降、胃气上逆的基本病机，呕吐的治疗原则为和胃降逆止呕。但应分虚实辨证论治，实者重在祛邪，分别施以解表、消食、化痰、理气之法，辅以和胃降逆之品，以求邪去胃安呕止之效；虚者重在扶正，分别施以益气、温阳、养阴之法，辅以降逆止呕之药，以求正复胃和呕止之功；虚实并见者，则予攻补兼施。

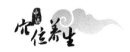

三、辨证分型

1. 外邪犯胃证 呕吐食物，吐出有力，突然发生，起病较急，常伴有恶寒发热，胸脘满闷，不思饮食，舌苔白，脉濡缓。

2. 饮食停滞证 呕吐物酸腐，脘腹胀满拒按，嗳气厌食，得食更甚，吐后反快，大便或溏或结，气味臭秽，苔厚腻，脉滑实。

3. 痰饮内停证 呕吐物多为清水痰涎，胸脘满闷，不思饮食，头眩心悸，或呕而肠鸣，苔白腻，脉滑。

4. 肝气犯胃证 呕吐吞酸，嗳气频作，胸胁胀满，烦闷不舒，每因情志不遂而呕吐吞酸更甚，舌边红，苔薄白，脉弦。

5. 脾胃虚弱证 饮食稍有不慎，或稍有劳倦，即易呕吐，时作时止，胃纳不佳，脘腹痞闷，口淡不渴，面白少华，倦怠乏力，舌质淡，苔薄白，脉濡弱。

6. 胃阴不足证 呕吐反复发作，但呕吐量不多，或仅吐唾涎沫，时作干呕，口燥咽干，胃中嘈杂，似饥而不欲食，舌红少津，脉细数。

四、重点穴位

1. 中脘 中脘位于上腹部，脐中上4寸，前正中线上。在胃体中部，可以和胃气，缓解胃部不适的症状。中脘属任脉，是胃之募穴，八会穴之腑会，是任脉与手太阳小肠经、手少阳三焦经、足阳明胃经交会的穴位，是六腑精气会聚之所，具有健脾和胃、补中益气、降逆利水之功，主治各种胃腑疾患。现代医学研究发现，刺激中脘后，胃蠕动会逐渐增强，表现为幽门开放，胃下缘轻度升高；同时，还能提高机体免疫能力，使巨噬细胞的吞噬能力增强。

2. 内关 内关为止呕特效穴。内关属手厥阴心包经，是心包经络穴，别走三焦经，也是八脉交会穴之一。在前臂前区，腕掌侧远端横纹上2寸，掌长肌腱与桡侧腕屈肌腱之间。内关有开窍回厥、镇惊安神、和胃理气、降逆止呕功效，对心痛、心悸、胸闷、眩晕、癫痫、失眠、偏头痛、胃痛、呕吐、呃逆等均有疗效。

3. 神阙 神阙在脐区，即脐中央。神阙属任脉，位于腹之中部，下焦之枢纽，又邻近胃与大小肠，所以能健脾胃、理肠止泻。常配伍天枢、足三里等，益气健脾和胃，治疗呕吐。

4. 足三里 足三里属足阳明胃经，为胃的下合穴，位于小腿外侧，犊鼻下 3 寸，胫骨前嵴外 1 横指处，犊鼻与解溪连线上。《灵枢·四时气》云："善呕，呕有苦，长太息，心中憺憺，恐人将捕之，邪在胆，逆在胃，胆液泄则口苦，胃气逆则呕苦，故曰呕胆。取三里以下胃气逆。"常配伍内关，治呕吐。

五、治疗方法

1. 艾灸疗法

主穴：神阙、天枢。

配穴：足三里、手三里、内关。

操作方法：手持艾条距离皮肤表面 2~3cm 熏灸，以感觉温热能耐受为宜。灸约 30 分钟即可。

2. 按摩疗法

取穴：中脘、神阙。

操作方法：用手掌顺时针、逆时针交替按摩，如顺时针 300 圈，再逆时针 300 圈。按摩力度轻重交替、动作和缓，以腹部发热、无不适感为宜。

取穴：内关。

操作方法：用一手拇指重按内关，约 1 分钟，以有麻胀感为度。

取穴：手三里、足三里。

操作方法：采用点按手法，用双手示指指腹互按对侧穴位。每次 2 分钟左右，每日 2 次，力度以适中为宜。

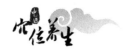

3. 拔罐疗法

取穴：肝俞、脾俞、中脘、足三里。

操作方法：留罐 10～15 分钟，起罐后，可再在各穴艾灸 5 壮，每日 1 次。

六、生活贴士

1. 起居有常 保持良好的生活作息习惯及良好的动作模式，动静适宜。对反复呕吐或呕吐不止者，应卧床休息，密切观察病情变化。服药时，尽量选择刺激性、气味均小的，否则随服随呕，更伤胃气。对于服药方法，应少量频服为佳，以减少胃的负担。根据情况，以热饮为宜，并可加入少量生姜或生姜汁，以免格拒难下，逆而复出。若恶心呕吐发生在进食之后，要尽量保持安静，多休息，少运动，保持良好的休息，由此可减轻不适程度。

2. 情志舒畅 应保持心情舒畅，避免精神刺激；肝气犯胃者，尤当注意。

3. 饮食有节 在饮食方面应注意调理。脾胃素虚者，饮食不宜过多，同时勿食生冷瓜果等，禁服寒凉药物。若胃中有热，忌食肥甘厚腻、辛辣香燥之品和醇酒等，禁服温燥药物，戒烟。生活中易发生恶心呕吐的人群要保持多餐少量的饮食习惯，尽量避免食用比较油腻和刺激性比较大的食品。

4. 消除诱因 发生恶心呕吐之后，要尽量远离某些气味和食物，这样能有效减轻呕吐感。在日常生活中，如果实在避免不了一些气味的话，可以考虑随身带一些喷雾剂或香料，但是要避免刺激性过大。育龄期女性注意排除妊娠呕吐。

5. 及时就医 若出现喷射状呕吐，或呕吐物中带血、色黑等情况，应立即到医院就诊。

第十二节 ◇ 心悸的穴位养生

心悸通常指自觉心中悸动，惊惕不安，甚则不能自主的一种病证，临床一般多呈发作性，每因情绪波动、或劳累过度而发作，且常伴胸闷、气短、失眠、健忘、眩晕、耳鸣等。

一、病因病机

1. **体虚劳倦** 禀赋不足，素体虚弱；或久病伤正，耗损心之气阴；或劳倦太过伤脾，生化之源不足，致气血阴阳亏损，脏腑功能失调，心神失养，发为心悸。

2. **七情所伤** 平素心虚胆怯，突遇惊恐，扰动心神，不能自主而发心悸。

3. **感受外邪** 风、寒、湿三气杂至，合而为痹。痹证日久，复感外邪，内舍于心，痹阻心脉，心血运行受阻，发为心悸。或风寒湿热之邪，由血脉内侵于心，耗伤心气心阴，亦可引起心悸。

4. **药食不当** 嗜食醇酒厚味、煎炸炙煿，蕴热化火生痰，痰火上扰心神，可引起心悸。

二、治疗原则

当辨清虚实，分清标本缓急，治宜调理心气，安神定悸。以手厥阴、手少阴经穴及相应的俞、募穴为主。

三、辨证分型

1. **心虚胆怯证** 自觉心中悸动，惊惕不安，甚则不能自主，常因惊恐而发，兼见气短自汗，神倦乏力，少寐多梦。舌淡，苔薄白，脉弦细。

2. **心血不足证** 自觉心中悸动，惊惕不安，兼见头晕，失眠健忘，面色不华。舌淡，苔薄白，脉细弱。

3. **心阳不振证** 自觉心中悸动不安，甚则不能自主，兼见胸

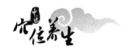

闷气短，面色苍白，形寒肢冷。舌淡，苔白，脉沉细或代。

4. 阴虚火旺证 自觉心中悸动，惊惕不安，兼见心烦少寐，头晕目眩，五心烦热，耳鸣腰酸。舌红，少苔或无苔，脉细数。

5. 心血瘀阻证 心中悸动，惊惕不安，兼见胸闷不舒，胸痛时作，或唇甲青紫。舌紫暗或有瘀斑，脉涩或结代。

6. 水气凌心证 心中悸动不安，甚则不能自主，兼见眩晕脘痞，形寒肢冷，或下肢水肿，渴不欲饮，恶心吐涎，小便短少。苔白腻或白滑，脉弦细。

四、重点穴位

1. 郄门 郄门属手厥阴心包经，位于前臂前区，腕掌侧远端横纹上 5 寸，掌长肌腱与桡侧腕屈肌腱之间。郄门有宁心安神、清营凉血功效。该穴是手厥阴心包经的郄穴，善治血证。心包属相火，心藏神，主血脉，故能凉血止血，宁心安神。《针灸大成》曰："郄门，掌后去腕五寸，手厥阴心包络脉郄。……主呕血，衄血，心痛呕哕，惊恐畏人，神气不足。"说明郄门对心脏病变具有治疗作用。

2. 厥阴俞 厥阴俞属足太阳膀胱经，位于脊柱区，第 4 胸椎棘突下，后正中线旁开 1.5 寸。厥阴俞具有宽胸理气、活血止痛功效。《类经》记载："凡治病者，但治包络之腧，即所以治心也。"病邪犯心，首犯心包，心包代心受邪，所以心脏受病，当调心包经。现代研究表明，厥阴俞解剖部位有第 4、第 5 对胸神经分支通过，内脏疾病常在与其相同脊髓节段的躯体分布区域有牵掣痛、敏感点或"阳性反应物"，而刺激该处可调整心脏功能。

3. 膻中 膻中属任脉，位于胸部，横平第 4 肋间隙，前正中线上。膻中为气之会穴，又是心包募穴，邻近心肺，具有宽胸理气、调理心肺、行气活血功效，可用于治疗心病、肺病及胸部病。明代杨继洲在《针灸大成》中明确指出，膻中是治疗气病的特效穴。本穴为气会，是宗气所聚之处，也是调理一身气机的重要穴位。

4. **神门** 神门属手少阴心经，位于腕前区，腕掌侧远端横纹尺侧端，尺侧腕屈肌腱桡侧缘。神门为心经走行于腕部的输穴、原穴，发挥远治作用，可治疗远部脏腑疾病与神志病。现代研究发现，刺激神门可达护心、清心、定窍的功效，可用于治疗心痛、心悸、心痹、心烦、癫痫等。

5. **内关** 内关属手厥阴心包经，位于前臂前区，腕掌侧远端横纹上 2 寸，掌长肌腱与桡侧腕屈肌腱之间。内关有宁心安神、理气和胃功效。藏象学说认为，心包络是心之外膜，外邪侵袭于心，首先包络受病。内关属"起于胸中，出属心包络"的手厥阴心包经之络穴。基于"经脉所过，主治所及"的理论，以及心包代心受邪之说，内关擅治心系疾病。这个穴位最大的好处在于，可以帮助调理心脏和呼吸系统疾病。因此，心悸的时候按摩内关具有良好效果。

五、治疗方法

1. 推拿疗法

手法：指按、指揉、擦等。

操作方法：①受术者取坐位或仰卧位，施术者分别以指按法、指揉法在膻中、内关上操作各 3 分钟；按揉内关的同时配合深呼吸 5 分钟；横擦前胸部，以透热为度。②受术者取坐位或俯卧位，施术者分别以一指禅推法、指按法、指揉法在心俞、厥阴俞上操作各 3 分钟，侧擦背部，以透热为度。

2. 刮痧疗法

取穴：厥阴俞、心俞、神堂、至阳、足三里、三阴交、太溪、大敦。

工具：水牛角刮痧板、红花油。

操作方法：在厥阴俞、心俞、神堂、至阳、足三里、三阴交、太溪、大敦等穴位处均匀涂抹红花油，厥阴俞、心俞用平刮

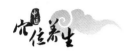

法，神堂、至阳用角刮法，足三里、三阴交、太溪、大敦及上肢内侧用斜刮法。可加用天突、膻中、巨阙，用拇指揉法，以局部酸胀为度。

注意事项：病重者要先采取药物疗法，缓解期方可采用刮痧疗法。

3. 拔罐疗法

取穴：胸阳痹阻，选心俞、巨阙；瘀血阻络，选心俞、膈俞、巨阙、膻中、间使和神门。

操作方法：先仰卧位取胸腹部和前臂穴位吸拔，然后俯卧位取腰背部穴位吸拔，可用泻法加重吸拔，留罐15分钟，每天1次，15次为1个疗程。间隔1周后再行下一疗程。

4. 足部按摩

反射区：心、肺、肾。

操作方法：取心、肺、肾反射区进行重点刺激。心反射区用拇指点按30～40次，按揉1分钟左右，以酸胀或微微疼痛为度。肺反射区用拇指推法，由外向内推10～20次；肾反射区用拇指推法，由上至下推10～20次。

5. 手部按摩

反射区：心、脾、肾。

操作方法：①受术者取坐位或仰卧位，掌心向上，在手部均匀涂抹按摩介质，如按摩膏、凡士林等。②首先对全掌施以放松手法，分别从大鱼际、小鱼际开始向指根方向揉捏手掌，频率为60～100次/min，然后分别揉捏或捻动每根手指，使整个手部处于放松状态。③在心反射区施以拇指按揉法，频率为60～100次/min，按揉3～5分钟，以反射区局部产生酸、热、痛的感觉为度。④点揉脾、肾反射区，反复操作2～3分钟。再施以拇指按揉法，频率为60～100次/min，按揉2～3分钟，至局部产生酸痛感为度。但注意手法要深透柔和，逐渐加力。

六、生活贴士

1. 起居有时 作为心悸人群，为不耗伤心气，应做到生活有规律，起居有时。保证一定的休息和睡眠，尤其是老年人睡眠时间不宜过短，更不可以夜代昼。心神得养，心悸自安。

2. 寒温适宜 心悸人群平素要注意气候的变化，避免风、寒、湿、热等外邪侵袭。因此，心悸人群，要寒温适宜，所谓"虚邪贼风，避之有时"。

3. 调摄精神 心悸多因情志刺激和受惊恐而诱发，故心悸人群进行精神调摄是十分必要的。《素问·举痛论》曰："惊则心无所倚，神无所归，虑无所定，故气乱矣。"《证治要诀》指出："久思所爱，触事不意，虚耗真血，心血不足，遂成怔忡。"因此，心悸人群要保持心情愉快，避免刺激，可减少发病。

第十三节 ◇ 自汗盗汗的穴位养生

本病是指汗液外泄失常的病证。不因外界环境因素的影响，白昼时时汗出，动则益甚者，称自汗；寐中汗出，醒来自止者，称盗汗。临床一般以自汗最为多见，而盗汗作为症状，既可单独出现，也常伴见于其他疾病过程中。西医学中的自主神经功能紊乱、甲状腺功能亢进症、风湿热、围绝经期综合征及结核病等均可见汗出异常。

一、病因病机

1. 肺气不足 素体薄弱，病后体虚，或久患咳喘，耗伤肺气，肺与皮毛相表里，肌表疏松，表虚不固，腠理开泄而致自汗。

2. 营卫不和 由于体内阴阳的偏盛偏衰，或表虚之人微受风邪，导致营卫不和，卫外失司，而致汗出。

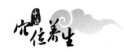

3. **心血不足**　思虑太过，损伤心脾，或血证之后，血虚失养，均可导致心血不足。因汗为心之液，血不养心，汗液外泄太过，引起自汗或盗汗。

4. **阴虚火旺**　烦劳过度，亡血失精，或邪热耗阴，以致阴精亏虚，虚火内生，阴津被扰，不能自藏而外泄，导致盗汗或自汗。

5. **邪热郁蒸**　由于情志不舒，肝气郁结，肝火偏旺，或嗜食辛辣厚味之品，或素体湿热偏盛，以致肝火或湿热内盛，邪热郁蒸，津液外泄而致汗出增多。

二、治疗原则

虚证当根据证候的不同而治以益气、养阴、补血、调和营卫；实证当清肝泄热，化湿和营；虚实夹杂者，则根据虚实主次而适当兼顾。

三、辨证分型

1. **肺卫不固证**　白昼时时汗出，动则益甚，或寐中汗出，醒来自止，兼见汗出恶风，稍劳尤甚，易于感冒，体倦乏力，面色少华，苔薄白，脉细弱。

2. **阴虚火旺证**　白昼时时汗出，动则益甚，或寐中汗出，醒来自止，兼见夜寐盗汗，或有自汗，五心烦热，或兼午后潮热，两颧色红，口渴，舌红少苔，脉细数。

3. **心血不足证**　白昼时时汗出，动则益甚，或寐中汗出，醒来自止，兼见睡则汗出，醒则自止，心悸怔忡，失眠多梦，神疲气短，面色少华，舌质淡，苔白，脉细。

4. **邪热郁蒸证**　白昼时时汗出，动则益甚，或寐中汗出，醒来自止，兼见蒸蒸汗出，汗黏，易使衣服黄染，面赤烘热，烦躁，口苦，小便色黄，舌苔薄黄，脉弦数。

四、重点穴位

1. 神阙 神阙属任脉，具有温阳救逆、利水固脱、调和气血、调理脾胃、宁心安神等功用。《厘正按摩要术》曰："脐通五脏，真神往来之门也，故名神阙。"《医学原始》云："人之始生，先脐与命门。"说明了神阙与人体的十二经脉、五脏六腑、四肢百骸、皮毛骨肉有着密切的生理、病理联系。临床上以药物贴敷神阙，用于汗证的调护，效果很好，可以作为中医护理的优势病种之一。

2. 阴郄 阴郄属手少阴心经，位于前臂前区，腕掌侧远端横纹上 0.5 寸，尺侧腕屈肌腱桡侧缘。阴郄具有清心滋阴、安神固表功效。阴郄为手少阴心经郄穴，可收敛浮阳，固摄心液，而达止汗之功。阴郄主治心痛、惊悸、骨蒸盗汗、吐血、衄血、心律不齐、神经衰弱、肺结核等。

3. 大椎 大椎属督脉，位于脊柱区，第 7 颈椎棘突下凹陷中，后正中线上。大椎具有清热解表、截疟止痛的功效。大椎为机体联络脏腑、协调表里内外的重要穴位。《针灸甲乙经》即言大椎为"三阳督脉之会"，可代表督脉监督调节各阳经上传下达，从而达到统帅经络功能、协调脏腑活动的作用。

4. 后溪 后溪属手太阳小肠经，位于手内侧，第 5 掌指关节尺侧近端赤白肉际凹陷中。后溪具有清心安神、通经活络作用。后溪为手太阳小肠经输（木）穴。《针灸大成·脏腑井荥俞经合主治》言"体重节痛刺后溪（俞）""俞之所治，不以五脏六腑，皆主体重节痛"，故后溪擅治各类经络阻滞不通之痛证。后溪五行属木，补之可滋补肾阴、滋水涵木，泻之能清泻实热、降火安神，故能治疗诸多疾病。

5. 三阴交 三阴交属足太阴脾经，位于小腿内侧，内踝尖上 3 寸，胫骨内侧缘后际。三阴交有健脾理血、益肾平肝作用。三阴交作为足三阴经的交会穴，亦是肝、脾、肾经气交汇的聚集

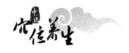

点，对肝、脾、肾有综合调治作用。三阴交能滋养肝血、填充肾精、健益脾胃、化生气血、充养三脏。

五、治疗方法

1. 推拿疗法

取穴：三阴交、涌泉、复溜、合谷。

操作方法：取仰卧位，两腿屈曲，两手掌对搓发热后，从三阴交过踝关节至踇趾根外一线往返摩擦，操作至透热为止，接下来左右手分别搓涌泉至局部发热；后以拇指指腹顺时针按揉三阴交、复溜各 5～10 分钟，以微微发热为宜。然后逆时针按揉合谷 5～10 分钟，以感到酸胀为宜。其中，按揉三阴交、复溜时用力方向要朝向头部，按揉合谷时用力方向宜朝向手指远端。

2. 艾灸疗法

主穴：神阙。

配穴：气虚，配大椎；阴虚，配阴郄。

操作方法：可以选择艾条进行温和灸。将艾条点燃的一端对准穴位，距离皮肤 2～3cm，以局部感觉有温热感而无灼痛为宜，每次 10～15 分钟，灸至皮肤红晕即可。

3. 耳穴贴压
用磁疗贴贴敷于受术者耳的相应穴位，每次按压 2～3 分钟，4～5 次 /d，每天更换磁疗贴，双耳交替贴敷。气虚者取肾上腺、肺、内分泌等，阴虚者选用神门、三焦、交感等。

4. 脐部贴敷
将研成粉末状的适当药物调入适量蜂蜜及鸡蛋清制成饼状，放于受术者脐部（神阙），再用医用胶布固定，维持 4～6 小时左右，每天 1 次，连续贴敷 10～14 天。气虚者选用黄芪、五倍子、防风、白术等中药，阴虚者选用煅牡蛎、煅龙骨、白矾等中药。

六、生活贴士

1. 夏秋季适量运动
在夏秋季节，要对固护体表引起注意，

避免在炎热天气做大量运动，以免汗多伤阳。

2. 避免贪凉受风寒 还应避免贪凉饮冷，注意不要直吹空调，以免风寒伤阳，出现自汗、感冒等病证。

3. 起居生活需规律 平时自汗、盗汗者应注意劳逸结合，勤洗澡，勤换衣被，保持身体清洁，注意适量体育锻炼，增强体质。

如果经休息调节后仍不能缓解症状，应及时就医，控制自汗、盗汗症状，以免引发其他疾病。

第十四节 ◇ 颈椎病的穴位养生

颈椎病是以头枕、颈项、肩背、上肢等部位疼痛以及进行性肢体感觉和运动功能障碍为主症的疾病。由于颈椎骨质增生、项韧带钙化、颈椎间盘萎缩退化等改变，刺激或压迫颈部神经、脊髓、血管而产生一系列症状和体征。该病共分为 6 型，即颈型、神经根型、脊髓型、椎动脉型、交感型和混合型。

一、病因病机

本病常由睡眠姿势不正，或枕头高低不适，或因负重颈部过度扭转，使颈部脉络受损；或风寒侵袭颈背部，寒性收引，使筋络拘急；颈部筋脉失和，气血运行不畅，不通而痛。颈项侧部主要由手三阳经和足少阳经所主，因此手三阳经和足少阳筋络受损，气血阻滞，是本病的主要病机。

二、治疗原则

急性期以疏风散寒、活血止痛为主治原则；缓解期以疏经通络、散结止痛为主治原则；恢复期以益气活血、补益肝肾为主治原则。

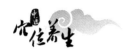

三、辨证分型

1. 风寒痹阻证 头枕、颈项、肩背、上肢等部位疼痛以及进行性肢体感觉和运动功能障碍，久卧湿地或夜寐露肩而致项强脊痛，肩臂酸楚，颈部活动受限，甚则手臂麻木冷痛，遇寒加重，舌淡苔白，脉弦紧。

2. 劳伤血瘀证 头枕、颈项、肩背、上肢等部位疼痛以及进行性肢体感觉和运动功能障碍。多在外伤后出现颈项、肩臂疼痛，手指麻木，劳累后加重，项部僵直或肿胀，活动不利，肩胛冈上下窝及肩峰有压痛，舌质紫暗、有瘀点，脉涩。

3. 肝肾亏虚证 颈项、肩臂疼痛，四肢麻木乏力，头晕耳鸣，腰膝酸软，遗精，月经不调，舌红少苔，脉细弱。

四、重点穴位

1. 颈夹脊 颈夹脊位于颈部正中线两侧，第 1～7 颈椎棘突下缘旁开 0.5 寸处，每侧 7 穴。主治头面部疾病、颈项部疾病。

2. 天柱 天柱属足太阳膀胱经，位于颈后区，横平第 2 颈椎棘突上缘，斜方肌外缘凹陷中。天柱具有清头明目、强筋骨功效。中医学认为，头为"诸阳之会，清阳之府"，是调节全身气血津液的关键位置，而天柱乃脏腑之气输注的处所，故可主治诸多病证。天柱是膀胱经经气输注之处，故可起到"活血通络、祛瘀止痛"之效，达到活血行气的目的，从而治疗颈部疼痛。

3. 后溪 后溪属手太阳小肠经，位于手内侧，第 5 掌指关节尺侧近端赤白肉际凹陷中。后溪有清心安神、通经活络功效。后溪为手太阳小肠经输（木）穴。《针灸大成·脏腑井荥俞经合主治》言"体重节痛刺后溪（俞）""俞之所治，不以五脏六腑，皆主体重节痛"，故后溪擅治各类经络阻滞不通之痛证。后溪五行属木，补之可滋补肾阴、滋水涵木，泻之能清泻实热、降火安神，故能治疗诸多疾病。

4. 申脉 申脉属足太阳膀胱经，位于踝区，外踝尖直下，外踝下缘与跟骨之间凹陷中。申脉具有清热安神、利腰膝功效。申脉通于阳跷脉，"阳跷主一身左右之阳"。正所谓"血得温则行，得寒则凝"，后溪和申脉均能温煦气血，推动全身气血运行，起到活血化瘀的功效。

五、治疗方法

1. 推拿疗法

手法：按、揉、拿、搓拿、揉擦等。

操作方法：①受术者取坐位，施术者立于其后，用拇指指腹与中指指腹同时按揉风池1分钟；从风池起至颈根部，用拇指指腹与示、中二指指腹对称用力拿捏颈项两旁软组织，由上而下操作5分钟左右。随后放松受术者颈肩部、上背部及上肢肌肉5分钟左右。②施术者两前臂尺侧放于受术者两侧肩部并向下用力，双手拇指顶按在风池上方，其余四指及手掌托住下颌部，嘱受术者身体下沉，术者双手向上用力，前臂与手同时向相反方向用力，把颈牵开，边牵引边使头颈部前屈、后伸及左右旋转。③提拿受术者两侧肩井部，以肱二头肌和肱三头肌为主，用多指横拨腋下臂丛神经分支，使受术者手指有串麻感为宜。④牵抖患侧上肢2～3次，最后拍打肩背部和上肢，使受术者有轻快感为宜。

2. 刮痧疗法

取穴：风池、天柱、肩井、大椎、大杼、天宗、肩背部、膈俞、肾俞、曲池、列缺、合谷。

方法：采用直接刮法。

工具：水牛角刮痧板、红花油。

操作方法：在风池、天柱、肩井、大椎、大杼、天宗、膈俞、肾俞、曲池、列缺、合谷等处均匀涂上红花油后，用刮痧工具直接接触受术者皮肤。风池、天柱、大椎、大杼、列缺、合谷

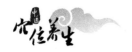

采用角刮法，肩井、曲池采用斜刮法，天宗、膈俞、肾俞采用平刮法。

注意事项：进行刮治时嘱受术者尽量放松，实施完成后嘱其进行功能锻炼以活血通络。

3. 拔罐疗法

主穴：大椎、大杼、肩中俞、肩外俞、外关、养老。

配穴：气滞血瘀，加肺俞、膈俞；肝肾阴亏，加肝俞、肾俞；风寒痹阻外袭，加风门、合谷。

操作方法：隔3日1次，10次为1个疗程，疗程间隔7天。

4. 足部按摩

反射区：斜方肌、颈。

操作方法：①推按斜方肌反射区：一手固定足的前半部，另一手用拇指指腹由足外侧向足内侧推按斜方肌反射区，约推按50～100次；②点揉颈反射区：一手固定踇趾，另一手用拇指指端在颈反射区点按50～100次，以自觉酸胀为佳。

六、生活贴士

1. 用枕适当　人生的1/3是在床上度过的，枕头的高低软硬对颈椎有直接影响。最佳的枕头应该能支撑颈椎的生理曲线，并保持颈椎平直。

2. 颈部保暖　颈部受寒冷刺激会使肌肉血管痉挛，加重颈部板滞疼痛。在秋冬季节，最好穿高领衣服；天气稍热，夜间睡眠时应注意防止颈肩部受凉；炎热季节，空调温度不能太低。

3. 姿势正确　颈椎病的主要诱因是工作学习的姿势不正确。良好的姿势能减少劳累，避免损伤。低头时间过长，使肌肉疲劳，颈椎间盘出现老化，并出现慢性劳损，会继发一系列症状。

4. 避免损伤　颈部损伤也会诱发颈椎病。除了注意姿势以外，乘坐快速的交通工具，遇到急刹车时，头部向前冲去，会发生损伤。因此，要注意保护自己，不要在车上打瞌睡，坐座位时可适当扭转身体，侧面向前；体育比赛时更要避免颈椎损伤；颈椎病急性发作时，颈椎要减少活动，尤其要避免快速转头，必要时用颈托保护。

第十五节 ◇ 肩周炎的穴位养生

肩周炎是以肩部疼痛，痛处固定，活动受限为主症的疾病。因本病多发于 50 岁左右成年人，故俗称"五十肩"。后期常出现肩关节粘连，活动明显受限，又称"冻结肩"。肩周炎是由于肩周的肌肉、肌腱、韧带、滑囊和关节囊等软组织发生慢性无菌性炎症，导致关节内外粘连，阻碍肩关节活动所致。部分患者由肱二头肌腱鞘炎、冈上肌炎、肩峰下滑囊炎等发展而来。

一、病因病机

本病多因体虚、劳损、风寒侵袭肩部，使经络气血不通所致。肩部感受风寒，阻闭气血，或劳作过度、外伤，损及筋脉，气滞血瘀，或年老气血不足，筋骨失养，皆可使肩部脉络气血不通则痛。

二、治疗原则

急性期以缓解疼痛为主，针灸治疗取穴以远端腧穴为主，或远端腧穴配合局部腧穴、阿是穴；慢性期及功能恢复期以纠正肩关节功能活动障碍为主，针灸治疗取穴以局部邻近腧穴、阿是穴为主，配合远端腧穴。针灸治疗急性期肩周炎，以循经选取远端腧穴为主，强刺激，并配合局部腧穴。

三、辨证分型

1. **主症** 肩周疼痛、酸重，夜间为甚，常因天气变化及劳累而诱发或加重，肩前、肩后或外侧压痛，主动和被动外展、后

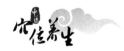

伸、上举等功能明显受限，后期可出现肌肉萎缩。

2. 证型

（1）风寒湿痹证：可见肩周重滞疼痛、酸胀不舒，夜间尤其明显，肩关节屈伸不利，苔薄白或白腻，脉弦滑或沉细。

（2）气血两虚证：可见面色无华、气短乏力，肩关节疼痛，劳累则疼痛加重，休息则减轻，舌淡苔薄白，脉沉细乏力。

（3）肝肾亏虚证：可见头晕、目眩、耳鸣、步履无力，肩关节功能障碍明显，举动无力，但疼痛不甚明显，舌偏红，脉细弱。

（4）筋骨损伤证：可见骨折以及上肢其他部位筋骨损伤，长期固定或日久的累积性损伤，使瘀血凝滞，肩部活动障碍。舌暗红，苔薄白，脉沉涩。

四、重点穴位

1. 肩髃　肩髃属手阳明大肠经，为手阳明、阳跷之交会穴，位于三角肌区，肩峰外侧缘前端与肱骨大结节两骨间凹陷中（图9-15-1）。肩髃有活血散风、通利关节功效。中医学认为，刺激手阳明经穴位有助于坚固卫阳，具有增强机体免疫力、祛风散寒除湿功效。根据"腧穴所在，主治所在"，临床上多取肩髃治疗肩周炎。肩髃是手阳明、阳跷之交会穴，而阳明经多气多血，能温经通脉、推动阳气运行，气行则血行，血行则瘀散，气血畅通则身体不痛。

2. 肩髎　肩髎属手少阳三焦经，位于三角肌区，肩峰角与肱骨大结节两骨间凹陷中（图9-15-1）。肩髎具有祛风湿、通经络功效，常用来治疗臂痛、肩重不能举。

3. 肩贞　肩贞属手太阳小肠经，位于肩胛区，肩关节后下方，腋后纹头直上1寸（图9-15-1）。肩贞有清头聪耳、通经活络作用。肩髃、肩髎、肩贞分别为手阳明、手少阳、手太阳经穴，此三穴可疏通肩部经络气血，通经活络而止痛。《玉龙赋》载：

"风湿传于两肩，肩髃可疗。"《针灸甲乙经》言："肩重不举，臂痛，肩窌主之。"《针灸大成》云："肩贞……主伤寒寒热，耳鸣耳聋，缺盆肩中热痛，风痹，手足麻木不举。"研究发现，肩髃、肩髎、肩贞等局部穴区与病变所涉及的肌肉、肌腱、韧带、关节囊、滑囊存在体表对应关系；肩髃、肩髎、肩贞这3个穴能改善局部血液循环，减轻炎症反应，使粘连松解，从而减轻疼痛、改善肩关节功能。

4. 肩前 肩前属经外奇穴，位于肩前区，正坐垂肩，腋前皱襞顶端与肩髃连线的中点（图9-15-2）。通常用于治疗肩臂痛、臂不能举。肩前与肩髃、肩后3个穴位合称肩三针，常用于治疗肩部疾病。

5. 阳陵泉 阳陵泉属足少阳胆经，位于小腿外侧，腓骨头前下方凹陷中。阳陵泉具有疏肝利胆、强健腰膝功效。阳陵泉为八会穴之筋会。灸阳陵泉可发挥腧穴的特殊治疗作用，达到通经络、强筋骨、除痹痛的效果。此穴位于膝关节周围，便于发挥腧穴的局部治疗作用。

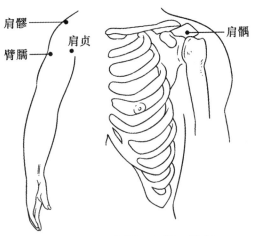

图9-15-1　肩髃、肩髎、肩贞

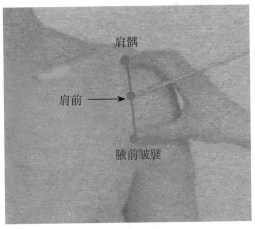

图9-15-2　肩前

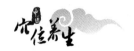

五、治疗方法

1. 推拿疗法

手法：揉、拿捏、点压等。

操作：①松解放松法：受术者坐位，施术者站于施术侧，用一手托住受术者上臂使其微外展，另一手用揉法或拿揉法施术，重点在肩前部、三角肌部及肩后部施术。同时配合患肢被动外展、旋外和旋内活动，以缓解肌肉痉挛，促进粘连松解。②解痉止痛法：接上势，施术者用点压法依次点压肩井、秉风、天宗、肩内陵、肩贞、肩髃各穴，以酸胀为度；对有粘连部位或痛点也施点压法，以解痉止痛，剥离粘连。③运动关节法：接上势，施术者一手扶住患肩，另一手握住其腕部或托住肘部，以肩关节为轴心做环转摇动，幅度由小到大。然后再做肩关节内收、外展、后伸及内旋的扳动。本法适用于肩关节功能障碍明显者，具有松解粘连、滑利关节作用。④舒筋活血法：接上势，施术者先用搓揉、拿捏手法施于肩部周围，然后握住受术者腕部，将患肢慢慢提起使其上举，并同时做牵拉提抖，最后用搓法从肩部到前臂反复上下搓动 3～5 遍，以放松肩臂，从而达到舒筋活血作用。

2. 艾灸疗法　灸法主要用于因风、寒、湿邪侵袭所致肩部疼痛，可以温经通络。灸法具有调脏腑、温煦阳气、激发经气的作用，可促进炎症消退和功能恢复。适用于慢性期及功能恢复期的风寒湿型、气血虚型肩痛。

操作方法：受术者取侧卧位，暴露疼痛侧肩部，取圆柱形长条艾卷，每次选取 3～4 个穴位，使用温和灸法。施灸时，将艾条点燃的一端对准应灸部位，距皮肤 2～3cm，使受术者局部有温热感而无灼痛为宜，一般每处灸 10～15 分钟，至皮肤红晕为度。

疗程：每日或隔日 1 次，治疗 2 周至 1 个月。

注意事项：感觉障碍者，慎用灸法；注意艾条与皮肤的距离，以受术者感觉温热而不被灼伤为度。对于昏厥、局部知觉迟钝的人，可将示、中二指分开置于施灸部位两侧，以手指感知局部受热程度，以便及时调节艾条高度，防止烫伤。

3. 刮痧疗法 刮痧具有疏经活络、改善微循环、促进新陈代谢等作用，可显著改善肩部组织的拘挛程度。

取穴：风池、肩井、肩贞、肩髃、臂臑、曲池、合谷。

操作方法：采用直接刮法。

工具：水牛角刮痧板、红花油。

操作方法：①肩部刮痧：受术者采用端坐位，用弧线刮法刮拭，由风池从上向下刮，经过肩井，刮向肩端，手法应流畅。每侧刮 15～20 次，力量均匀适中，在风池、肩井可行点压按揉手法以缓解疼痛。②上肢刮痧：受术者采用端坐位，用直线刮法，先刮拭肩头上下，即从膈俞到肩贞，从肩髃到臂臑；然后沿手阳明大肠经循行线刮拭，即从肩髃过曲池到合谷。一手牵拉前臂，另一手握刮板，由肩上的肩髃向下刮，经过曲池，直到合谷，刮 15～20 次。在肩髃、曲池处可稍加力重刮，其他部位轻手法相连，合谷处用刮板的棱角点压按揉 3～5 次。

疗程：每周 1～2 次，治疗 2 周至 1 个月。

注意事项：①刮痧时应保持室内温度适宜，避免伤风受寒；②治疗部位有皮肤破损，或有接触性皮肤传染病者，不宜刮痧；③有出血倾向者，不宜刮痧；④刮痧后不宜立即洗澡；⑤刮痧后痧斑未退者，不宜在原处再次刮痧。

4. 拔罐疗法

取穴：肩髃、天宗、阿是穴（即肩部压痛点）。

操作方法：首先在疼痛不适侧肩部进行按压，用真空拔罐器拔罐 10～15 分钟，每隔 2～4 日 1 次，连续 3 次为 1 个疗程。受术者平时加强功能锻炼。

六、生活贴士

1. 纠正不良姿势 经常伏案工作或双肩经常处于外展工作的

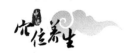

人群是肩周炎的高发人群。因此，平时应注意调整姿势，避免长期的不良姿势和姿势僵硬造成的损伤，以免造成肩周炎。

2. 注意防寒保暖　肩部受凉是肩周炎的常见原因。寒冷湿气侵袭机体，可引起肌肉组织和小血管收缩，使组织代谢减慢，从而产生较多代谢产物，如乳酸及致痛物质聚集，导致肌肉组织受刺激而发生痉挛，久则引起肌细胞纤维样变性，肌肉收缩功能障碍而引发各种症状。因此，在日常生活中注意防寒保暖，特别是避免肩部受凉，对于预防肩周炎十分重要。

3. 加强肩部锻炼　肩部锻炼很重要，对于预防肩周炎的发生非常关键。平时要注重关节的运动，可选择游泳、太极拳等运动，或在家中使用拉力器、哑铃等器械帮助锻炼肩部，但一定要注意，切勿用力过猛，以免造成肩关节及其周围软组织损伤。

4. 补充胶原蛋白　胶原蛋白是组成韧带和腱鞘的主要成分，当胶原蛋白出现问题时则会影响关节功能。骨骼由磷酸钙和骨胶原组成。骨胶原蛋白对于关节和骨骼的健康有着至关重要的作用。

第十六节 ◇ 腰痛的穴位养生

本病是以腰部疼痛为主要症状的一类病证，可表现在腰部一侧或两侧，也可牵涉上下左右各部组织。因腰脊相邻，其疼痛部位或以正中脊部为重，或在脊柱两侧腰部为甚，故一般称腰脊痛，或统称腰痛。导致腰痛的常见疾病有腰部骨质增生、椎间盘突出症、腰椎肥大、椎管狭窄、腰部骨折、椎管肿瘤、腰部急慢性外伤或劳损、腰肌劳损、强直性脊柱炎等。

一、病因病机

腰为肾之府，乃肾之精气所溉之域。肾与膀胱相表里，足太阳经过之。此外，任、督、冲、带诸脉，亦布其间，故内伤则不外肾虚。而外感风寒湿热诸邪，以湿性黏滞，湿流下，最易痹着腰部，所以外感总离不开湿邪为患。内外二因，相互影响。如《杂病源流犀烛·腰脐病源流》指出："腰痛，精气虚而邪客病也。……则肾虚其本也，风寒湿热痰饮，气滞血瘀闪挫其标也。或从标，或从本，贵无失其宜而已。"说明肾虚是发病关键所在，风寒湿热的痹阻不行，常因肾虚而客，否则虽感外邪，亦不致出现腰痛。至于劳力扭伤，则和瘀血有关，临床上亦不少见。基本病机是腰部经络不通，气血痹阻，或肾精亏虚，腰部失于濡养、温煦。本病病位在腰部，与肾、足太阳膀胱经、督脉等关系密切。

二、治疗原则

腰痛主要治以舒筋通络，活血化瘀。其治疗当分标本虚实。感受外邪属实，实者以祛邪活络为要，针对病因，施之以活血化瘀、散寒除湿、清泻湿热等法；内伤致病多属虚，虚者以补肾壮腰为主，兼调养气血；虚实兼夹者，分清主次，标本兼顾治疗。

三、辨证分型

1. 寒湿腰痛证 腰部冷痛重着，转侧不利，逐渐加重，每遇阴雨天或腰部感寒后加剧，痛处喜温，得热则减，苔白腻而润，脉沉紧或沉迟。

2. 湿热腰痛证 腰髋弛痛，牵掣拘急，痛处伴有热感，每于夏季或腰部着热后痛剧，遇冷痛减，口渴不欲饮，尿色黄赤，或午后身热，微汗出，舌红苔黄腻，脉濡数或弦数。

3. 瘀血腰痛证 痛处固定，或胀痛不适，或痛如锥刺，日轻夜重，或持续不解，活动不利，甚则不能转侧，痛处拒按，面晦唇暗，舌质隐青或有瘀斑，脉多弦涩或细数。病程迁延，常有外伤、劳损史。

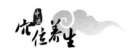

4. 肾虚腰痛证 腰痛以酸软为主，喜按喜揉，腿膝无力，遇劳则甚，卧则减轻，常反复发作。偏阳虚者，则少腹拘急，面色㿠白，手足不温，少气乏力，舌淡，脉沉细；偏阴虚者，则心烦失眠，口燥咽干，面色潮红，手足心热，舌红少苔，脉弦细数。

四、重点穴位

1. 肾俞 肾俞属足太阳膀胱经，位于脊柱区，第2腰椎棘突下，后正中线旁开1.5寸。"腰为肾之府"，肾虚为腰痛的本因。肾俞为治疗腰痛的首选穴位，为肾气传送、传输之地，可壮阳气、滋阴精，有强腰之功。按揉或艾灸该穴位可以疏通局部经气，调和局部气血运行，以达到通络止痛的目的。

2. 大肠俞 大肠俞属足太阳膀胱经，位于脊柱区，第4腰椎棘突下，后正中线旁开1.5寸。大肠俞具有理气降逆、调和肠胃功效。《医宗金鉴》："大肠俞治腰脊疼，大小便难此可通，兼治泄泻痢疾病，先补后泻要分明。"可见，古代医家已把大肠俞作为治疗肠腑病变及腰痛的经验穴。

3. 委中 委中属足太阳膀胱经，位于膝后区，腘横纹中点，具有舒筋活络、泄热清暑、凉血解毒功效。足太阳膀胱经从头走足，于背部形成两条夹脊的经脉，直达腰骶，下至腘窝，合于委中。依据"经脉所过，主治所及"的经穴特点，委中能通调疏理腰背经脉的气机。

五、治疗方法

1. 推拿疗法

手法：按、揉、点、压等。

操作方法：①受术者取俯卧位，施术者用按、揉手法在受术者脊柱两侧膀胱经及臀部和下肢后外侧施术3～5分钟，以腰部为重点。然后施术者用双手掌重叠用力，沿脊柱由上至下按压腰骶部，反复2～3遍。②继之，施术者先用拇指或肘尖点压腰阳关、肾俞、环跳、承扶、委中及阿是穴，力度以受术者能耐受为度。然后在助手配合拔伸牵引的情况下，用拇指顶推或肘尖按压患处（与突出物方向相反）。③受术者侧卧位，实施腰部斜板法，左右各1次；如果条件许可，也可采用坐位旋转定点扳法。④受术者仰卧位，施术者强制实施直腿抬高至极限位，停顿数秒，反复3～5次。⑤轻柔屈伸、摇转膝髋，拿揉下肢两侧，由上及下。

双掌摩擦至热后，将掌心贴于肾俞，如此反复3～5分钟；或直接用手指按揉肾俞，至出现酸胀感，且腰部微微发热。

2. 刮痧疗法

取穴：肾俞、大肠俞、次髎、环跳、委中、阳陵泉、承山、悬钟、昆仑、腰俞。

工具：水牛角刮痧板、红花油。

操作方法：在腰背部的肾俞、次髎、腰俞，下肢部的环跳、委中、阳陵泉、承山、昆仑等处均匀涂抹红花油后，用水牛角刮痧板进行刮拭。大肠俞、悬钟等穴位采用平刮法，次髎、昆仑采用角刮法，环跳、委中、阳陵泉、承山等采用斜刮法，以局部刮出出血点为度。

注意事项：操作完成后要休息片刻，方可进行活动。平时要注意适度行动，不要做太大幅度的动作，尽量卧硬板床。注意避风寒及潮湿。

3. 拔罐疗法

取穴：三焦俞、肾俞、气海俞、大肠俞、关元俞、委中、华佗夹脊、环中、阳陵泉。

操作方法：隔日1次，7次为1个疗程，疗程间隔5天。

六、生活贴士

1. 保持良好的生活与工作习惯　不过劳，因为过度的、不正确的腰部扭转发力，往往导致腰部肌肉牵拉受力不均匀，局部肌

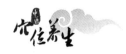

肉持续处于紧张状态，诱发肌肉、筋膜等组织水肿、无菌性炎症及椎体变形等情况发生，进而产生明显酸痛感；不贪凉，因为中医理论认为，腰部保暖不利，极易造成寒凝血瘀，经络不通，不通则痛。

2. 合理饮食，控制体重 摄入高蛋白、高维生素食物，戒烟控酒等，合理饮食，控制体重，也有益于慢性功能性腰部疼痛的整体改善。但要注意的是，患有慢性肝肾疾患、内分泌疾病者，对于一些富含糖类、异质蛋白、磷成分的食物，还需遵从医嘱，谨慎摄入。

3. 要保持正确的体位姿势 比如，工作学习过程中，挺胸直腰，避免持续的单一姿态，适时改变体位，以缓解肌肉疲劳；搬抬重物后，切忌原地上半身的快速扭转发力。再比如，蹲位、坐位与站位的转换过程中，尽量保持上半身直立，下肢发力起身，避免需要腰部肌肉做功的弯腰起身；又比如，避免在软床上长时间睡眠，因为过度柔软的床垫，并不符合人体正常生理曲度要求，而硬板床面铺上厚 10cm 左右的软垫，对于慢性腰痛患者或许是个较为合理的选择。

4. 自我保健过程需要"耐心" 当腰痛、活动不利等症状有所改善后，对于慢性功能性腰痛者，可考虑通过功能锻炼，强化腰背肌肉力量，如按摩、游泳等都是不错的选择，但上述锻炼目标计划的制订需要系统性、渐进性规划，量力而行，切不可急功近利地"突进锻炼"。那样做，不仅难以获得预想的保健效果，还会矫枉过正地导致锻炼损伤等新问题，往往适得其反，甚至加重病情。需要指出的是，不建议患有慢性功能性腰痛的患者长期佩戴护腰，持续使用时间最好不要超出 1 个月。因为，长期佩戴护腰会降低腰部肌肉的使用频率与强度，造成局部肌肉群失用性萎缩，一旦脱离护具则更容易出现急性腰扭伤等急性病变。

第十七节 ◇ 咽喉肿痛的穴位养生

咽喉肿痛是口咽和喉咽部病变的主要症状，以咽喉部红肿疼痛、吞咽不适为主要特征，常伴有咽痒、咽干灼痛，空咽时疼痛加剧，咽异物感，或可伴有咳嗽、声嘶发热、头痛、全身不适等症状，属于中医学"喉痹""急喉风""乳蛾"等范畴。常见于西医学的急性扁桃体炎、急性咽炎和单纯性喉炎、扁桃体周围脓肿等。咽喉为肺胃所属；咽接食管，通于胃；喉接气管，通于肺。其病位在咽喉，涉及肺、胃、肝、肾等脏腑。

一、病因病机

1. **外感** 多因外感风热等邪熏灼肺系，或肺、胃二经郁热上壅，而致咽喉肿痛，属实热证。《医学心悟·咽痛》："咽者，少阴经脉所过之地也，热邪攻之，则咽痛。"

2. **内伤** 多因肾水不足，不制相火，或肾阴不能上润咽喉，虚火上炎，而致咽喉肿痛，属阴虚证。《医学心悟·咽痛》："寒邪直中下焦，逼其无根失守之火，发扬于上，亦令咽痛。"

二、治疗原则

实证以祛邪清热为主，根据病因分别清热宣肺、解毒、化痰散结利咽等；虚证要兼顾气阴，根据病因分别滋阴、益气、温阳利咽等。

三、辨证分型

1. **阴虚燥热证** 咽喉干燥疼痛，口渴欲饮，大便干，小便黄，或兼有声音嘶哑。咽喉疼痛症状较轻。

2. **火毒炽盛证** 咽喉刺痛，起病急促，咽喉肿胀炽红，吞咽困难，舌红苔黄，脉洪数。咽喉疼痛症状较重。

3. **痰湿内蕴证** 咽部隐痛不适，似痰阻于咽喉，咳吐不爽，

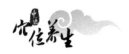

伴头晕，胸闷，舌苔腻。

4. 肾阴虚证 咽喉微痛，病程日久，伴口干，头晕耳鸣，腰酸，虚烦失眠，小便清长，两足不温。多迁延为慢性咽喉疼痛。

四、重点穴位

1. 鱼际 鱼际属手太阴肺经，在手外侧，第 1 掌骨桡侧中点赤白肉际处。鱼际是肺经之荥穴，"荥主身热"，所以具有清肺热的特点。凡外感风热、燥热伤肺，或阴虚内热、热伤肺络等所致病证，均可取鱼际治疗。五行属火，此穴可灭肺经之火，清肺经之热。治疗咽喉肿痛时，常配合谷，有宣肺清热、利咽止痛作用。

2. 少商 少商属手太阴肺经，位于拇指桡侧指甲根角旁约 0.1 寸处。少商是手太阴肺经五输穴中的井穴，有解表清热、通利咽喉、苏厥开窍作用。治疗咽喉肿痛时，常配伍商阳、天突、合谷等。

3. 照海 照海属足少阴肾经，位于踝区，内踝尖下 1 寸，内踝下缘边际凹陷中。照海在奇经八脉中属阴跷，与足少阴肾经交会，通阴跷脉，是八脉交会要穴之一，有滋肾清热、通调三焦之功。本穴善滋阴降火，清心神，固肾气，有引火归原之妙，故能滋阴安神，清泄湿热。

4. 大椎 大椎属督脉，位于后正中线，背部第 7 颈椎棘突与第 1 胸椎棘突之间凹陷处，约与肩平高。大椎位于背部极上，背为阳，故为阳中之阳。大椎为督脉诸穴在横膈以上者，调益阳气之总纲；又为督脉与手太阳、手阳明、手少阳四经之会，故凡阴阳交争一方偏胜不得其平者，多取本穴以调之。

五、治疗方法

1. 刮痧疗法
取穴：鱼际。

操作方法：在穴位局部涂抹红花油或刮痧油，将刮痧板倾斜45°，以鱼际穴为中心，向掌根方向刮拭，刮到出痧即可。

适用范围：阴虚燥热型咽喉肿痛。

注意事项：痧印消除后方可进行下一次刮拭。

2. 按摩疗法

取穴：少商。

操作方法：用拇指指甲和示指偏峰相对，掐压左右拇指指甲旁的少商各 50 次，指力要掌握好，不要掐伤皮肤。

适用范围：火毒炽盛型咽喉肿痛。

取穴：耳尖。

操作方法：用两手拇指和示指相对，分别有节奏地捏提左右耳尖穴各 36 次为 1 遍，且提耳尖能使耳朵部分充血，这样反复捏提三四遍，疼痛即可缓解。

适用范围：火毒炽盛型咽喉肿痛。

取穴：鱼际。

操作方法：用另一手拇指指腹推揉鱼际 36 ~ 72 次，然后换手，用同样手法再推揉另外一手鱼际 36 ~ 72 次。每日 1 次，可连续推揉 3 次。

3. 艾灸疗法

主穴：照海。

配穴：合谷、少商。

操作方法：将 1 支艾卷点燃，施灸者右手持艾卷垂直悬起于穴位之上，离皮肤 3 ~ 4 指，直接悬灸，自觉温热舒服，以微有热痛感觉为度，使温热连续刺激，每穴灸 5 ~ 10 分钟。

适用范围：肾虚型咽喉肿痛。

4. 拔罐疗法

主穴：大椎、肺俞。

配穴：风门、肾俞、曲池、足三里。

操作方法：留罐 15 ~ 20 分钟即可。

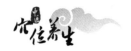

六、生活贴士

1. 多喝温水 喝温水对治疗喉咙痛非常有帮助，促进代谢的同时，可以让身体变得更健康。

2. 减少发声 尽量不要过度用嗓，也不要经常大声说话。喉咙痛后，多注意休养，以便能更快恢复健康。如果红肿疼痛症状得不到缓解或更严重时，一定要及时到医院进行检查和治疗。

3. 劳逸结合 平时应多锻炼身体，保持充足睡眠时间，养成良好作息习惯。

4. 饮食调护 平时容易咽喉肿痛的人，在日常饮食上要更加注意，少吃辛辣刺激性食物，多吃新鲜的水果蔬菜，如苹果、梨等。

5. 日常调护 当气候寒冷的时候，要多注意预防口鼻疾病，注意保暖，注意口腔卫生，保持室内良好的通风状态。

第十八节 ◇ 普通感冒的穴位养生

感冒是感受风邪或时行疫毒，引起肺卫功能失调，出现鼻塞、流涕、喷嚏、头痛、恶寒、发热、全身不适、脉浮等主要临床表现的一种外感病证。感冒全年均可发病，但以冬、春季节为多，具有一定传染性。病情较轻者称"伤风"，病情较重且在一个时期内引起广泛流行、临床表现相类似者称"时行感冒"。一般认为，西医学中的上呼吸道感染属于本病范畴，而流行性感冒与时行感冒近似。

一、病因病机

普通感冒多由于气候突变，六淫肆虐，冷热失调，人体卫外之气未能及时应变，以致虚邪贼风伤人，抑或生活起居不当，寒温失调所致，如贪凉露宿、涉水冒雨、更衣脱帽等易致外邪乘袭。感受外邪是否发病，一方面取决于人体正气的强弱，同时与感邪轻重密切相关。若内外相因，则发病迅速。感冒病位主要在肺卫。基本病机为六淫入侵，卫表不和，肺气失宣。因病邪在外、在表，故尤以卫表不和为主。病理性质属表实证，但有寒热之分。若感受风寒湿邪，则皮毛闭塞，邪郁于肺，肺气失宣；感受风热暑燥，则皮毛疏泄不畅，邪热犯肺，肺失清肃。

二、治疗原则

治疗应因势利导，从表而解，采用解表达邪的治疗原则。感冒由外邪客于肌表引起，应遵循《素问·阴阳应象大论》"其在皮者，汗而发之"之意，采用辛散解表的治则，祛除外邪，邪去则正安，感冒亦愈。解表之法应根据所感外邪寒热暑湿的不同，而分别选用辛温、辛凉、清暑解表法。时行感冒的病邪以时行病毒为主，解表达邪的同时应重视清热解毒。

感冒的病机之一是肺失宣肃，因此宣通肺气有助于使肺的宣肃功能恢复正常。肺主皮毛，宣肺又能协助解表，宣肺与解表相互联系，又协同发挥作用。还应照顾兼证，如虚人感冒应扶正祛邪，不可专用发散，以免过汗伤正。病邪累及胃肠者，又应辅以化湿、和胃、理气等法治疗，照顾其兼证。

三、辨证分型

1. 风寒感冒证 恶寒重、发热轻、无汗，头项疼痛、肢节酸痛，鼻塞、声重、喷嚏、流涕、咳嗽，口不渴或渴喜热饮，苔薄白，脉浮紧。

2. 风热感冒证 恶寒轻，或微恶风，发热较著，头胀痛，面赤，咽喉乳蛾红肿疼痛，鼻塞、喷嚏、流稠涕，咳嗽痰稠，口干欲饮，舌边尖红、苔薄黄，脉浮数。

3. 暑湿感冒证 发热、微恶风、汗少、汗出热不退，暑湿伤

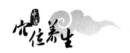

表，鼻塞流浊涕，头昏重胀痛，胸闷脘痞、泛恶，心烦口渴，小便短赤，口渴黏腻、渴不多饮，苔薄黄腻，脉濡数。

4. 气虚感冒证 恶寒发热，无汗，或热势不高，鼻塞流涕，头痛，周身酸楚，咳嗽痰白，咳痰无力，平素神疲体倦，乏力，舌淡苔薄白，脉浮无力。

5. 阴虚感冒证 发热，手足心热，微恶风寒，无汗或有汗或盗汗，头昏心烦，口干，干咳少痰，鼻塞流涕，舌红少苔，脉细数。

6. 阳虚感冒证 阵阵恶寒，甚至蜷缩寒战，或稍兼发热，无汗或自汗，汗出则恶寒更甚，头痛，骨节酸冷疼痛，面色㿠白，语声低微，四肢不温，舌淡胖，苔白，脉沉细无力。

7. 血虚感冒证 头痛，身热微寒，无汗或汗少，面色不华，唇淡，指甲苍白，心悸头晕，舌淡苔白，脉细或浮而无力。

四、重点穴位

1. 风池 风池为少阳、阳维之会，且阳维主一身之表。该穴在枕骨下，局部凹陷如池，乃祛风之要穴。因受风邪所致的疾病，皆为本穴主治范畴。风池位于项部头骨下，两条大筋外缘凹陷中，约与耳垂齐平。中医认为，风池具有平肝息风、祛风散毒功效。风池是治疗风寒感冒的必备穴位，对于外感风寒引起的头痛、发热等症状，都有极好的缓解和治疗作用。

2. 列缺 列缺为手太阴肺经之络穴，别走手阳明经；手阳明经从手走颈项达头面，入下齿中，故可宣肺解表、祛风通络。该穴位于前臂，腕掌侧远端横纹上 1.5 寸，拇短伸肌腱和拇长展肌腱之间，拇长展肌腱沟凹陷中。可两手虎口相交，一手示指压在另一手桡骨茎突上，示指尖端到达的凹陷处即为列缺。该穴可治疗干咳少痰、头痛、恶寒、发热等，有祛风解表、宣肺止咳平喘、利肺化痰之功。

3. 大椎 大椎属督脉，位于后正中线，背部第 7 颈椎棘突与第 1 胸椎棘突之间凹陷处，约与肩平高。该穴在人体背部上方，背为阳，故为阳中之阳。该穴又为督脉与手太阳、手阳明、手少阳四经之会，故凡阴阳交争一方偏胜不得其平者，多取本穴以调之。

五、治疗方法

1. 拔罐疗法

取穴：大椎、风门、肺俞、曲池、印堂、太阳、合谷。

操作方法：对穴位留罐，留 5 ~ 10 分钟。

适用范围：风寒型感冒。

注意事项：拔罐过程中，如感到头晕、心悸、脉搏变弱，应迅速取下罐具，多饮温开水可缓解。初次使用及儿童、体弱等易发生意外反应者，宜选小罐。拔罐时间不能太长。拔罐后局部有些潮红、瘙痒，不要抓挠，一般数小时后即可消散；如果起罐后出现小疱，用消毒针刺破流出液体后，涂以甲紫溶液，以免感染。另外，还要注意室内温度，以免再次受凉。

2. 按摩疗法

取穴：风池。

操作方法：用力旋转按揉，以有酸胀感为宜。每日 1 ~ 2 次，每次 100 下，有祛风解表之功。

取穴：列缺。

操作方法：一手拇指按于另一手列缺，轻轻摩擦，以发热为度。每日 2 ~ 3 次。

3. 艾灸疗法

主穴：风门、肺俞、大椎。

配穴：风寒型，配风池、列缺、太阳、尺泽；风热型，配合谷、曲池、外关；气虚型，配气海、足三里；阳虚型，配足三里。

操作方法：艾条温和灸或木盒灸，每穴 15 ~ 20 分钟，灸至

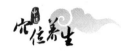

局部皮肤温热泛红、恶寒症状缓解即可，每日 1 ~ 2 次，病愈即止。

注意事项：该法仅限于未见高热和严重感染的感冒，若出现高热、抽搐等"大热之症"，请立即就医，采取紧急措施进行治疗。

六、生活贴士

1. 及时增减衣物　要特别关注天气变化，当天气转冷时应及时添加衣物，做好防寒保暖。

2. 加强体育锻炼　平时应参加适当的体育锻炼，增强体质，提高机体耐寒能力，以适应外界环境变化，并注意保暖及调节室内空气湿度，预防感冒发生。

3. 养成饮水习惯　平时应养成多喝水的习惯，若感冒时更要多喝水，不但可以促进新陈代谢，加速代谢物排泄，缩短发病日数，并且喉咙痛、咳嗽等症状可有效缓解。

4. 注意饮食嗜好　平时不宜过饱，应多吃青菜、水果、瘦肉、蛋类和豆类食品，少吃油腻食品；适当吃一些富含维生素 C 的水果，如橙子、猕猴桃，有助于增强抵抗力。

5. 形成规律作息　保证足够的睡眠，尤其是老年人和儿童，每天应保证 8 ~ 10 小时左右。勤开窗通风，早上起床后把门窗打开，保持室内空气流通，同时也要经常晒洗被褥、枕头，利用日光消毒。

此外，身体情况较差的时候，尽量避免到人群聚集的公共场所活动，减少被感冒病毒传播的机会。

第十九节 ◇ 高血压的穴位养生

近 20 年来，随着生活水平的逐步提高，人们的生活习惯和饮食结构发生了较大改变，如高盐、高脂、高热量食物摄入的增加，精神压力过大，以及运动缺乏等，导致高血压患者急剧增多，且中青年群体面临着日益升高的高血压发病风险。高血压以体循环动脉压升高为主要临床表现，是导致心脑血管疾病的重要危险因素，常与其他心血管危险因素共存，可损伤重要脏器如心、脑、肾的结构和功能，最终导致这些器官功能的衰竭。

一、病因病机

高血压在中医学领域归为"眩晕""头痛"范畴。高血压的病因有多种，但其基本病理变化，不外虚实两端。虚者为气虚血亏、髓海空虚、肝肾不足所致清窍失养；实者为风、火、痰、瘀扰乱清空。本病的病位在于头窍，病变脏腑与肝、脾、肾三脏相关。情志失调伤肝，可出现肝阳上亢型高血压；先天不足或生活失节致肾阴虚，出现阴虚阳亢型高血压；忧思劳倦伤脾或劳心过度，心脾受损，致痰浊上扰，土壅木郁，肝失条达而成高血压；或脾阴不足，血失濡养，肺失肃降，肝气横逆而发高血压。病机要点为虚、火、风、痰、气、瘀六方面，要分清病邪性质、脏腑虚实、证候之间的兼夹转化。

二、治疗原则

以补虚泻实、调整阴阳为总则。虚者当滋养肝肾，补益气血，填精生髓；实者当平肝潜阳，清肝泻火，化痰行瘀。缓者补虚为要，兼顾标实；急当泻实，安其正气。治重调气，平衡阴阳。

三、辨证分型

1. 气血亏虚证 眩晕、动则加剧、劳累即发，面色㿠白，神疲乏力，倦怠懒言，唇甲不华，发色不泽，心悸少寐，纳少腹胀。舌淡苔薄白，脉细弱。

2. 肾精不足证 眩晕日久不愈，精神萎靡，腰酸膝软，少寐

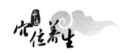

多梦，健忘，两目干涩，视力减退；或遗精滑泄，耳鸣齿摇；或颧红咽干，五心烦热。舌红少苔，脉细数。或面色苍白，形寒肢冷，舌淡嫩苔白，脉弱尺甚。

3. 痰浊中阻证　眩晕头重昏蒙，胸闷恶心，呕吐痰涎，或伴视物旋转，食少多寐。舌苔白腻，脉濡滑。

4. 肝阳上亢证　眩晕耳鸣，遇烦劳郁怒而加重，甚则仆倒，头目胀痛，口苦，失眠多梦，颜面潮红，急躁易怒，肢麻震颤。舌红苔黄，脉弦或数。

5. 瘀血阻窍证　眩晕头痛，夜间加重，兼见健忘，失眠，心悸，精神不振，耳鸣耳聋，面唇紫暗。舌暗、有瘀斑，脉涩或细涩。

四、重点穴位

1. 涌泉　涌泉属足少阴肾经，位于足底，约当足底第2、3趾蹼缘与足跟连线的前1/3与后2/3交点凹陷中。该穴位周围神经、血管比较丰富，极为敏感，对刺激反应很强。本穴位于人体最下部，是足底要冲之穴，乃阳经与阴经相接续、激动阴液运行畅顺之要穴，可引气血下行，功擅主降，具有加强"心肾相交""水火既济"的功能。

2. 太冲　太冲属足厥阴肝经，位于足背第1、2跖骨间，跖骨底结合部前方凹陷中，或可触及动脉搏动，为足厥阴肝经的原穴、输穴，可疏肝理气、平降肝阳，主治肝经风热证、妇科病证、前阴病证及经脉循行部位的其他病证，对外界温度、色泽压痛等变化较为敏感。

3. 曲池　曲池为手阳明经合穴，位于肘区，在尺泽与肱骨外上髁连线中点（尺泽：肘横纹上肱二头肌桡侧缘凹陷处）。阳明经多气多血，曲池能摄纳阳明气血，使气血下降，平亢盛之肝阳，镇上逆之邪火，而起到平肝潜阳、定眩降压之功。

五、治疗方法

1. 耳穴贴压

取穴：耳降压沟、降压点、神门、心、肝、肾、交感、皮质下。

操作手法：取皮肤消毒液擦拭消毒后，将王不留行压于耳穴上，每天按压各穴 1 ~ 2 分钟，每日按压 3 次，给予适度的揉、按、捏、压，以耳部产生热、痛、胀感为宜。每隔 3 日换压对侧穴位，15 天为 1 个疗程。

注意事项：耳穴贴压期间应注意防水，防止发生脱落、精神紧张；老年体弱者按压力度不可过大，以免造成损伤。

2. 刮痧疗法

取穴：足三里、人迎、风市、肩井、风池、内关、曲池、天柱、百会。

操作方法：先按照头部、百会、颞部、太阳的顺序刮 3 圈左右，然后再对风池、百会刮 5 下左右；同时，要按照后颈部、肩井、背部、肘内侧、肘外侧及下肢顺序刮痧，力度以适中为度。

3. 穴位贴敷

主穴：风池、百会、内关、太冲。

配穴：肝阳上亢，选用神阙、涌泉、太溪；痰湿中阻，选用神阙、涌泉、足三里、丰隆；阴虚阳亢，选用神阙、涌泉、肝俞等。

操作方法：将吴茱萸研末醋调，局部 75% 乙醇溶液消毒，穴位贴片固定，视受术者皮肤耐受情况，每日贴敷 6 ~ 8 小时，双侧同时贴敷，7 天为 1 个疗程，疗程间隔 1 天，共治疗 4 个疗程。

六、生活贴士

1. 调养精神　高血压患者应尽可能保持情志舒畅，心情愉快，生活平静而有规律，并通过欣赏轻音乐、多参加体育运动来

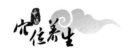

调节心情，以加快高血压的康复，预防病变发生。

2. 饮食调摄　高血压患者应提倡清淡而富含营养的饮食，多吃一些具有平肝益肾、滋阴清热、活血祛痰作用的食物，如芹菜、菠菜、番茄、洋葱、胡萝卜、木耳等，大枣、猕猴桃、山楂、梨、苹果、香蕉等，荞麦、玉米、芝麻、黄豆等，兔肉、鱼类等。

3. 运动保健　高血压患者在医师安排下，挑选散步、打太极拳等一些力所能及的锻炼方法，长期坚持可获良效。

第二十节 ◇ 经行腹痛的穴位养生

经行腹痛是指妇女正值经期或经行前后，出现周期性小腹疼痛，或痛引腰骶，甚至剧痛晕厥，以致影响生活、工作的一种病证，又称"痛经"，以青春期女性多见。西医妇产科学将痛经划分为原发性痛经和继发性痛经。原发性痛经又称功能性痛经，是指生殖器官无器质性病变者。由于盆腔器质性疾病如子宫内膜异位症、子宫腺肌病、盆腔炎或宫颈狭窄等所引起的，属继发性痛经。

一、病因病机

痛经病位在子宫、冲任，以"不通则痛"或"不荣则痛"为主要病机。实者可由气滞血瘀、寒凝血瘀、湿热瘀阻导致子宫的气血运行不畅，"不通则痛"；虚者主要由于气血虚弱、肾气亏损致子宫失于濡养，"不荣则痛"。痛经往往伴随月经周期而发，又与经期及经期前后特殊生理状态有关。未行经期间，由于冲任气血平和，致病因素尚不足以引起冲任、子宫气血瘀滞或不足，故不发生疼痛。

经期前后，血海由满盈而泄溢，气血由盛实而骤虚，子宫、冲任气血变化较平时急剧，易受致病因素干扰，加之体质因素的影响，导致子宫、冲任气血运行不畅或失于濡养，不通或不荣而痛。经净后子宫、冲任血气渐复，则疼痛自止。但若病因未除，素体状况未获改善，则下次月经来潮，疼痛又复发。

二、治疗原则

本病以伴随月经来潮而周期性小腹疼痛作为辨证要点，根据疼痛发生的时间、部位、性质以及喜按或拒按等不同情况，明辨虚实寒热、在气在血。一般痛在经前、经期，多属实；痛在经后、经期，多属虚。痛胀俱甚、拒按，多属实；隐隐作痛、喜揉喜按，多属虚。得热痛减多为寒，得热痛甚多为热。痛甚于胀多为血瘀，胀甚于痛多为气滞。痛在两侧少腹病多在肝，痛连腰背病多在肾。治疗大法以通调气血为主。

三、辨证分型

1. **气滞血瘀证** 经前或经期小腹胀痛拒按，经血量少，行而不畅，血色紫暗有块，块下痛暂减，乳房胀痛，胸闷不舒，舌质紫暗或有瘀点，脉弦。

2. **寒凝血瘀证** 经前或经期小腹冷痛、绞痛拒按，喜温喜按，得温痛减，月经或见推后，量少，经色暗而有瘀块，面色青白，伴肢冷畏寒，舌暗苔白，脉沉紧。

3. **湿热瘀阻证** 经前或经期小腹疼痛或胀痛不适，有灼热感，或痛连腰骶，或平时小腹疼痛，经前加剧，经血量多或经期长，色暗红，质稠或夹较多黏液，平素带下量多，色黄质稠有臭味，或伴有低热起伏，小便黄赤，舌质红，苔黄腻，脉滑数或弦数。

4. **气血虚弱证** 经期或经后小腹隐隐作痛，喜按，或小腹及阴部空坠不适，月经量少，色淡，质清稀，面色无华，伴有头晕心悸，神疲乏力，少气懒言，舌质淡，脉细无力。

5. **肾气亏损证** 经期或经后 1~2 天内小腹绵绵作痛，伴腰

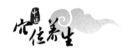

骶酸痛，经色暗淡，量少质稀薄，面色晦暗，伴头晕耳鸣，健忘失眠，舌质淡红，苔薄，脉沉细。

四、重点穴位

1. 三阴交　三阴交位于小腿内侧，内踝尖上3寸，胫骨内侧缘后际，左右各一。三阴交，十总穴之一，为足太阴脾经、足少阴肾经、足厥阴肝经交会之处，足三阴经气血在此交会。女子以阴血为本，阴血的充盈和畅达是维持经、孕、产、乳的基本条件。三阴交具有健脾益血、调肝补肾等保健功效。

2. 合谷　合谷属手阳明大肠经。手阳明经为多气多血之经，气血旺则痛减，故合谷为止痛要穴。该穴位于手背，第2掌骨桡侧中点处；取穴时一手拇指和其他四指并拢，穴在拇指和示指掌背部肌肉隆起的部位（轻按时会有痛感）。该穴具有镇惊止痛、通经活络作用，通常与三阴交配合使用治疗原发性痛经。

3. 地机　地机位于小腿内侧，阴陵泉下3寸，胫骨内侧缘后际，是足太阴脾经的郄穴。郄穴是经脉之气深聚部位的腧穴。该穴是缓解痛经的有效穴位，有健脾渗湿、调经止带功效。中医认为，脾主运化，为气血生化之源，有生血和统血作用，脾所生、所统的血，直接为行经提供物质基础，所以地机是一个治疗妇科病证的重要穴位。

4. 八髎　八髎是8个穴位，即上髎、次髎、中髎、下髎各1对，分别在第1、第2、第3、第4骶后孔中（图9-20-1）。八髎所在的区域，正是盆腔所在之处，邻近胞宫（子宫、卵巢、附件的统称），故可治疗妇科病证。次髎乃八髎之一，是足太阳膀胱经在腰骶部的重要腧穴。从腰以下至骶骨部是足少阴、足太阳和督脉循行所过之处，因督脉穿脊属肾，足少阴经络膀胱，足太阳经络肾，故此三经与肾联系密切。肾主生殖与发育，又主二阴，故八髎"治男女生殖疾患、腰痛、泌尿器疾患有效"。

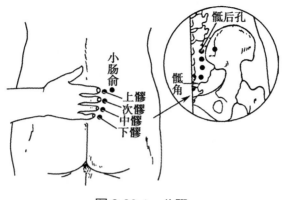

图 9-20-1　八髎

五、治疗方法

1. 艾灸疗法

取穴：关元、气海、三阴交。

操作方法：将艾条点燃以后，选取穴位，行回旋灸，距离皮肤 3 ~ 5 指，以感到局部温热、自觉舒适为宜，每次灸 25 ~ 30 分钟。

2. 穴位按摩

取穴：三阴交。

操作方法：用左手拇指指腹揉捻右三阴交，以有酸胀感为宜，按摩 2 ~ 3 分钟后再换右手拇指指腹揉捻左三阴交 2 ~ 3 分钟。

取穴：合谷。

操作方法：用另一手拇指点按该部位 20 下，力度适中，左右手共 40 下，以感觉酸痛自己能忍受为宜。疼痛时可随时按揉。

注意事项：体质差者刺激不宜强，孕妇不宜按摩。

取穴：气海、关元、子宫。

操作方法：搓热手掌后按顺时针、逆时针各旋转按揉，以腹部有温热感为宜，可每晚睡前按揉 1 次。

注意事项：按摩穴位前要适当休息，保持情绪稳定，适量饮

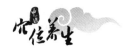

温开水，以利于体内气血运行通畅。

3. 擦八髎 双手后背，用手掌在腰骶部皮肤快速上下或左右摩擦按揉等，一天 10～12 次，每次 100～200 次。操作时，不仅感觉到局部发热，最好还仿佛有一股热流传导至前阴和小腹部，甚至通达双足。可嘱受术者屈肘前俯，坐在矮凳上，施术者立其侧，手掌伸直，用掌面着力，紧贴骶部两侧皮肤，自上向下连续不断地直线往返摩擦 5～10 分钟。

注意事项：按压推擦此组穴，有引发流产、早产的危险，妊娠者慎用。经期要慎用，若闭经或月经量稀少，可如此操作；若月经量较大则忌用。

4. 足浴疗法 可用治疗痛经的口服中药方，以大火煮开后转为小火再煎煮半小时，之后把煮好的药液放凉，连带药渣一起足浴。注意药液量以浸泡过足踝为宜，若药液不够可加适当温清水。

六、生活贴士

1. 查明病因 如果女性痛经用以上方法皆不能缓解且比较严重，病史较长，建议到医院检查，及早查明病因。

2. 调畅情志 原发性痛经的发生受精神、情绪等心理因素的影响，因此要保持愉快的心情，了解月经是女性的正常生理现象，避免精神紧张。

3. 饮食调理 经期应避免吃冷饮，并及时调和气血，避免服用热性食物，如大枣、阿胶等，而临睡前喝 1 杯加 1 勺蜂蜜的热牛奶可能减轻痛经的痛苦。在经期后要适当滋阴养血，可适当饮用一些滋补汤，如乌骨鸡加枸杞红枣汤等。

4. 加强锻炼 平时应加强体育锻炼，促进气血运行。

第十章

中医体质穴位养生

第一节 ◇ 平和体质

一、总论

【体质概述】平和体质，是指先天禀赋良好，后天调养得当，以体态适中，面色红润，精力充沛，脏腑功能强健为主要特征的一种体质状态。

【体质失调预警及风险】平和质是一种相对健康的体质类型，但是不加注意也会形成偏颇体质。因此，对于此种体质的人来说重要的是"防患于未然"。

【总体特征】阴阳气血调和，以体态适中、面色红润、精力充沛等为主要特征。

【形体特征】体形匀称健壮。

【常见表现】面色、肤色润泽，头发稠密有光泽，目光有神，鼻色明润，嗅觉通利，唇色红润，不易疲劳，精力充沛，耐受寒热，睡眠良好，胃纳佳，二便正常，舌色淡红，苔薄白，脉和缓有力。

【心理特征】性格随和开朗。

【发病倾向】平素患病较少。

【对外界环境适应能力】对自然环境和社会环境适应能力较强。

二、穴位养生

（一）穴位保健

1. 劳宫——清心降火

劳宫是手厥阴心包经的荥穴。《难经》："井主心下满，荥主

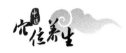

身热，俞主体重节痛，经主喘咳寒热，合主逆气而泄。"这里提到五输穴中的荥穴可以治疗热证，而心包经的荥穴对心经热证更具有针对性。夏天阳气旺盛，人体内的心火也容易偏盛。所以，可以通过刺激劳宫来清泻心火，缓解烦躁的心情。

[取穴方法]取穴的时候，半握拳，示、中、环及小指四指轻压掌心，中指与环指两指间即是本穴（图10-1-1）。

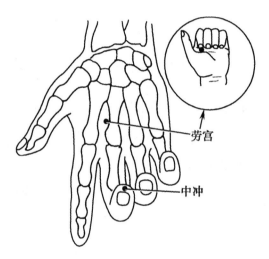

图10-1-1　劳宫

[操作方法]可采用按压、揉擦等方法，左右手交叉进行，每穴各操作10分钟，每天2～3次，不受时间、地点限制。也可借助小木棒、笔套等钝性物体进行按摩。

2. 足三里（春季）——养生保健第一要穴

[取穴方法]将膝关节屈曲，可以摸到胫骨外侧有一明显凹陷，将除拇指外的其余四指并拢，在凹陷往下约4横指的位置，胫骨外侧边缘约1中指宽的地方就是足三里。

[操作方法]找准足三里位置后，可用拇指端顺时针或逆时针按揉，亦可手握空拳，轻轻敲打该穴，轻重以自觉酸胀为度，次数不计，闲暇时都可操作。

3. 合谷（夏季）——泄热要穴

合谷属手阳明经，具有开通经络气血和传导的作用，能够通调三焦，激发推动脏腑经络器官的功能。合谷具有很好的渗透效果，可以起到清热作用。因此，按揉合谷可将脏腑过盛的火热之邪经体表阳明经疏散，缓解内部气血阻滞或热邪过盛引发的过敏反应。

[取穴方法] 以一手拇指指间关节横纹，放在另一手拇、示指之间的指蹼缘上，当拇指尖下即是本穴（图 10-1-2）。

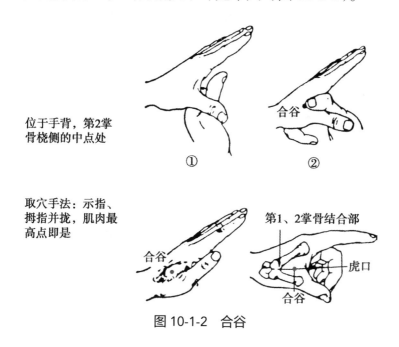

位于手背，第2掌骨桡侧的中点处

①

②

合谷

取穴手法：示指、拇指并拢，肌肉最高点即是

合谷

第1、2掌骨结合部

虎口

合谷

图 10-1-2 合谷

[操作方法] 以右手拇指指腹按住左手合谷，画圆揉按至有酸胀感，大约 3 分钟，再换左手拇指揉按右手合谷。每日 2 ~ 3 次。

4. 三阴交（秋季）——养阴润燥

[取穴方法] 取此穴位时可采用正坐姿势。该穴位于内踝尖上 3 寸（即示、中、环、小指并起来的宽度）、胫骨后方凹陷处。

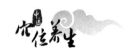

[操作方法] 先用热水泡脚半小时左右，然后将脚擦干，再将左脚架于右腿上，用右手拇指或中指指端用力按压左侧三阴交，一压一放为1次，按压50次；然后改为先顺时针方向、后逆时针方向各按揉此穴5分钟，也可以使用按摩棒或光滑的木棒按揉。注意力量柔和，以感觉酸胀为度，不可力量过大，以免伤及皮肤。然后换右脚，方法同上。

5. 命门（冬季）——人身上的小火炉

命门是督脉上的一个养生要穴。命，人之根本；门，出入的门户。命门就是内脏所藏由此外输于督脉，能够接续督脉阳气。可以通过灸命门来驱除寒气，使阳气能够正常运行和温煦，以缓解冬季手脚怕冷的症状。

[取穴方法] 位于后正中线上，第2腰椎棘突下。直立时，由脐中做线环绕身体一周，该线与后正中线之交点即是（图10-1-3）。

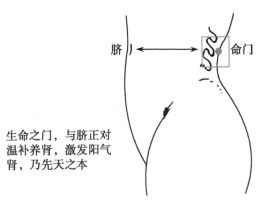

脐　　　　命门

生命之门，与脐正对
温补养肾，激发阳气
肾，乃先天之本

图 10-1-3　命门

[操作方法] 睡前或醒后，俯卧姿势，需要找人帮助做隔姜灸。先将鲜姜切成直径约2～3cm、厚约0.2～0.3cm的薄片，中间以针刺数孔，然后将姜片置于命门处，再将艾炷放在姜片上点燃施灸。当艾炷燃尽再换新的艾炷，一般3～5壮，以皮肤红润不起疱为度。

（二）耳穴疗法

[取穴] 缘中、皮质下、内分泌、心、三焦、神门。

[操作方法] 每次取 3 ~ 4 穴。耳郭常规消毒后，将胶布剪成 0.8cm×0.8cm 大小，放 1 粒王不留行粘上，随即贴压在所选耳穴上，由轻到重按压数十下。平和质用中等刺激强度。每日自己按压耳穴 3 ~ 5 次，每次每穴按压 1 ~ 2 分钟。

[疗程] 每隔 1 ~ 2 天换贴压另一侧耳穴。10 次为 1 个疗程。休息 10 ~ 15 天，再做下一疗程治疗。

（三）穴位贴敷疗法

[取穴] 极泉。

[方药组成] 制何首乌 100g。

[操作方法] 将制首乌磨粉备用，取适量以温水调成糊状，外敷在两侧极泉上，用纱布和胶布固定好，敷 1 天后取下。

[疗程] 每天 1 次。

（四）艾灸疗法

[取穴] 神阙、中脘、气海、天枢、命门、足三里、涌泉。

[操作方法] 每次随症选取 1 ~ 2 穴，艾条温和灸，每穴 2 ~ 3 分钟，或艾炷灸 3 ~ 5 壮。神阙用隔姜灸或隔盐灸，每次 5 ~ 7 壮。

[疗程] 每日或隔日灸治1次，7次为1个疗程，疗程间隔3 ~ 5 天。

（五）刮痧疗法

[取穴] 涌泉、合谷、内关、足三里、三阴交。

[操作方法] ①用单角刮法刮拭涌泉。②用平面按揉法或面刮法刮拭合谷、内关、足三里、三阴交。刮痧采用补法，刮拭按压力度较小，每个部位刮拭时间短，刮至皮肤微有热感或皮肤微微发红即可，不需刮出痧。刮痧后嘱受术者多饮白开水，当天勿洗浴，注意保暖。

[疗程] 初次治疗时间不宜过长。一般 10 次为 1 个疗程。

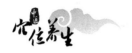

（六）拔罐疗法

[取穴] 劳宫、涌泉、三阴交、足三里。

[操作方法] 取仰卧位。用抽气法拔罐。留罐 10～15 分钟。此法有增强活力的作用。

[疗程] 每月拔罐 1 次。

第二节 ◇ 气虚体质

一、总论

【体质概述】气虚体质，是指由于一身之气不足或气的功能减退，而出现的以气息低弱、脏腑功能状态低下为主要表现的一种体质状态。

【主要特征】气虚型的人，容易出现平素气短懒言、精神不振、语声低微、易疲劳、易出汗且活动后加重、易头晕，活动量减少，面色偏黄或淡白、目光少神等症状，舌淡红，舌边有齿痕，脉弱。

【偏颇原因及机制】多由久病体虚，或营养不良（如长期偏食、厌食等），或劳累过度，或年老体弱，或长期卧床等因素，导致人体气的生化不足或者气的功能障碍，进而产生脏腑组织功能低下，抗病能力减弱的病理变化。

【体质失调预警及风险】气虚型的人如果不加以调养，日久可能会出现反复感冒、内脏下垂（如胃下垂）、慢性胃炎、脱肛、便秘等疾病。

【起居调摄】提倡劳逸结合，不要过于劳作，以免损伤正气。平时应避免汗出受风。居室环境应采用明亮的暖色调。

【情志调摄】①宜保持稳定乐观的心态，不可过度劳神；②宜欣赏节奏明快的音乐，如笛子曲《喜相逢》等。

二、穴位养生

（一）穴位保健

1. 气海——元气发源之地

[取穴方法] 气海位于下腹部，前正中线上，当脐中下 1.5 寸。

2. 关元（春季选穴）——元气之所藏。

[取穴方法] 关元位于下腹部，前正中线上，当脐中下 3 寸。

3. 中脘（夏季选穴）——补气助动力

[取穴方法] 采取仰卧位，在脐中上 4 寸。也就是在脐中央和心窝处（剑突下）连线的中点。

4. 肾俞（秋季选穴）——振奋一身之气

[取穴方法] 此穴在第 2 腰椎棘突下，左右旁开 1.5 寸处。命门左右旁开 1.5 寸处即是本穴。

5. 足三里（冬季选穴）——补气培元第一要穴

[取穴方法] 位于外膝眼下 4 横指、胫骨外侧边缘约 1 中指宽的地方就是足三里。

[操作方法] 用掌根着力于上述穴位，做轻柔缓和的环旋活动，每个穴位按揉 2 ~ 3 分钟，每天操作 1 ~ 2 次。

（二）耳穴疗法

[取穴] 过敏区、内分泌、肾上腺、内鼻、肺、脾。

[操作方法] 耳郭常规消毒后，将胶布剪成 0.8cm×0.8cm 大小，放 1 粒王不留行粘上，随即贴压在所选耳穴上，由轻到重按压数十下。气虚证用中刺激补法。每日自己按压耳穴 3 ~ 5 次，每次每穴按压 1 ~ 2 分钟。

[疗程] 每隔 1 ~ 2 天换贴压另一侧耳穴。10 次为 1 个疗程。休息 10 ~ 15 天，再做下一疗程治疗。

（三）穴位贴敷疗法

[取穴] 神阙。

[方药组成] 党参 12g，白术 9g，干姜 6g，炙甘草 6g。

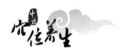

[操作方法] 混合烘干，研末备用。用上药 20g，加入人参浸膏 1g，敷脐部，用一软纸片覆盖，再加棉花，外用胶布固定。

[疗程] 3 天换药 1 次。

（四）艾灸疗法

[取穴] 神阙、气海、脾俞、胃俞、中脘、足三里。

[操作方法] 每次随症选取 1~2 穴，艾条温和灸，每穴 2~3 分钟，或艾炷灸 3~5 壮。神阙用隔姜灸或隔盐灸，每次 5~7 壮。艾条温和灸可增强温阳益气作用。点燃艾条或借助温灸盒，对穴位进行温灸，每次 10 分钟。艾条温和灸点燃端要与皮肤保持 2~3cm 距离，不要烫伤皮肤。温和灸可每周操作 1 次。

[疗程] 每日或隔日灸治 1 次，7 次为 1 个疗程，疗程间隔 3~5 天。

（五）刮痧疗法

[取穴] 足三里、肺俞、脾俞、肾俞、关元俞。

[操作方法] ①正坐位，刮足三里，以皮肤潮红为度。②俯卧位，刮肺俞、脾俞、肾俞、关元俞，以皮肤潮红为度。刮痧采用补法，刮拭按压力度较小，每个部位刮拭时间短，刮至皮肤微有热感或皮肤微微发红即可，不需刮出痧。刮痧后嘱受术者多饮白开水，当天勿洗浴，注意保暖。

[疗程] 初次治疗时间不宜过长。一般 10 次为 1 个疗程。

（六）拔罐疗法

[取穴] 关元、气海。

[操作方法] 选择大号罐 1 个，将关元、气海同时吸拔于罐内，因下腹部皮肤细嫩而敏感，负压不宜过大，留罐 10~20 分钟，至皮肤出现红色瘀血为止。此法有强壮、培补元气的作用。

[疗程] 一般每日或隔日 1 次，10 次为 1 个疗程。

第三节 ◇ 气郁体质

一、总论

【体质概述】气郁质，是指气在人体中的运行不畅，受邪气阻滞于局部而形成的以身体局部胀、闷、痛等为主要表现的一种体质状态。

【主要特征】气郁体质者，形体消瘦或偏胖，面色苍暗或萎黄，精神难以集中，平素性情急躁易怒，易于激动或忧郁寡欢，胸闷不舒，经常莫名其妙、不由自主地叹气，睡眠不好，心慌头晕，偏头痛。精神难以集中，不思饮食，或消化不良，舌淡红、苔白，脉弦。且生病则胸胁胀痛或窜痛；时有乳房及小腹胀痛，月经不调，痛经；或咽中梗阻，如有异物；或颈项瘿瘤；胃脘胀痛，泛吐酸水，呃逆嗳气；腹痛肠鸣，大便泻利不爽。

【偏颇原因及机制】多由久病体虚、大病后调养不当，或因精神刺激、饮食起居不当，导致人体之气升降出入的运动发生紊乱，而产生气在人体中运行不畅、停滞不行的病理变化。

【体质失调预警及风险】气郁型的人如果不加以调养，可能会出现便秘、心律失常、冠心病、胃炎、结石、抑郁症、肿瘤等疾病。

【养生原则】疏肝理气，补益肝血。气郁在先、郁滞为本，气郁体质的形成，主要由肝气郁滞不畅引起，也与肺、脾、胃有关，故气郁体质的调养原则是疏肝理气、调肺脾胃。

二、穴位养生

常用穴位：任脉的膻中、中脘、神阙、气海；心包经的内关、郄门、间使；肝经的曲泉、期门；胆经的日月、阳陵泉；膀胱经的肺俞、肝俞、膈俞。可用刮痧或按摩的方法。

（一）穴位保健

[选穴] 膻中、天枢、中脘、曲池、肝俞。

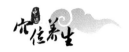

[操作方法] 采用指揉法。

（二）体质特效穴

1. 膻中——宗气聚集地

膻中位于前正中线上，平第 4 肋间，具有益气宽胸、活血通脉作用，被称作人体的上气海。经常按揉此穴，能够宽胸理气，缓解胸闷、气胀、疼痛发酸等症状。

膻中是心包募穴，也是宗气聚集之所。宗气由自然界清气与脾胃所化生的水谷精气相结合而成，积于胸中，出于喉咙，贯心脉而行呼吸。募，指募集，是说膻中在胸部募集气血精微，向外输送至心包，为心包经提供气血，故将膻中称心包募。可以通过刺激膻中，来影响宗气运行，以此濡润脏腑、增强防御外邪、推动血液运行、输布精微的功能，从而可以缓解由气郁而导致的失眠、情绪不稳、食后易腹胀等症状。

气郁日久，经常会出现气喘、短气等症状，而膻中对此有很好的预防和治疗作用。《针灸甲乙经》中就有治疗这类病证的记载："咳逆上气，唾喘短气不得息，口不能言，膻中主之。"

[取穴方法] 男性膻中在两乳头之间中点；女性乳头位置不确定，可由锁骨向下数第 3 条肋骨下间隙，与前胸正中汇合处；即平第 4 肋间，当前正中线上。

[操作方法] 取正坐或仰卧姿势，掌根紧贴膻中，顺时针按揉 3～5 分钟，力量不宜过大，以局部发热为佳。

2. 天枢（春季选穴）——疏导瘀滞的枢纽

天枢是胃经中的大肠募穴。本穴经气强盛，与大肠经相近，能够为大肠经募集气血，故为大肠募。天枢可以使胃肠胸腹之间的气机上下沟通，促进食物消化和新陈代谢。春季，若气郁造成气机不畅则会影响全身阳气的生发和食物的消化，而按揉天枢正好可以疏导胸腹乃至全身之气，从根本上改善气郁而引发的各种症状。

[取穴方法] 采用仰卧姿势，天枢位于人体中腹部，脐向左

右三指宽处。

[操作方法]先将双手相互搓热，再把手掌左上右下叠放于脐上，用右手顺时针方向稍用力按揉150次，再逆时针方向稍用力按揉150次。

3. 中脘（夏季选穴）——通畅气机的动力

中脘为任脉的胃之募穴。募，就是募集的意思。胃之募穴，是指中脘为胃募集汇聚气血于此。中脘位于上、下脘之间，其功能就好比是人体储藏粮食的大仓库，作为暂时贮存和初步消化食物的转输站，所以又称"太仓"。夏季人体消化功能相对较弱，气郁质容易在此季节出现胃脘胀闷等不适和食欲不振的症状，而中脘距离肝胃非常近，能调畅腹部气机，经常按揉可缓解气滞引发的诸多症状。

[取穴方法]采取仰卧位，在脐中上4寸（示指、中指、环指三横指为2寸）。也就是在脐中央和心窝处（剑突下）连线的中点。

[操作方法]可使用掌根部，顺时针按揉100次，令该部位有热感即可。注意手下与皮肤之间不要出现摩擦，即手掌始终紧贴着皮肤，带着皮下的脂肪、肌肉等组织做小范围环旋运动。以饭后半小时按揉最好，力度不可过大。

4. 曲池（秋季选穴）——贯通一身之气

曲池是手阳明大肠经的合穴，因在屈肘时穴处有凹陷、形状像池而得名。所谓合穴，是指经络中的气血从肢端向经络主干道汇合之处，是整条经脉中气血比较旺盛的穴位。春季，是一身阳气生发的时候，而对于肺热炽盛的人来说，三焦阳气向上升腾，容易助长上焦火气。曲池是整条大肠经中气血最旺盛的穴位，具有非常明显的清泻热邪作用，因此按摩此穴可以增加肠道通畅性，快速有效地缓解腹痛腹胀等症状。

[取穴方法]取穴时，将肘臂弯曲，肘横纹外侧（拇指侧）端即是。

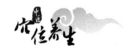

[操作方法] 可用右手拇指用力点按左手曲池，持续按压 2～3 分钟，感到酸痛后即可放松。再交替换手按压。重复 2～3 次。

5. 肝俞（冬季选穴）——开启顺气的阀门

肝俞是足太阳膀胱经上的背俞穴。"背俞穴"是脏腑精气输注于背部的俞穴，各脏腑均有 1 对，以其灌注的脏腑命名，因位置都在腰背部而统称"背俞穴"。肝俞是肝气在背部膀胱经的输注之处。冬季一身阳气均收藏在内，气郁质的人往往由于气血运行不畅而造成瘀滞，发生胸闷、头晕等症状。肝俞具有疏肝理气功能，刚好解决这个问题。

[取穴方法] 位于第 9 胸椎棘突下，左右旁开 1.5 寸处。取俯卧姿势，后正中线，人的肩胛下角平对第 7 胸椎，向下数 2 个就是第 9 胸椎，在棘突下左右旁开 2 横指处。

[操作方法] 需他人以两手拇指点压此穴，自觉局部有酸、麻、胀感时，顺时针方向按摩，坚持每分钟按摩 80 下，每次按摩 5～10 分钟，每日按摩 2～3 次。

（三）耳穴疗法

[取穴] 肝、胆、脾、胃、三角窝。

[操作方法] 每次取 3～4 穴。耳郭常规消毒后，将胶布剪成 0.8cm×0.8cm 大小，放 1 粒王不留行粘上，随即贴压在所选耳穴上，由轻到重按压数十下。气郁证用中等刺激强度。每日自己按压耳穴 3～5 次，每次每穴按压 1～2 分钟。

[疗程] 每隔 1～2 天换贴压另一侧耳穴。10 次为 1 个疗程。休息 10～15 天，再做下一疗程治疗。

（四）穴位贴敷疗法

[取穴] 大包、期门、章门。

[方药组成] 川芎 12g，香附 10g，柴胡 6g，芍药 6g，青皮 6g，枳壳 6g。

[操作方法] 药物研细，取适量调拌麻油敷于双侧大包、期门、章门，外用胶布固定。敷 1 天后取下。

[疗程] 每天 1 次。

（五）艾灸疗法

[取穴] 阳陵泉、期门、次髎、肝俞、三阴交、膻中、气海。

[操作方法] 每次随症选取 1～2 穴，艾条温和灸，每穴 2～3 分钟，或艾炷灸 3～5 壮。

[疗程] 每日或隔日灸治 1 次，7 次为 1 个疗程，疗程间隔 3～5 天。

（六）刮痧疗法

[取穴] 太冲、行间、支沟、肝俞、胆俞。

[操作方法] ①仰卧位，刮太冲、行间、支沟，以皮肤潮红为度；②俯卧位，刮肝俞、胆俞，以皮肤潮红为度。刮痧采用平补平泻法，刮至皮肤微有热感或皮肤微微发红即可，不必刻意追求出痧。刮痧后嘱受术者多饮白开水，当天勿洗浴，注意保暖。

[疗程] 初次治疗时间不宜过长。一般 10 次为 1 个疗程。

（七）拔罐疗法

[取穴] 胆俞、期门、内关、阳陵泉。

[操作方法] 操作时，受术者取坐位，以抽气法吸拔同一侧诸穴 10～15 分钟，第 2 天再以同法吸拔另一侧诸穴，双侧交替进行。此法有行气疏肝作用。

[疗程] 每日拔罐 1 次。

第四节 ◇ 阳虚体质

一、总论

【体质概述】阳虚体质，是指由于人体的阳气不足，导致体内的气血津液不能正常化生、脏腑组织得不到很好的温煦、机体防御外邪的能力有所减弱，而出现的以畏寒肢冷、抵抗力低下等为主要表现的一种体质状态。中医学认为，阳虚是气虚

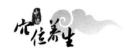

发展的下一个阶段，其程度更加严重。所以阳虚体质的人除了有气虚的典型表现以外，还会出现怕冷、手足冰凉等寒性症状。

【主要特征】平素畏寒怕冷，手足不温，腰脊酸痛，喜温热饮食，精神不振，懒言少语，嗜睡乏力，口唇色淡，齿摇发秃，耳鸣耳聋，小便清长，夜尿频，易汗出，性欲减退甚或阳痿，男性可见遗精，女性可见月经量少、痛经等，时或大便溏薄，或气喘乏力，或胃纳不佳，或心动过缓，或行动迟缓，舌淡胖、边有齿痕，苔薄白，脉沉细无力。

阳虚质人群同时可有各脏相应病变而见不同症状，以心、脾、肾阳虚为常见。治疗大法当益气温阳散寒。因肾为一身阳气之根，脾为阳气化生之源，尤应益脾肾之气、温脾肾之阳。

心阳虚表现：心悸或怔忡，动则尤甚，伴见心胸憋闷，疼痛，气短，自汗，形寒肢冷，面色㿠白或面唇青紫，舌质淡胖，苔白滑，脉弱或结代。

脾阳虚表现：腹胀纳少，腹痛绵绵，喜温喜按，形寒肢冷，大便溏薄清稀，或肢体困重，或肢体水肿，小便不利，或见白带多、质稀，舌质淡胖，苔白滑，脉沉迟无力。

胃阳虚表现：胃脘冷痛，绵绵不已，时发时止，喜温喜按，食后缓解，泛吐清水或夹有不消化食物，食少脘痞，口淡不渴，倦怠乏力，畏寒肢冷，舌淡胖嫩，脉沉迟无力。

肾阳虚表现：以腰膝酸软、畏寒怕冷、精神不振、舌淡胖苔白、脉沉弱无力为主。可兼见男子阳痿早泄，妇女宫寒不孕；面色白或黧黑无泽，头目眩晕；小便频数、清长，夜尿多；或大便久泻不止，完谷不化，五更泄泻；或水肿，腰以下为甚，下肢为甚；或心悸，咳喘等。

【偏颇原因及机制】形成此类体质的主要机制是元阳不足。常见原因有：①先天禀赋不足，如孕育时父母体弱，或年长受孕早产等。②寒湿之邪外侵、过食寒凉食物、误服苦寒药物过量，导致肾阳不足，命门火衰。③房事不节、忧思过极、久病不愈，伤及阳气，渐至阳衰；或中年以后劳倦内伤，命门火衰，肾阳亏损等。

【发病倾向】耐夏不耐冬，易感风、寒、湿邪；易患寒证、痹病，易得痰饮、肿胀、泄泻、关节炎、腰腿痛等。

【养生原则】宜补阳、益阳、温阳。温肾补阳，益火之源。其要点：①温阳佐以养阴，调理阳虚体质时，要慢温、慢补，缓缓调治；②温阳兼顾脾胃，调治阳虚体质，有益气、补火之别，除温壮元阳之外，只有脾胃健运，才能饮食多进，化源不绝，体质强健。

阳虚体质应如何避免呢？①增加户外运动，当心神遇到困扰时，宜用形体的活动缓解，因运动能令人单纯、积极向上而忘掉一切不快；②多见阳光，适当增加室内的光照，让周围环境明亮起来；③听轻快、活泼、兴奋的音乐。阳虚体质者容易受到惊吓，睡眠轻，敏感，容易兴奋但会很快消沉，心神不稳定等。这是因为元阳不固，虚阳上扰，致使心神根基不牢。

应对措施：①宜锻炼腹式呼吸，使气沉丹田，令阳气下潜，气息深沉缓慢，有利于稳定心神；②宜多做一些静神而动形的太极拳、五禽戏、气功等；③宜学些修身养性的传统文化，去除不必要的情绪敏感波动，增强保护心灵的钝感。

二、穴位养生

阳虚体质常用的经络穴位有任脉的中脘、神阙、气海、关元、中极，督脉的百会、命门，足太阳膀胱经的脾俞、肾俞、至阳、八髎。可以在三伏天或三九天，尤其在阴历月末的晦日（晦日是指阴历每月的最后一天，即大月三十日、小月二十九日），即最热或最冷的时候，选择 1~2 个穴位用艾条温和灸，每次灸到皮肤发红热烫，但是又能忍受为度，也可以使用热敷或神灯照射。

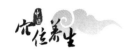

（一）体质特效穴

1. 足三里——强壮首选穴

足三里具有理气活血、扶正培元、通经活络作用，治疗虚寒腹泻、神疲乏力等有特效，被称为养生保健第一要穴，又被称为"长寿穴"。常刺激此穴，能防治多种疾病，强身健体，起到延年益寿的作用。

足三里是足阳明胃经的合穴。所谓合穴，是指经络中的气血从肢端向经络主干道汇合之处。因此，足三里是整条胃经中气血最旺盛的穴位。经络是连通脏腑的通道，经络中的气血是脏腑得以滋养的根本。所以，刺激足三里，可以为脾胃提供大量气血滋养，而脾胃是后天之本，脾胃得到滋养，就可以为全身脏腑提供营养，从而促进阳气生发，改善气血不足状况，并增强抵御外邪的能力。

[取穴方法] 隋唐时期著名医家杨上善注释足三里："人膝如陵，陵下三寸，一寸为一里也。"他把人的膝盖比作山陵、山丘，膝盖以下 3 寸的地方就是足三里。取穴方法也很简单，将膝关节屈曲，可以摸到胫骨外侧有一明显凹陷，将除拇指外的其余四指并拢，在凹陷往下约 4 横指的位置，胫骨外侧边缘约一中指宽的地方就是足三里了。

[操作方法] 找准足三里位置后，可用拇指端顺时针或逆时针按揉，亦可手握空拳，轻轻敲打该穴，轻重以自觉酸胀为度，次数不计，闲暇时都可操作。

2. 关元（春季选穴）——存储真气的丹田

关元是任脉的重要穴位之一，具有温肾补阳、固本培元的作用。春季，阳虚体质者常常由于阳气不足而无力升举，而关元可以大补元气。按摩此穴可以缓解阳虚引起的水肿、怕冷等症状。

[取穴方法] 仰卧，放松腹部，在腹正中线上，脐中直下 4 横指（示、中、环、小指并拢，以中指中节横纹为标准，其四指

的宽度）处取穴。

[操作方法] 可以采用艾条温和灸，施灸时将艾条点燃，对准穴位，距离皮肤 2～3cm，进行悬灸，使局部皮肤感到温热而没有灼痛为宜，每次 10～15 分钟。或者艾炷隔附子灸，将附子研成粉末，用酒调和做成直径约 3cm、厚约 0.8cm 的附子饼，中间用针刺数孔，放在关元上，上面再放艾炷施灸 3～5 壮。每日或隔日灸 1 次。

3. 肾俞（夏季选穴）——固本培元常用穴位

肾俞是足太阳膀胱经的背俞穴之一。"背俞穴"是脏腑精气输注于背部的俞穴，各脏腑均有 1 对，以其所灌注的脏腑命名，因位置都在腰背部而统称"背俞穴"，与脏气沟通、互相灌注。肾俞内通于肾，能益肾固精，具有补虚培元功效。夏季自然界中阳气充盛，背部接受阳气比较多，可以通过刺激背部的肾俞，借助自然界的阳气来培补内脏阳气，迅速缓解神疲气怯、畏寒肢冷等症状。

[取穴方法] 由脐中做线环绕身体一周，该线与后正中线之交点即是命门，命门左右旁开 2 横指（示中指，约 1.5 寸）处即是本穴。

[操作方法] 端坐或站立，双手握拳，拳眼拍打双肾俞部位，每次拍打 30～50 下，稍作休息，重复 2～3 次。拍击时注意力量不宜过大，以腰部感觉酸胀且不痛为度，可在饭后散步或晚上泡脚时进行。

4. 气海（秋季选穴）——阳气之海

气海具有生发阳气的作用，是任脉的一个重要穴位，得名于"元气生发之海"。人的元气发源于肾，藏于丹田，借三焦之道，周流全身，以推动五脏六腑的功能活动。做事的精力充沛与否、体质强弱，全赖丹田元气之盛衰。可以通过艾灸气海来帮助阳气生发，调节元气动力，并激发和加强本穴的温煦功能，从而改善阳虚怕冷、手足不温等症状。

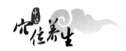

[取穴方法]取仰卧姿势，在前正中线上，脐以下2横指即是此穴。

[操作方法]可以采用艾条温和灸，施灸时将艾条点燃，对准穴位，距离皮肤2～3cm，进行悬灸，使局部皮肤感到温热而没有灼痛为宜，每次10～15分钟。或艾炷隔姜灸，将鲜姜切成直径2～3cm、厚0.2～0.3cm的薄片，中间以针刺数孔，然后将姜片置于气海处，再将艾炷放在姜片上点燃施灸。当艾炷燃尽，再换炷施灸，如此重复3～5次。

5. 肝俞（冬季选穴）——命门生火之源

肝俞是足太阳膀胱经的背俞穴。"背俞穴"是脏腑精气输注于背部的俞穴，各脏腑均有1对，以其灌注的脏腑命名，因位置都在腰背部而统称"背俞穴"。肝俞就是肝气在背部膀胱经的输注之处。阳虚质的人往往由于火气不足无法将全身阳气收藏并固摄，阳气不足就会无力抵抗寒冷，因而在冬季分外怕冷。肝俞能够激发阳气生成，鼓动寒气外散，从根本上解决阳虚问题。

[取穴方法]位于第9胸椎棘突下，左右旁开1.5寸处。取俯卧姿势，后正中线，人的肩胛下角平对第7胸椎，向下数2个就是第9胸椎，在棘突下左右旁开2横指处。

[操作方法]需他人以两手拇指点压此穴，自觉局部有酸、麻、胀感时，顺时针方向按摩，坚持每分钟按摩80下，每次按摩5～10分钟，每日按摩2～3次。

（二）耳穴疗法

[取穴]腰骶椎、内生殖器、外生殖器、皮质下。

[操作方法]耳郭常规消毒后，将胶布剪成0.8cm×0.8cm大小，放1粒王不留行粘上，随即贴压在所选耳穴上，由轻到重按压数十下。阳虚证用中刺激补法。每日自己按压耳穴3～5次，每次每穴按压1～2分钟。

[疗程]每隔1～2天换贴压另一侧耳穴。10次为1个疗程。

休息 10 ~ 15 天，再做下一疗程治疗。

（三）穴位贴敷疗法

[取穴] 神阙。

[方药组成] 韭菜子 50g，肉桂 20g，丁香 10g，冰片 3g，白酒适量。

[操作方法] 将韭菜子用盐水拌湿润，炒干与其他药物共研为细末，储瓶备用；敷贴时取药末 15g，温水或白酒调成膏状，每晚睡前敷于脐中神阙，外用胶布固定即可。

[疗程] 每天 1 换，10 次为 1 个疗程。

（四）艾灸疗法

[取穴] 合谷、曲池、气海、命门、足三里、关元、神阙。

[操作方法] 每次随症选取 1 ~ 2 穴，艾条温和灸，每穴 2 ~ 3 分钟，或艾炷灸 3 ~ 5 壮。

[疗程] 每日或隔日灸治 1 次，7 次为 1 个疗程，疗程间隔 3 ~ 5 天。

（五）刮痧疗法

[取穴] 足三里、脾俞、肾俞、命门、志室。

[操作方法] ①仰卧位，刮足三里，以皮肤潮红为度。②俯卧位，刮脾俞、肾俞、命门、志室。刮痧采用补法，刮至皮肤有热感即可，肌肤深部有热感则温肾阳效果更佳。刮痧后嘱受术者多饮白开水，当天勿洗浴，注意保暖。

[疗程] 初次治疗时间不宜过长。一般 10 次为 1 个疗程。

（六）拔罐疗法

[取穴] 肾俞、关元、太溪。

[操作方法] 选择中号或大号罐具，用抽气法将罐吸拔于肾俞、关元、太溪，留罐 10 ~ 20 分钟，至皮肤充血或轻度瘀血为止。此法有补肾壮阳、健脾益阳的作用。

[疗程] 每月拔罐 1 次。

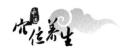

第五节 ◇ 阴虚体质

一、总论

【体质概述】阴虚体质，是指人体精血津液等阴液不足，机体失于濡养，而形成的以口燥咽干、手足心热等虚热症状为主要表现的一种体质状态。

【主要特征】阴虚型的人，容易出现形体消瘦、头晕目眩、口燥咽干、两目干涩、视物模糊、失眠、多梦、潮热盗汗（潮热，即每日午后或夜间发热；盗汗，即睡眠中出汗，醒后汗自停）、两颧发红、耳鸣、少眠、便干、尿黄等症状。不耐春夏，多喜冷饮，舌红少苔，脉细数。常见于女性形体消瘦者。易患虚劳、失精、不寐等病。若患病则上述诸症更加明显，或伴有干咳少痰、潮热盗汗（肺阴虚）；或心悸健忘、失眠多梦（心阴虚）；或腰酸背痛、眩晕耳鸣、男子遗精、女子月经量少（肾阴虚）；或胁痛、视物昏花（肝阴虚）。

【偏颇原因及机制】先天禀赋为主要原因；情绪长期压抑郁结而化火，暗耗阴精；或久病耗伤精微物质，或感受温热之邪，或长期精神过度兴奋，或嗜食辛辣、油腻等热性食物等，导致人体精血、津液等随之耗损，使得脏腑百脉、形体器官失于濡养；长期心脏功能不好，或患有高血压者吃利尿药太多；经常熬夜；过多服用清热利湿方剂，进而出现一派虚性燥热表现的病理变化。

【体质失调预警及风险】阴虚型的人如果不加以调养，可能会出现糖尿病、肝硬化、甲状腺功能亢进症等疾病。

【情志调摄】宜加强自我修养、培养自己的耐性，尽量减少与人争执、动怒，不宜参加竞争胜负的活动，可在安静、优雅环境中练习书法、绘画等。有条件者可以选择在环境清新凉爽的海边、山林旅游休假。宜欣赏曲调轻柔、舒缓的音乐，如舒伯特

《小夜曲》等。

【起居调摄】居住环境宜安静，睡好"子午觉"。避免熬夜及在高温酷暑下工作，不宜洗桑拿、泡温泉。节制房事，勿吸烟。注意防晒，保持皮肤湿润，宜选择蚕丝等清凉柔和的衣物。

【养生原则】阴虚体质主要表现为人体内真阴不足，因而首当滋阴；阴不足则阳偏亢而出现内热之象，故应同时加用清热法。长期真阴不足必然成燥，故阴虚体质的养生原则为滋阴清热润燥。

二、穴位养生

（一）穴位保健

[选穴] 太溪、三阴交。

[定位] 太溪位于足内侧，内踝后方，当内踝尖与跟腱之间凹陷处；三阴交位于小腿内侧，当内踝尖上 3 寸，胫骨内侧缘后方。

[操作方法] 采用指揉法，每个穴位按揉 2～3 分钟，每天操作 1～2 次。

（二）体质特效穴

1. 太溪——养阴的"良药"

太溪是肾经的输穴和原穴，既是本经经气汇聚之地，又是本经的"中转站"，气血精气在此汇聚以后，又将以此为源，向上输布。所以此穴在肾经的经气最旺。对于阴虚体质的人群，常按摩太溪有滋阴补肾的作用，可缓解由阴虚引起的消瘦、头晕目眩、口燥咽干、眼目干涩、心慌失眠、五心烦热等症状。

[取穴方法] 可采用正坐，平放足底，由内踝尖往后推至凹陷处，当内踝尖与跟腱间的中点即是本穴。

[操作方法] 按摩时，先用热水泡脚半小时左右，然后将脚擦干，再将左脚架于右腿上，用右手拇指按揉本穴，也可以使用按摩棒或光滑的木棒按揉。注意力量柔和，以感觉酸胀为度，不

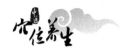

可力量过大，以免伤及皮肤。按揉 15 分钟左右。然后换右脚，方法同上。

2. 三阴交（春季选穴）——补阴要穴

三阴交是足太阴脾经的一个重要养生穴位。三阴交名意指足部肝脾肾 3 条阴经经脉的气血在本穴交会。春季，阴虚无力制约阳气，使阳气浮散在外，而无力运化精微物质，表现为心慌烦躁等。只有阳气正常在体内工作，所吃的食物才能够化为精微，生成精、气、血、津液，以充养人体。精华物质在体内收藏停留的部分统称阴精。按揉三阴交可以约束阳气不向外过度浮散，通过帮助食物运化来补充阴精的不足，从而达到缓解由阴虚而引起的头晕目眩、腰酸腿软等的目的。

[取穴方法] 取此穴位时可采用正坐姿势。该穴位于内踝尖上 3 寸（即示、中、环、小指并起来的宽度），胫骨后方凹陷处。

[操作方法] 先用热水泡脚半小时左右，然后将脚擦干，再将左脚架于右腿上，用右手的拇指或中指指端用力按压左侧三阴交，一压一放为 1 次，按压 50 次；然后改为先顺时针方向、后逆时针方向各按揉此穴 5 分钟，也可以使用按摩棒或光滑的木棒按揉。注意力量柔和，以感觉酸胀为度，不可力量过大，以免伤及皮肤。然后换右脚，方法同上。

3. 肾俞（夏季选穴）——滋阴补肾常用穴

肾俞是足太阳膀胱经的背俞穴之一。"背俞穴"是脏腑精气输注于背部的俞穴，各脏腑均有 1 对，以其所灌注的脏腑命名，因位置都在腰背部而统称"背俞穴"，与脏气沟通、互相灌注。肾俞内通于肾，能益肾固精，为治疗虚证的要穴。夏季阳气旺盛，若阴液不足则难以制约阳气，容易导致阳气耗散过度，出现虚热、烦渴症状。按揉肾俞滋补阴液，可加强对外部体表阳气的约束能力，从而缓解肾阴虚所致各种症状。

[取穴方法] 由脐中做线环绕身体一周，该线与后正中线之

交点即是命门，由命门左右旁开 2 横指（示中指，约 1.5 寸）处即是本穴。

[操作方法]端坐或站立，双手握拳，拳眼击打双肾俞部位，每次击打 30～50 下，稍作休息，重复 2～3 次。击打时注意力量不宜过大，以腰部感觉酸胀且不痛为度，可在饭后散步或晚上泡脚时进行。

4. 阴陵泉（秋季选穴）——补充阴精的动力

阴陵泉是足太阴脾经的合穴。所谓合穴，《灵枢》说"所入为合"，意为脉气自四肢末端至此，最为盛大，犹如水流合入大海。阴陵泉在足太阴脾经上，有助于将水谷精微物质化生出来，补充体内虚弱之处。同时，足太阴经又通过和足少阴经、足厥阴经交会联络，使阴精充足，就可以制约过度浮散的阳气。秋季自然界中阳消阴长，刺激阴陵泉可以借助太阴经合穴盛大之势来扶助体内阴精增长，缓解心慌、消瘦、失眠等。

[取穴方法]受术者应采用正坐或仰卧的取穴姿势。该穴位于小腿内侧，膝下胫骨内侧凹陷中，与阳陵泉相对（或当胫骨内侧髁后下方凹陷处）。

[操作方法]右手拇指紧按右腿阴陵泉，用拇指指腹部或指尖做按压转动的动作，同时做顺时针滑动。然后换左手按摩左腿阴陵泉，动作要领相同。需要轻柔、均匀、和缓，力度以感舒适为度。每次按摩 100～160 次，每日早晚各 1 遍，两腿都需要按摩。

5. 脾俞（冬季选穴）——培补真阴的枢纽

脾俞属足太阳膀胱经，是脾之背俞穴。所谓"背俞穴"，是脏腑精气输注于背部的俞穴，各脏腑均有 1 对，以其灌注的脏腑命名，因位置都在腰背部而统称"背俞穴"。阴虚质的人在冬季经常会因阴血收藏不足而头晕、乏力、腰酸，而脾俞恰好具有滋阴养脾的效果，经常按揉相当于不断给身体提供给养，可以填补阴亏，改善症状。

[取穴方法]位于第 11 胸椎棘突下，左右旁开 1.5 寸处。取

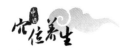

穴时通常采用正坐或俯卧姿势，由脐中做线环绕身体一周，该线与后正中线之交点即是命门（第 2 腰椎），向上数 3 个椎骨，即是第 11 胸椎，棘突下左右旁开 2 横指宽处即是。

[操作方法] 需找另外一人帮忙。可用双手拇指直接点压此穴，自觉局部有酸、麻、胀感时，术者开始顺时针方向按摩，坚持每分钟按摩 80 下，每次按摩 5 ~ 10 分钟，每日按摩 2 ~ 3 次。

（三）耳穴疗法

[取穴] 肝、神门、心、脾、胃。

[操作方法] 每次取 3 ~ 4 穴。耳郭常规消毒后，将胶布剪成 0.8cm×0.8cm 大小，放 1 粒王不留行粘上，随即贴压在所选耳穴上，由轻到重按压数十下。阴虚证用中等刺激强度。受术者每日自己按压耳穴 3 ~ 5 次，每次每穴按压 1 ~ 2 分钟。

[疗程] 每隔 1 ~ 2 天换贴压另一侧耳穴。10 次为 1 个疗程。休息 10 ~ 15 天，再做下一疗程治疗。

（四）穴位贴敷疗法

[取穴] 神阙。

[方药组成] 五倍子 30g，何首乌 30g。

[操作方法] 将上 2 味药研末醋调，取适量于晚上临睡前贴敷神阙，外盖塑料薄膜，再用胶布密封固定。敷 1 天后取下。

[疗程] 每日 1 次。

（五）艾灸疗法

[取穴] 足三里、中脘、关元、气海、肾俞、照海、复溜。

[操作方法] 每次随症选取 1 ~ 2 穴，艾条温和灸，每穴 2 ~ 3 分钟，或艾炷灸 3 ~ 5 壮。

[疗程] 每日或隔日灸治 1 次，7 次为 1 个疗程，疗程间隔 3 ~ 5 天。

[注意] 阴虚阳盛者，慎用灸法。

（六）刮痧疗法

[取穴] 内关、神门、三阴交、阴陵泉、太溪、肾俞。

[操作方法] ①仰卧位，刮内关、神门、三阴交、太溪、阴陵泉，以皮肤潮红为度。②俯卧位，刮肾俞，以皮肤潮红为度。刮痧采用平补平泻法，刮至皮肤微有热感或皮肤微微发红即可，不必刻意追求出痧。刮痧后嘱受术者多饮白开水，当天勿洗浴，注意保暖。

[疗程] 初次治疗时间不宜过长。一般 10 次为 1 个疗程。

（七）拔罐疗法

[取穴] 心俞、肾俞、三阴交。

[操作方法] 操作时，受术者取坐位，选取中口径玻璃罐以闪火法吸拔诸穴 10 分钟。此法有滋阴降火的作用。

[疗程] 一般每日或隔日 1 次，10 次为 1 个疗程。

第六节 ◇ 血瘀体质

一、总论

【体质概述】血瘀体质，是指由于推动血液运行的动力不足或外邪阻滞，导致血液在脉管中运行不畅，凝结或聚集在某一部位，而出现的以局部固定疼痛、瘀点、瘀斑等为主要表现的一种体质状态。

【主要特征】常表现为形体偏瘦，容易出现局部固定疼痛、瘀斑、瘀点，皮肤干燥、粗糙、或灰暗没有光泽、有皮屑，皮肤偏暗或色素沉着，面色晦暗，眼眶、鼻梁暗黑，口唇暗淡或紫，舌质暗有瘀斑、瘀点，舌下静脉曲张，脉细涩或结代。若上述特征加重，可有头、胸、胁、腹或四肢等处刺痛；口唇青紫或有出血倾向、吐血、便黑等；或腹内有癥瘕积块，妇女痛经、经闭、崩漏等。

【偏颇原因及机制】寒邪、热邪、气滞、痰湿等多种致病因素侵入脉络，影响血液运行，形成局部血液瘀积的病理变化，日

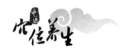

久形成一种体质状态。或长期在寒冷的环境中生活工作，或父母遗传；曾经用寒凉水果蔬菜（如苦瓜、番茄、黄瓜、西瓜、香蕉等）为主食减肥，伤了阳气导致瘀血。

【体质失调预警及风险】血瘀型的人如果不加以调养，可能会出现紫癜、高血压、高脂血症、冠心病、脑梗死、抑郁症、疼痛综合征、肿瘤等。

【养生原则】血瘀体质主要是由于气血失调，血脉瘀滞不畅，引起脏腑、组织的血液循环与新陈代谢障碍。调理时主要是通过活血法使瘀滞之血脉通畅，同时兼以行气，气行则血行。故其养生原则为活血祛瘀、行气化滞。

二、穴位养生

主要经络穴位有任脉的神阙、膻中、气海，膀胱经的膈俞、肝俞、委中，肝经的太冲、曲泉、期门，胆经的日月、五枢、维道，脾经的血海、三阴交，心包经的郄门、间使、内关，大肠经的合谷、曲池。

方法有针刺、温灸、刮痧、放血、推拿等。针刺、放血应由针灸医师来操作。如妇女月经方面经常有问题，常用的穴位有太冲、五枢、维道、血海、三阴交、合谷；如有心、胸、肝、胆等相关慢性病，可用膈俞、肝俞、内关、期门、日月、曲泉等。

（一）穴位保健

[选穴] 期门、血海。

[操作方法] 采用指揉法。

（二）体质特效穴

1. 三阴交——开启活血之门

三阴交位于内踝上 3 寸，是足太阴脾经、足少阴肾经、足厥阴肝经交会之处。常按摩此穴有通经活络、活血养血、滋阴补肾等作用，可以通过按揉此穴改善血液循环。

三阴交是足太阴脾经上的重要穴位。因为足太阴脾经、足少阴肾经和足厥阴肝经3条经脉在此处交会，故名三阴交。此穴同时接受3条阴经气血的供养，故被认为是"养阴要穴"。血属阴，而三阴交同时汇集3条阴经气血。可以通过刺激三阴交来影响全身阴经的气血流动，增强血液在脉道中的活动能力，起到活血化瘀、理气通络的作用，从而改善由血瘀而导致的肤质粗糙、干燥、面色晦暗、黑眼圈或局部肿块等症状。

[取穴方法] 取此穴位时可采用正坐姿势。该穴位于内踝尖上3寸（即示、中、环、小指并起来的宽度），胫骨后方凹陷处。

[操作方法] 先用热水泡脚半小时左右，然后将脚擦干，再将左脚架于右腿上，用右手的拇指或中指指端用力按压左侧三阴交，一压一放为1次，按压50次；然后改为先顺时针方向、后逆时针方向各按揉此穴5分钟，也可以使用按摩棒或光滑的木棒按揉。注意力量柔和，以感觉酸胀为度，不可力量过大，以免伤及皮肤。然后换右脚，方法同上。按揉以后配合使用灸法效果更好，可以采用艾条温和灸，施灸时将艾条点燃，对准穴位，距离皮肤2~3cm，进行悬灸，使局部皮肤感到温热而没有灼痛为宜，每次10~15分钟。每日或隔日灸1次。

2. 心俞（春季选穴）——扶正祛瘀的捷径

心俞位于足太阳膀胱经，是心之背俞穴。"背俞穴"是脏腑精气输注于背部的俞穴，各脏腑均有1对，以其灌注的脏腑命名，因位置都在腰背部而统称"背俞穴"，与脏气沟通、互相灌注。心俞是心脏之气在背部的输注之处，内通于心脏，能活血理气，可用于治疗各种血瘀。春季，血瘀体质者由于血液运行不畅会阻碍阳气升腾，对精微物质的输送也造成一定阻碍。心俞可将背部阳经气血灌注于心，并对其有梳理和推动作用，从根本上解决问题。

[取穴方法] 正坐或俯卧姿势，由平双肩胛下角之椎骨（第7胸椎）往上推2个椎骨即第5胸椎，棘突下左右旁开2横指（示中指）处。

[操作方法] 需找另外一人帮忙。可用双手拇指直接点压此

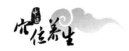

穴，自觉局部有酸、麻、胀感时，术者开始顺时针方向按摩，坚持每分钟按摩 80 下，每次按摩 5 ~ 10 分钟，每日按摩 2 ~ 3 次。

3. 脾俞（夏季选穴）——血脉的活化剂

脾俞是足太阳膀胱经上的脾之背俞穴。所谓"背俞穴"，是脏腑精气输注于背部的俞穴，各脏腑均有 1 对，以其所灌注的脏腑命名，因位置都在腰背部而统称"背俞穴"，与脏气沟通、互相灌注。脾俞归属膀胱经，又连通脾，可借助膀胱经的阳气增加气对血的推动力，从而使脉道恢复血流通畅。夏季人体外部阳气旺盛，正好可以用来缓解血瘀症状。

[取穴方法] 通常采用正坐或俯卧姿势，经过脐中做线沿腰部绕一周，该线与后正中线之交点即是命门（第 2 腰椎），向上数 3 个椎骨，即是第 11 胸椎，棘突下左右 2 横指宽处。

[操作方法] 需找另外一人帮忙。可用双手拇指直接点压此穴，自觉局部有酸、麻、胀感时，术者开始顺时针方向按摩，坚持每分钟按摩 80 下，每次按摩 5 ~ 10 分钟，每日按摩 2 ~ 3 次。

4. 肝俞（秋季选穴）——血脉的推动剂

肝俞是足太阳膀胱经上的背俞穴。"背俞穴"是脏腑精气输注于背部的俞穴，各脏腑均有 1 对，以其所灌注的脏腑命名，因位置都在腰背部而统称"背俞穴"。肝俞是肝气在背部膀胱经的输注之处，具备阳经善动的特性，可温煦和推动血脉，缓解血液的瘀滞，增加血液的流动，并且有助于改善皮肤晦暗等由血瘀导致的一系列症状。

[取穴方法] 取俯卧姿势，后正中线，人的肩胛下角平对第 7 胸椎，向下数 2 个就是第 9 胸椎，在棘突下左右旁开 2 横指处。

[操作方法] 需他人以两手拇指点压此穴，自觉局部有酸、麻、胀感时，顺时针方向按摩，坚持每分钟按摩 80 下，每次按摩 5 ~ 10 分钟，每日按摩 2 ~ 3 次。

5. 肾俞（冬季选穴）——打通血府瘀滞的大门

肾俞是足太阳膀胱经的背俞穴之一。"背俞穴"是脏腑精气输注于背部的俞穴，各脏腑均有 1 对，以其灌注脏腑命名，因位置都在腰背部而统称"背俞穴"。肾俞是肾脏之气输注之处，内通于肾，能益肾固精，具有活血散瘀、滋阴补肾功效。经常按揉肾俞，可以起到濡养肾脏的作用，解决血瘀质的人在冬季因血液推动能力不足而不能正常濡润脏腑的问题，从而缓解由此引发的肤质粗糙、面色暗沉、嘴唇发紫、眼圈发黑等症状。

[取穴方法] 位于第 2 腰椎棘突下，左右旁开 1.5 寸处。由脐中做线环绕身体一周，该线与后正中线之交点即是命门，由命门左右旁开 2 横指（示中指，约 1.5 寸）处。

[操作方法] 双手握拳，击打双肾俞部位，每次击打 30～50 下，稍作休息，重复 2～3 次。击打时注意力量不宜过大，以腰部感觉酸胀且不痛为度。可在饭后散步或晚上泡脚时进行。

（三）耳穴疗法

[取穴] 皮质下、交感、内分泌、肾上腺、神门、心、肝、肾、大肠。

[操作方法] 每次取 3～4 穴。耳郭常规消毒后，将胶布剪成 0.8cm×0.8cm 大小，放 1 粒王不留行粘上，随即贴压在所选耳穴上，由轻到重按压数十下。血瘀证用中等刺激强度。受术者每日自己按压耳穴 3～5 次，每次每穴按压 1～2 分钟。

[疗程] 每隔 1～2 天换贴压另一侧耳穴。10 次为 1 个疗程。休息 10～15 天，再做下一疗程治疗。

（四）穴位贴敷疗法

[取穴] 神阙、中极、三阴交。

[方药组成] 乳香、没药、白芍、川牛膝、丹参、广木香、红花各 15g，冰片 1g。

[操作方法] 取乳香、没药、白芍、川牛膝、丹参、广木香、红花，共研细末后加入冰片，混匀后贮瓶备用。敷灸时每次取 10g，以姜汁或黄酒适量调如糊膏状，分别贴于神阙、中极、

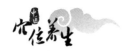

三阴交上，上盖纱布（或油纸），橡皮膏固定即可。

[疗程] 2 日换药 1 次。

（五）艾灸疗法

[取穴] 膻中、气海、肝俞、膈俞、足三里、次髎。

[操作方法] 每次随症选取 1 ~ 2 穴，艾条温和灸，每穴 2 ~ 3 分钟，或艾炷灸 3 ~ 5 壮。若选神阙，用隔姜灸或隔盐灸，每次 5 ~ 7 壮。

[疗程] 每日或隔日灸治 1 次，7 次为 1 个疗程，疗程间隔 3 ~ 5 天。

（六）刮痧疗法

[取穴] 血海、阳陵泉、地机、肝俞、肾俞、命门、大肠俞、八髎。

[操作方法] ①仰卧位，刮血海、阳陵泉、地机，以皮肤潮红为度。②俯卧位，刮肝俞、肾俞、命门、大肠俞、八髎，以皮肤潮红为度。刮痧采用平补平泻法，刮至皮肤微有热感或皮肤微微发红即可，不必刻意追求出痧。刮痧后嘱受术者多饮白开水，当天勿洗浴，注意保暖。

[疗程] 初次治疗时间不宜过长。一般 10 次为 1 个疗程。

（七）拔罐疗法

[取穴] 膈俞、肝俞、三阴交。

[操作方法] 操作时，受术者取坐位，选取中口径玻璃罐以闪火法吸拔诸穴 10 ~ 15 分钟。此法有活血化瘀的作用。

[疗程] 每月治疗 1 次，3 次为 1 个疗程。

第七节 ◇ 痰湿体质

一、总论

【体质概述】痰湿体质，是指体内的水液代谢出现异常，水湿无法顺利排出体外，凝结于体内，日久形成的以周身黏滞重浊为主要特征的一种体质状态。

【主要特征】痰湿型的人，较易出现体形肥胖，腹部肥满松软，面部皮肤油脂较多、多汗且黏、胸闷、痰多、面色淡黄而暗，眼胞微浮，容易困倦，喜食肥甘厚腻之品，大便不成形或大便黏滞不爽，小便不多或微混，口黏腻或甜，平素舌体胖大，舌苔偏厚、白腻等。

【偏颇原因及机制】多由外感湿邪，或饮食不节、或过食生冷油腻的食物等因素，导致人体消化系统失调，水液代谢不畅，使得本应正常代谢的水液蓄积、停聚于体内，而产生水湿停滞，凝聚成痰的病理变化。

【体质失调预警及风险】痰湿型的人如果不加以调养，可能会出现高血压、糖尿病、肥胖症、高脂血症、脂肪肝、囊肿、痛风、冠心病、代谢综合征、脑血管疾病等。

【养生原则】健脾祛湿。脾是生痰之源。痰湿体质的人养生最主要是保护脾、不伤脾，使其不生痰湿，尽职尽责地完成对饮食的吸收、转化、输布。

二、穴位养生

改善痰湿体质的经络主要有任脉、足太阴脾经、足少阳胆经、足阳明胃经、足太阳膀胱经。

常选用中脘、水分、神阙、关元，以及阴陵泉、足三里、脾俞、三焦俞等进行艾条温和灸。每次取腹部、背部、下肢各1个穴位灸。

特别是在夏季吃冷饮太多或环境潮湿导致痰湿明显加重时，可以立即灸，能改善体质。

（一）穴位保健

[选穴] 丰隆、足三里。

[操作方法] 采用指揉法或用掌根着力于穴位，做轻柔缓和

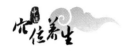

的环旋活动，每个穴位按揉 2～3 分钟，每天操作 1～2 次。

（二）体质特效穴

1. 水分——痰湿从此分流

水分在前正中线，脐上 1 寸处，具有化痰祛湿、通调水道的作用。经常按揉此穴，可以调节体内的水液运行，减少水液潴留。

水分是任脉的一个非常重要的穴位。水，指水液、水气；分，指分别、分利。其名亦表明此穴的功能是分清浊、利水道，可以改善体内水液运行情况。痰饮水湿，就是由于体内水液运行障碍而形成的病理产物。因此，刺激水分对于痰湿体质非常有针对性，可以缓解由于体内痰饮水湿过多而引发的胸闷、痰多、面色淡黄而暗、眼皮微水肿、肢体困倦等诸多症状。痰饮水湿在体内停留，日久就会引发水肿，而水分对水肿治疗有特效。《普济方》记载："水分……主水病腹肿。"

[取穴方法] 水分位于人体中腹部，脐上一指宽处（即拇指的宽度）。可采用仰卧姿势，以便实施者能准确找寻穴位和顺利实施相应按摩手法。

[操作方法] 可使用左掌或右掌的大鱼际根部，来回施以顺时针揉法 100 次，令该部位有热感即可。注意手下与皮肤之间不要出现摩擦，即手掌始终紧贴着皮肤，带着皮下的脂肪、肌肉等组织做小范围环旋运动。还可以用灸法，艾炷灸 5～7 壮，或艾条灸 10～20 分钟，以局部温热为度。

2. 丰隆（春季选穴）——祛痰要穴

丰隆是足阳明胃经的络穴。络，有联络、散布之意。络穴具有输送营卫气血以渗灌濡养周身组织的作用。"丰"即丰满，"隆"指突起。该穴位于小腿前方肌肉丰满之处，故名"丰隆"。春季，若痰湿困阻在体内则容易阻碍清阳之气的上升，可经常按揉丰隆来振奋、畅通脾胃气血，可以增强脾胃对痰湿的运化能力，从而尽快化解体内潴留的痰湿。

[取穴方法] 垂足取穴，在外踝尖前缘和外膝眼做一连线，在此连线中点处即为本穴。

[操作方法] 取坐位，左右手可同时握拳敲打两侧丰隆 50 ~ 60 下，令局部有酸、痛、热感为佳。每日 1 ~ 2 次。

3. 足三里（夏季）——健脾祛痰的要穴

足三里是足阳明胃经的合穴。所谓合穴，是指经络中的气血从肢端向经络主干道汇合之处。足三里是整条胃经中气血比较旺盛的穴位。夏季暑湿之气较重，而脾胃功能又较为虚弱，痰湿体质的人若不及时调理会加重水湿停聚的状况。按揉足三里可以通行脾胃气血，增强运化痰湿的能力，使之恢复协调、平衡的生理状态，从而解除由痰湿困着而导致的一系列症状。

[取穴方法] 将膝关节屈曲，可以摸到胫骨外侧有一明显凹陷，将除拇指外的其余四指并拢，在凹陷往下约 4 横指的位置，胫骨外侧边缘约一中指宽的地方就是足三里。

[操作方法] 找准足三里位置后，可用拇指端按揉，轻重以自觉酸胀为度，次数不计，闲暇时都可操作。或用手空心握拳，左右交替击打足三里，轻重、次数同上所述。

4. 脾俞（秋季）——强壮脾胃的动力

脾俞是足太阳膀胱经上的背俞穴。"背俞穴"是脏腑精气输注于背部的俞穴，各脏腑均有 1 对，以其所灌注的脏腑命名，因位置都在腰背部而统称"背俞穴"，与脏气沟通、互相灌注。脾俞归属膀胱经，又连通脾。按揉此穴能通过改善脾胃的运化能力而为血脉提供给养，又可借助膀胱经的阳气增强排解痰湿的能力，从而有效改善痰湿阻滞问题。

[取穴方法] 通常采用正坐或俯卧姿势，经过脐中做线沿腰部绕一周，该线与后正中线之交点即是命门（第 2 腰椎），向上数 3 个椎骨，即是第 11 胸椎，棘突下左右旁开 2 横指宽处。

[操作方法] 需找另外一人帮忙。可用双手拇指直接点压此穴，自觉局部有酸、麻、胀感时，术者开始顺时针方向按摩，坚

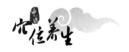

持每分钟按摩 80 下，每次按摩 5 ~ 10 分钟，每日按摩 2 ~ 3 次。

5. 肺俞（冬季）——化痰除湿的小助手

肺俞是足太阳膀胱经的背俞穴之一。"背俞穴"是脏腑精气输注于背部的俞穴，各脏腑均有 1 对，以其灌注的脏腑命名，因位置都在腰背部而统称"背俞穴"。肺俞就是肺气在背部膀胱经的输注之处。冬季一身阳气收藏，发散能力下降，有可能导致痰湿无法及时消解和排出而壅阻于肺系。肺俞具有温肺利气、燥湿化痰功能，对痰湿引起的咳嗽痰多、肢体困重等效果显著。

[取穴方法] 位于第 3 胸椎棘突下，左右旁开 1.5 寸处。一般采用正坐或俯卧姿势，先低头找到颈后正中有一个骨性突起，这是第 7 颈椎的棘突，往下数 3 个这样的突起，是第 3 胸椎棘突，在棘突下左右旁开 2 横指宽处。

[操作方法] 俯卧姿势，需另一人施以双手拇指点按肺俞，以轻柔力度画圆揉按此处 10 ~ 15 分钟，局部应感到酸痛、热感为佳。

（三）耳穴疗法

[取穴] 肺、大肠、脾、三焦、肾、内分泌。

[操作方法] 每次取 3 ~ 4 穴。耳郭常规消毒后，将胶布剪成 0.8cm×0.8cm 大小，放 1 粒王不留行粘上，随即贴压在所选耳穴上，由轻到重按压数十下。痰湿证用中等刺激强度。每日自己按压耳穴 3 ~ 5 次，每次每穴按压 1 ~ 2 分钟。

[疗程] 每隔 1 ~ 2 天换贴压另一侧耳穴。10 次为 1 个疗程。休息 10 ~ 15 天，再做下一疗程治疗。

（四）穴位贴敷疗法

[取穴] 神阙。

[方药组成] 苍术 25g，荞麦粉、米醋各适量。

[操作方法] 先将苍术研为细末，加入荞麦粉拌匀，再掺入适量米醋炒热，捏成圆形如 5 角硬币大药饼，储存备用。使用时取药饼 1 个敷于脐孔，盖以纱布，胶布固定。

[疗程] 每日 1 次。

（五）艾灸疗法

[取穴] 天枢、上巨虚、三阴交、曲池、丰隆、足三里、脾俞、阴陵泉、隐白。

【灸法】每次随症选取 1～2 穴，艾条温和灸，每穴 2～3 分钟，或艾炷灸 3～5 壮。

[疗程] 每日或隔日灸治 1 次，7 次为 1 个疗程，疗程间隔 3～5 天。

（六）刮痧疗法

[取穴] 足三里、上巨虚、胃俞、脾俞、大肠俞。

[操作方法] ①仰卧位，刮足三里、上巨虚，以皮肤潮红为度。②俯卧位，刮胃俞、脾俞、大肠俞，以皮肤潮红为度。刮痧采用平补平泻法，刮至皮肤微有热感或皮肤微微发红即可，不必刻意追求出痧。刮痧后嘱受术者多饮白开水，当天勿洗浴，注意保暖。

[疗程] 初次治疗时间不宜过长。一般 10 次为 1 个疗程。

（七）拔罐疗法

[取穴] 肺俞、脾俞、中脘、阴陵泉。

[操作方法] 选取中口径罐具以抽气法吸拔诸穴 10～20 分钟。此法有化痰除湿的作用。

[疗程] 每日拔罐 1 次。

第八节 ◇ 湿热体质

一、总论

【体质概述】湿热体质，是指水液不能正常排出体外，稽留于体内，日久郁而化热，形成的以身热不扬、小便黄浊、大便黏腻等为主要表现的一种体质状态。

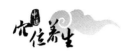

【主要特征】湿热型的人，容易出现口臭、口中黏腻、渴欲饮水而不能多、心烦、胸闷、口苦、四肢困重、关节红肿热痛、皮肤湿疹、皮肤发痒、身热不扬、口苦口腻、黄疸、小便黄浊、大便黏腻臭秽、女子白带量多色黄、舌红苔黄腻等表现。

【偏颇原因及机制】多由于长期处于潮湿、闷热的环境，或嗜食肥甘厚味、辛辣、热性的食物，或工作压力大、心情久郁不解等因素，导致人体水液运化失常，代谢受到影响，而产生湿浊流注体内，郁结生热的病理变化。

【体质失调预警及风险】湿热型的人如果不加以调养，易患脂溢性皮炎、酒渣鼻、痤疮、毛囊炎、疮疖肿毒、体癣、股癣、足癣、急性黄疸性肝炎、胆结石、尿道炎、肾盂肾炎、痢疾、痛风等，过度疲劳时较易感染膀胱炎，女子会出现慢性宫颈炎、阴道炎反复发作等。病发时上述征象加重；性情急躁、容易发怒；不能耐受湿热环境。

二、穴位养生

（一）体质特效穴

1. 阳陵泉——清除湿热的总开关

阳陵泉是足少阳胆经的合穴，位于膝下外侧，腓骨头前缘凹陷处。所谓合穴，是指经络中的气血由各分支向经络主干道汇合之处。此穴气血旺盛犹如泉涌，加之位于小腿外（阳）侧，腓骨头之下，形似高陵出泉，故名"阳陵泉"。

阳陵泉是胆经要穴，改善胆腑功能的作用重大。中医学认为，胆是中正之官、中精之府，能调节人体气机升降，协助脾胃疏导运化水湿。当脾胃运化水湿功能失调时，水湿就会停聚于人体。久之，水湿会阻碍身体内的正常气化功能，从而导致"热""火"现象出现，这就是湿热。

经常按摩阳陵泉，可以协助脾疏导体内聚集的水湿，加强脾运化水湿的功能，并通过胆腑调节气机升降的功能协调体内气化作用，因此可以从根本上解决体内的湿热状态。

[取穴方法] 可取坐位，屈膝 90°，膝关节外下方，腓骨头前缘与下缘交叉处有一凹陷，即是本穴。

[操作方法] 取穴后，右手拇指紧按右腿阳陵泉，用拇指指腹部或指尖做按压转动的动作，同时做顺时针滑动，每次按摩 100～160 次；然后换左手按摩左腿阳陵泉，动作要领相同。早晚各 1 遍。

2. 太冲（春季选穴）——健脾也可去湿热

太冲位于足背，是足厥阴肝经的原穴和输穴。输穴是经气汇聚之地，而原穴则是本经的"中转站"，意为气血在此汇聚以后，又将以此为源，向上布输。太，大；冲，冲射之状。本穴位于足背靠前位置，起步抬足，首当其冲，故名太冲。

春季，体内若湿邪困阻则会影响到阳气生发。太冲可以健脾除湿、疏肝利胆，对湿热体质的治疗有显著效果，可以解决胸胁胀痛、口苦、恶心等症状。

[取穴方法] 可采用正坐或仰卧姿势，由第 1、2 趾间缝纹头向足背上推，至两骨联合前缘凹陷处，约缝纹头上 2 横指，第 1 跖骨间隙后方凹陷中。以手指沿蹈趾、次趾夹缝循足背移压，压至能感觉到动脉应手，即是此穴。

[操作方法] 用牛角板刮压此穴。用左手稳住脚，右手用牛角板沾麻油，在穴位上轻轻刮搋，左右脚各做 36 次。或用双手按压，用左手抓紧右脚，左手示指紧按此穴，根据情况做顺逆时针按揉，次数同上。

3. 下脘（夏季选穴）——排湿散热的通道

下脘是任脉穴位，有足太阴脾经于此交汇，因处在胃下口处而得名。夏季气候湿热，容易侵袭人体，助长体内湿热之邪。按揉下脘可以起到健运脾胃功能的作用，通过加强脾胃功能来减少痰湿在体内的停滞。同时，积留体内的热邪可随任脉运行排散。因此，经常按揉下脘可起到排湿除热的效果。

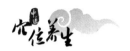

[取穴方法] 采取仰卧位，在脐上 2 寸（示指、中指和环指 3 横指宽度）处。

[操作方法] 可使用掌根部，顺时针按揉 100 次，令该部位有热感即可。注意手下与皮肤之间不要出现摩擦，即手掌始终紧贴皮肤，带着皮下的脂肪、肌肉等组织做小范围环旋运动。于饭后半小时按揉最好，力度不可过大。

4. 三阴交（秋季选穴）——健脾胃化湿热的秘诀

三阴交是足太阴脾经的一个重要养生穴位。三阴交名意指足部肝脾肾 3 条阴经经脉的气血在此处交会。秋季阴气增长，三阴交的功能开始大大显露，因其归属于脾经，有助于调节脾胃运化水湿的功能，从而缓解体内滞留的水湿和痰饮。另外，三阴交还沟通肾经、肝经 2 条阴经，具有沉降、化热的能力，可以冷降和排解体内热邪。

[取穴方法] 取正坐姿势，该穴位于内踝尖上 3 寸（即示、中、环、小指并起来的宽度），胫骨后方凹陷处。

[操作方法] 先用热水泡脚半小时左右，然后将脚擦干，再将左脚架于右腿上，用右手的拇指或中指指端用力按压左侧三阴交，一压一放为 1 次，按压 50 次；然后改为先顺时针方向、后逆时针方向各按揉此穴 5 分钟，也可以使用按摩棒或光滑的木棒按揉。注意力量柔和，以感觉酸胀为度，不可力量过大，以免伤及皮肤。然后换右脚，方法同上。

5. 足三里（冬季选穴）——体内除湿剂

足三里是足阳明胃经的合穴。所谓合穴，是指经络中的气血从肢端向经络主干道汇合之处。因此，足三里是整条胃经中气血最旺盛的穴位。刺激足三里，可以调理脾胃功能，从而加强身体对湿邪和积热的排散能力。冬季一身阳气蛰藏在内，湿热质的人很容易在这个季节因湿气困重，热气不能散发而郁滞于内，而足三里的健脾除湿作用正好可以解决这一问题。

[取穴方法] 位于外膝眼下 4 横指、胫骨边缘。将膝关节屈

曲，可以摸到胫骨外侧有一明显凹陷，将除拇指外的其余四指并拢，在凹陷往下约 4 横指的位置，胫骨外侧边缘约一中指宽的地方就是足三里了。

[操作方法] 找准足三里位置后，可用拇指端按揉，轻重以自觉酸胀为度，次数不计，闲暇时都可操作。或用手空心握拳，左右交替击打足三里，轻重、次数同上所述。

（二）耳穴疗法

[取穴] 胃、大肠、直肠下段、内分泌。

[操作方法] 耳郭常规消毒后，将胶布剪成 0.8cm×0.8cm 大小，放 1 粒王不留行粘上，随即贴压在所选耳穴上，由轻到重按压数十下。湿热证用中等刺激强度。每日自己按压耳穴 3～5 次，每次每穴按压 1～2 分钟。

[疗程] 每隔 1～2 天换贴压另一侧耳穴。10 次为 1 个疗程。休息 10～15 天，再做下一疗程治疗。

（三）穴位贴敷疗法

[取穴] 期门。

[方药组成] 大黄、黄柏、栀子（按 2：1：2 比例）。

[操作方法] 上药共研细末，装瓶备用。临用时取药末 30g，用蜂蜜水调成膏状，贴敷期门。每次贴敷 6 小时。

[疗程] 每日 1 次。

（四）艾灸疗法

[取穴] 手三里、中脘、阴陵泉、阳陵泉、足三里、曲泉、三阴交。

[操作方法] 每次随症选取 1～2 穴，艾条温和灸，每穴 2～3 分钟，或艾炷灸 3～5 壮。

[疗程] 每日或隔日灸治 1 次，7 次为 1 个疗程，疗程间隔 3～5 天。

（五）刮痧疗法

[取穴] 三焦俞、大肠俞、关元俞、膀胱俞、曲泉、阴陵泉。

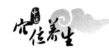

[操作方法] ①仰卧位，刮曲泉、阴陵泉，以皮肤潮红为度。②俯卧位，刮三焦俞、大肠俞、关元俞、膀胱俞，以皮肤潮红为度。刮痧采用平补平泻法，刮至皮肤微有热感或皮肤微微发红即可，不必刻意追求出痧。刮痧后嘱受术者多饮白开水，当天勿洗浴，注意保暖。

[疗程] 初次治疗时间不宜过长。一般 10 次为 1 个疗程。

（六）拔罐疗法

[取穴] 胆囊、日月、至阳、胆俞。

[操作方法] 操作时，受术者取仰卧位，用三棱针在右侧日月及双侧胆囊点刺数下后，选取中口径玻璃罐以闪火法吸拔诸穴 5 分钟，再令受术者俯卧，同法在至阳及双侧胆俞拔 10 分钟。此法有清热利湿的作用。

[疗程] 每日 1 次。

第九节 ◇ 特禀体质

一、总论

【体质概述】特禀体质是来源于父母的一种特殊的体质类型，是先天的、特殊的体质。这种人禀赋比较特殊，体质较一般人差一点。特禀体质包括过敏体质、遗传病体质和胎传体质。

1. 过敏体质 容易发生过敏反应和过敏性疾病。在外在因子的作用下，生理功能和自我调适能力低下，反应性增强，有的患湿疹、荨麻疹，有的会患过敏性哮喘，有的对药物敏感而患药物性皮炎，并且对外在因子反复产生高反应性。在特禀体质中最为常见，可通过调整偏颇体质状态，相对容易转变为正常体质状态。

2. 遗传病体质 有家族遗传病史或先天性疾病的一种体质。遗传病体质大多是不可逆的。

3. 胎传体质 是指母亲在妊娠期间受不良影响传给胎儿所造

成的一种体质。要防止胎传体质产生的根本途径，就是要重视母亲在妊娠期间的养生调护，避免胎儿遭受不良因素影响。

本节重点介绍过敏体质的调养。

【主要特征】过敏体质易受某种物质刺激而引起多种过敏反应，如药物性过敏、食物性过敏、气味过敏、花粉过敏、精液过敏等。往往呼吸系统出现鼻炎、气喘、咳嗽，眼睛出现瘙痒红肿，皮肤出现风疹、湿疹、红斑、瘙痒，消化系统出现腹痛、恶心、呕吐、腹泻等。

常见表现：①不感冒也容易打喷嚏；②不感冒也常会有鼻塞、流鼻涕或流眼泪的现象；③经常因季节变化、温度变化或闻到异味等，出现咳嗽、气喘、气闷的现象；④花粉、刺激性气味等容易引起过敏现象，或在季节交替、气候变化的时候容易出现一些过敏现象，如鼻塞、流鼻涕、流眼泪，或皮肤起点状、块状突起；⑤皮肤因过敏出现紫癜（紫红色瘀点或瘀斑）；⑥皮肤如果抓一下，就会出现明显抓痕，或周围皮肤红一片的现象；⑦眼睛容易出现红血丝、瘙痒或红肿现象；⑧生活中经常无缘无故地出现腹痛、恶心、呕吐、腹泻等，如吃过东西有恶心、呕吐现象，吃点凉的就腹泻或夏天常腹泻等；⑨春季或秋季常有咽喉发痒、肿痛、有异物感等不适现象；⑩服食一些药物、食物，或接触过油漆、涂料之类的化学物质，或在新装修的房子里待久了会出现一些过敏现象，如皮肤起点状或块状的红包且伴发痒等。

【偏颇原因及机制】过敏体质，中医认为主要由于气虚卫表不固，易受风邪侵袭；或血热易于动风的内在本质造成。主要与脾和肺关系最为密切。常见原因：①遗传，或工作环境；②熬夜、咖啡、烟、酒；③反季节穿衣，过度使用空调；④高热量加工食物；⑤滥用药物。

【体质失调预警及风险】过敏体质的人如果不加以调养，日久可能易患严重的荨麻疹、过敏性鼻炎、过敏性哮喘等病证。

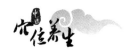

【养生原则】积极参加各种体育锻炼，增强体质；居室宜通风良好；饮食宜清淡、均衡，粗细搭配适当，荤素配伍合理。

二、穴位养生

（一）穴位保健

[选穴] 神阙、曲池。

[操作方法] 神阙采用温和灸，曲池采用指揉法。

（二）体质特效穴

1. 尺泽——具补肺功能的保健佳穴

中医认为肺主皮毛，肺通过宣发功能将气血布散全身，充养肌肤。如果肺气虚损，肌表不能得到足够的气血充养，机体抗御外邪、适应环境的能力就会下降。尺泽是手太阴肺经的合穴。肘关节附近称"尺"，水之所聚为"泽"，而地势低洼处才能聚水。以尺泽为名，意指此穴在肘部最凹陷处，是该经气血最旺盛的地方。所以，经常刺激尺泽，可以为肺提供大量的气血滋养，加强卫气的宣发，增强体质，提高肺的生理功能。

[取穴方法] 肘部微伸，手心朝上，触及肘弯大筋（肱二头肌腱）桡侧（外侧），与肘横纹的交点，即是本穴。

[操作方法] 可用右手拇指用力点按左手尺泽，持续点按 2～3 分钟，感到酸痛后即可放松。再交替换手点按，重复 2～3 次。

2. 足三里（春季选穴）——强壮首选穴

足三里是足阳明胃经的合穴。所谓合穴，是指经络中的气血从肢端向经络主干道汇合之处。因此，足三里是整条胃经中气血最旺盛的穴位。刺激足三里，可以为脾胃提供大量的气血滋养，而脾胃是后天之本，脾胃得到滋养，就可以为全身脏腑提供营养，从而促进阳气生发，增强机体抵御外邪的能力。

[取穴方法] 将膝关节屈曲，可以摸到胫骨外侧有一明显凹陷，将除拇指外的其余四指并拢，在凹陷往下约 4 横指的位置，胫骨外侧边缘约一中指宽的地方就是足三里。

［操作方法］找准足三里位置后，可用拇指端顺时针或逆时针按揉，亦可手握空拳，轻轻敲打该穴，轻重以自觉酸胀为度，次数不计，闲暇时都可操作。

3. 合谷（夏季选穴）——泄热要穴

合谷属手阳明经，具有开通经络气血和传导的作用，能够通调三焦，激发推动脏腑经络的功能。合谷具有很好的渗透效果，可以起到清热的作用。所以，按揉合谷可将脏腑过盛的火热之邪经体表阳明经疏散，缓解内部气血阻滞或热邪过盛引发的过敏反应。

［取穴方法］以一手拇指指间关节横纹，放在另一手拇、示指之间的指蹼缘上，当拇指尖下即是本穴。

［操作方法］以右手拇指指腹按住左手合谷，画圆揉按至有酸胀感，约3分钟，再换左手拇指揉按右手合谷。每日2～3次。

4. 血海（秋季选穴）——将血液从此汇聚

血海是脾经的重要穴位。血，指气血；海，大也。海纳百川，寓意此穴是气血汇聚之处，可以统血摄血。血海具有养血活血、调理脏腑血分的作用。经常按揉此穴，可以辅助治疗血分相关疾病，如荨麻疹、湿疹、皮肤瘙痒等。

［取穴方法］屈膝，在髌骨上缘2横指处有一肌肉隆起处即是该穴。

［操作方法］按摩时，右手拇指紧按右腿血海，用拇指指腹部或指尖做按压转动的动作，同时做顺时针滑动。动作要轻柔、均匀、和缓，力度以感舒适为度，每次按摩160次。然后换左手按摩左腿血海，动作要领同上。早晚各1次。

5. 肾俞（冬季选穴）——补充人体原动力

肾俞是足太阳膀胱经的背俞穴之一。"背俞穴"是脏腑精气输注于背部的俞穴，各脏腑均有1对，以其灌注的脏腑命名，因位置都在腰背部而统称"背俞穴"。肾俞是肾脏之气在太阳经输

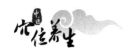

注之处，内通于肾，能益肾固精、补虚培元，是补虚要穴。因此，经常按揉肾俞可增强肾气的蛰藏和收纳能力，从而提升特禀质人群的抗过敏能力。

[取穴方法] 位于第 2 腰椎棘突下，左右旁开 1.5 寸处。由脐中做线环绕身体一周，该线与后正中线之交点即是命门，由命门左右旁开 2 横指（示中指）处即是本穴。

[操作方法] 双手握拳，击打双肾俞部位，每次击打 30~50下，稍作休息，重复 2~3 次。击打时注意力量不宜过大，以腰部感觉酸胀且不痛为度。可在饭后散步或晚上泡脚时进行。

（三）耳穴疗法

[取穴] 主穴：神门、内分泌、肾上腺、皮质下。配穴：平喘、肺、大肠。

[操作方法] 每次取 3~4 穴。耳郭常规消毒后，将胶布剪成0.8cm×0.8cm 大小，放 1 粒王不留行粘上，随即贴压在所选耳穴上，由轻到重按压数十下。特禀质用中等刺激强度。每日自己按压耳穴 3~5 次，每次每穴按压 1~2 分钟。

[疗程] 每隔 1~2 天换贴压另一侧耳穴。10 次为 1 个疗程。休息 10~15 天，再做下一疗程治疗。

（四）穴位贴敷疗法

[取穴] 膻中、肺俞。

[方药组成] 公丁香 6g，老姜 6g，菖蒲根 20g，松香 3g，樟脑 0.3g。

[操作方法] 将上药共研细末，用凡士林调膏，外贴膻中、肺俞。

[疗程] 1 天换药 1 次。

（五）艾灸疗法

[取穴] 神阙、中脘、关元、命门、脾俞、足三里。

[操作方法] 每次随症选取 1~2 穴，艾条温和灸，每穴 2~3 分钟，或艾炷灸 3~5 壮。神阙用隔姜灸或隔盐灸，每次 5~

7 壮。

[疗程] 每日或隔日灸治1次，7次为1个疗程，疗程间隔3~
5天。

（六）刮痧疗法

[取穴] 合谷、内关、足三里、上巨虚、肩井、天宗。

[操作方法] ①仰卧位，刮合谷、内关、足三里、上巨虚，
以皮肤潮红为度。②俯卧位，刮肩井、天宗，以皮肤潮红为度。
刮痧采用补法，刮拭按压力度较小，每个部位刮拭时间短，刮至
皮肤微有热感或皮肤微微发红即可，不需刮出痧。刮痧后嘱受术
者多饮白开水，当天勿洗浴，注意保暖。

[疗程] 初次治疗时间不宜过长。一般10次为1个疗程。

（七）拔罐疗法

[取穴] 大椎。

[操作方法] 根据受术者体型，选择适当大小的罐具吸拔于
大椎上，留罐10~20分钟，至皮肤出现红色瘀血现象为止。

[疗程] 每月治疗1次。

附：循经拍打经络

在一年四季当中，每季度都有不同的经络当旺，与人体阴阳
气血的变化相对应。

（一）足少阳胆经（春季）

春季是人体阳气生发的阶段，此时胆经（图10-9-1）当旺。《黄
帝内经》云："凡十一脏，取决于胆也。"人体胆经中的气血是否通
畅、旺盛，是决定这一季节人体气血运行正常与否的关键所在。要
想保持人体阳气正常生发、气血通畅，最简单的方法就是敲胆经。

【具体方法】可平坐亦可站立，手握空拳，自臀部环跳（图
10-9-2）开始，沿大腿外侧从上往下敲打至外踝上方为1次，每
天敲左右大腿各100次。力度要适中，可随时随地进行操作，不
必拘泥。

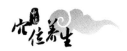

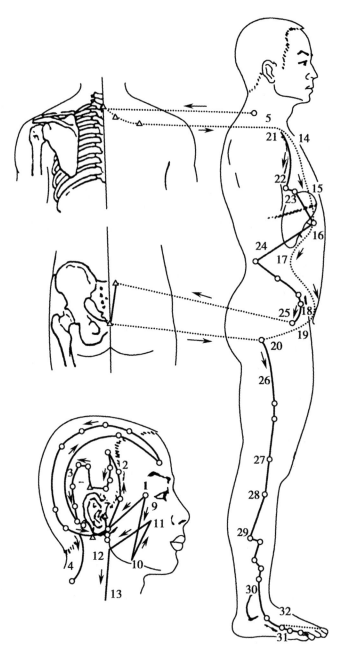

图 10-9-1　足少阳胆经循行路径

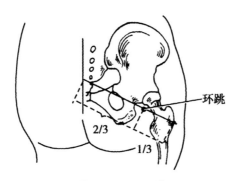

图 10-9-2　环跳

（二）手少阴心经（夏季）

夏季手少阴心经（图 10-9-3）当令。《黄帝内经》说："心者，君主之官也，神明出焉。"心好比脏腑中的君主，主神志和血脉，五行属火。夏季气候炎热，也属火，故心经此时当令。本季阳气外散，脏腑居内却更容易受寒，经常拍打心经可温煦内脏，并将夏季火气从心经疏散，使人血脉通畅而神气清爽，不至于外热内寒，经脉阻滞而致疾。

【具体方法】可平坐亦可站立，先用右手拇指用力按压左侧腋窝（极泉）（图10-9-4）若干下，再沿上臂内侧尺缘向

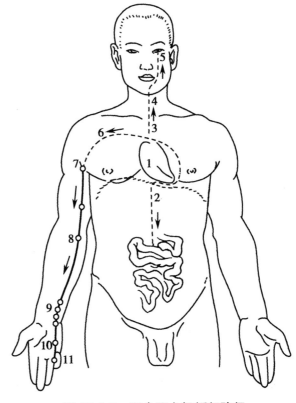

图 10-9-3　手少阴心经循行路径

315

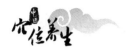

下提捏，过肘关节继续向下直至手腕内侧小鱼际附近，最后揉捏小鱼际，如此重复 50 次，然后换左手提捏右臂。每天早晚各做 1 组。

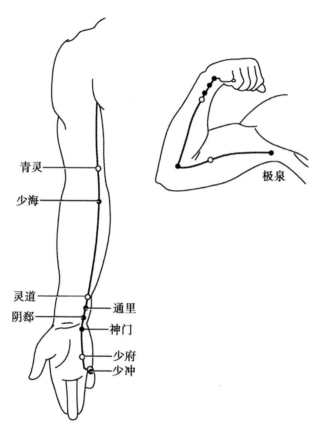

图 10-9-4　极泉

（三）手太阴肺经（秋季）

秋天手太阴肺经（图 10-9-5）当令，此时天气干燥，气温逐渐降低，阳气逐渐向内收敛。肺主肃降，又能帮助通调水道，输布津液于皮毛，起到滋润皮肤的效果，还能促进卫气抵御外邪。若肺经气血通畅，经气旺盛，可以使人脏气通顺，避免外邪侵袭。此时最好的保健办法就是拍打手太阴肺经。

【具体方法】可平坐亦可站立，手握空拳，以掌根自肩前侧开始向下沿手臂内侧外缘拍打，过肘横纹桡侧，继续向下直至手掌大鱼际，以上为1次。每天循经拍打左右手臂各100次。力度要适中，可随时随地进行操作，不必拘泥。

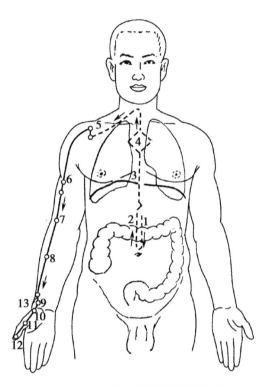

图 10-9-5　手太阴肺经循行路径

（四）足少阴肾经（冬季）

冬季足少阴肾经（图 10-9-6）当令，此时寒气旺盛，阳气深藏，应该顺应气候特点，静养修身以守护体内阳气。肾经属水，主固摄，又藏精。若此时足少阴肾经的气血充盛，有利于人体内精华物质的固摄和收藏，且肾为先天之本，可固本培元，积蓄精气。要想在冬季保持气血通畅，促进人体阳气的收藏和固摄，最简单的方法就是拍打肾经。

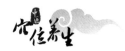

【具体方法】从足底脚心处（涌泉）（图 10-9-7）开始拍打，然后循腿内侧向上，到大腿根以后再沿着腹部正中线两旁继续循经向上，直至锁骨以下。每次从下往上拍打，左右各 50 遍，每日 2 次。

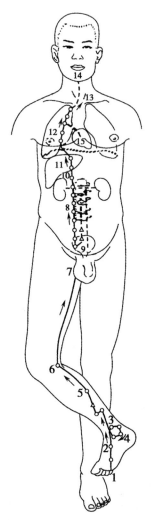

图 10-9-6　足少阴肾经循行路径

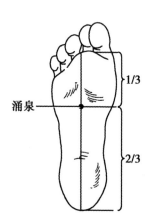

图 10-9-7　涌泉

第十一章
穴位养生按摩操

第一节 ◇ 揉腹按摩治便秘

（一）拍打法

自然立正，双足平行，与肩同宽。以腰为轴，双手左右摆动，同时分别前后拍打小腹和腰骶部（图11-1-1）。拍打时全身放松，拍打小腹部时用手掌，拍打腰骶部时用手背，共拍打300下。

（二）按摩四肢

1. 按揉合谷　用拇指指腹按住合谷（图11-1-2），轻轻揉动，以有酸胀感为宜，每侧1分钟，共2分钟。合谷是全身四大保健穴之一，也是清热止痛的良穴，可有效缓解因便秘造成的头晕、饮食不振、情绪烦躁、黄褐斑、痤疮和腹痛等。

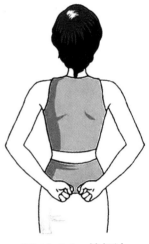

图 11-1-1　拍打法

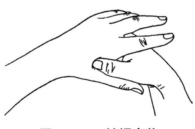

图 11-1-2　按揉合谷

2. 按揉支沟　用拇指指腹按住支沟（图11-1-3），轻轻揉动，以有酸胀感为宜，每侧1分钟，共2分钟。支沟是治疗便秘的特效穴。

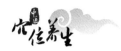

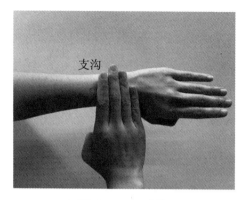

图 11-1-3　支沟

3. 按揉足三里　用拇指指腹按在足三里上（图 11-1-4），适当用力按揉 1 分钟，以感觉酸胀为度。

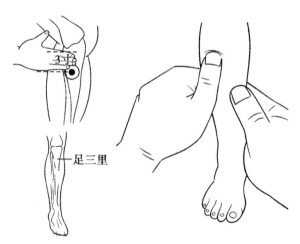

图 11-1-4　按揉足三里

4. 按揉三阴交　用拇指指腹按于三阴交上（图 11-1-5），适当用力按揉 1 分钟，以感觉酸胀为度。

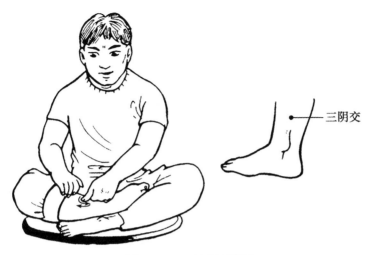

图 11-1-5　按揉三阴交

（三）按摩腹部

1. 摩腹　仰卧于床上，用右手或双手叠加中等力度按压于腹部，按顺时针做环形而有节律的抚摸（图 11-1-6），力量适度，动作流畅。约 3 ~ 5 分钟。

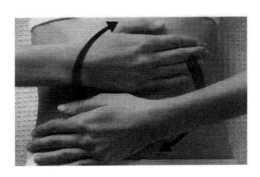

图 11-1-6　摩腹

2. 掌揉中脘　仰卧于床上，掌根紧贴于中脘上（图 11-1-7），适当用力揉按 1 分钟。先慢慢用力顺时针方向揉动，以感觉腹内有热感为宜。

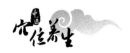

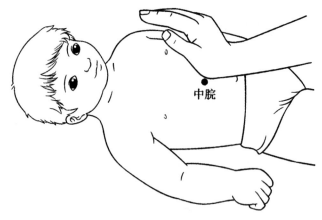

图 11-1-7　掌揉中脘

3. 按揉震颤天枢　仰卧于床上，将示中二指平放在脐左右天枢处（图 11-1-8），中等力度按压腹部并震颤 3 ~ 5 分钟。

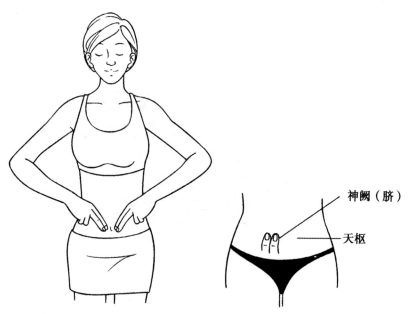

神阙（脐）

天枢

图 11-1-8　按揉震颤天枢

4. 点揉腹结和气海 用双手拇指指腹按压住同侧腹结后稍加压（图 11-1-9），以感到酸胀为佳，然后顺时针方向点揉 1 分钟；再用一手拇指点揉气海，力度同腹结，同样操作 1 分钟。

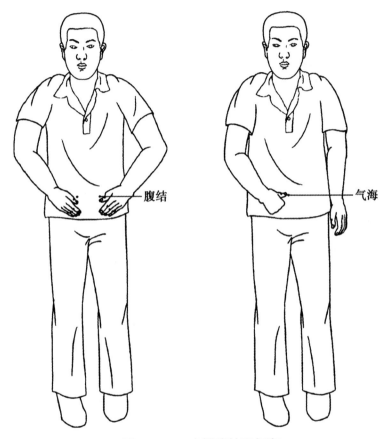

图 11-1-9　点揉腹结和气海

5. 推肋部 仰卧于床上，两手掌放在体侧，然后用掌根从上向下推两侧肋部（图 11-1-10），反复做 1 分钟。

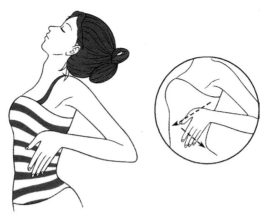

图 11-1-10　推肋部

6. 顺时针摩揉全腹　首先将两掌重叠，然后扣在脐上，慢慢用力，沿顺时针方向摩揉全腹。注意力度要深透进腹腔，令肠道能跟随手掌在腹腔中震动。

（四）按摩腰骶

1. 推擦腰骶部　坐于床上，两手五指并拢，以掌根贴于同侧腰骶部，适当用力自上而下地推擦数次，直至腰骶部发热为度（图 11-1-11）。

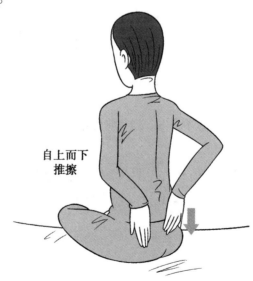

自上而下
推擦

图 11-1-11　推擦腰骶部

2. 按揉肾俞 坐于床上，两手叉腰，两拇指按于两侧肾俞上（图11-1-12），适当用力按揉1分钟。

以上的自我按摩法能调理肠胃功能，锻炼腹肌张力，增强体质，尤其适用于慢性便秘者。但必须坚持早晚各按摩1遍，手法应轻快、灵活，以腹部按摩为主。

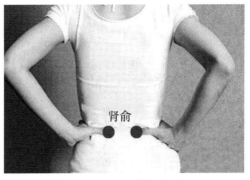

图 11-1-12　按揉肾俞

第二节 ◇ 摩腹按揉治腹泻

简单的按摩手法可以治疗腹泻，缓解疼痛。

（一）基本手法

1. 推摩丹田 用拇指沉着缓慢推摩，从中脘慢慢向下移动至气海、关元，往返数次。

2. 按揉要穴 用拇指或示、中指按揉中脘、天枢、气海、足三里，以有酸胀感为佳。

3. 推揉背俞穴 拇指推揉脾俞、胃俞、肾俞、大肠俞，以有酸胀为度。

4. 横擦腰骶 用手掌横擦大肠俞、八髎部，以透热为度。

（二）辨证加减

在基本手法的基础上，辨证治疗。

1. 脾胃虚弱 推摩丹田时间适当加长，约10分钟。接着再摩胃脘及小腹部各5分钟。

2. 肾虚泄泻 加横擦气海、关元；直擦督脉，横擦肾俞、命门，至腰骶八髎部，以透热为度；按揉涌泉后，再擦热此穴以引火归原。

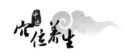

3. 肝气郁结 加推摩膻中、两侧胁肋部；按揉行间、太冲。

4. 湿邪侵袭 加揉摩天枢，重按足三里、内关。

5. 伤食 加摩脘腹部，顺时针方向 15~20 分钟，重按足三里，直擦大肠俞、八髎部。

第三节 ◇ 安神定志治失眠

失眠的按摩方法：睡前进行穴位按摩，可起到放松心情、安神定志、促进睡眠的作用。神门、内关、百会、安眠，这些穴位可作为失眠自我按摩的基础穴位。

神门位于腕横纹尺侧端，在尺侧腕屈肌腱桡侧凹陷处（图11-3-1）。取穴的时候，可以将手掌朝上，手掌小鱼际上角有一个突起的圆骨，从圆骨后缘向上用手按，能按到一条大筋，这条大筋桡侧缘与掌后横纹的交点凹陷处就是神门。神门可掐、揉，以有轻微酸胀感为宜。可补益心气、安定心神，有安神助眠之效。

内关在前臂前区，腕掌侧远端横纹上 2 寸，掌长肌腱与桡侧腕屈肌腱之间（图 11-3-2）。用拇指指腹按压，局部酸胀感明显，然后旋转按揉 3~5 分钟。

百会位于头部（图 11-3-3）。头为诸阳之会，百脉之宗，而百会则为各经脉气会聚之处，手足三阳经及督脉阳气在此交会，连贯周身经穴，以调节机体阴阳平衡。用右空心掌轻轻叩击百会，每次 10~15 下，然后按揉 2 分钟，可安神定志，缓解由失眠引起的头痛。

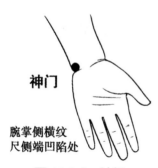

神门

腕掌侧横纹
尺侧端凹陷处

图 11-3-1 神门

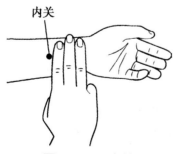

内关

图 11-3-2 内关

最后要按摩安眠。安眠是治疗失眠的经验效穴。安眠是经外奇穴，在项部（图11-3-4）。取穴的时候，先找到耳垂后下方凹陷处的翳风，再找到项部大筋外侧缘的风池，用手在两点之间画一条线，线的中点就是安眠。按摩方向向上时酸胀感明显，效果更好。以双手拇指指腹按揉安眠，其余四指轻扶头部做支撑，以点按、按揉为主，力度轻柔适中。按揉安眠有良好安眠作用，无论分型，均有奇效。

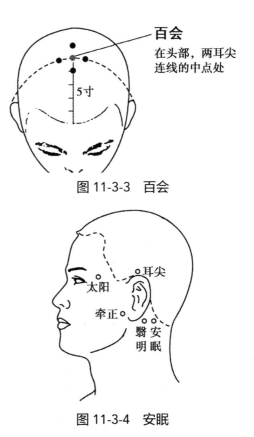

图 11-3-3　百会

图 11-3-4　安眠

整个按摩过程中应关灯闭眼，放松心情，缓慢呼吸，一呼一吸间配合穴位按摩，可听轻松缓慢的音乐帮助放松，忌思维繁杂，心情跌宕。

顽固性失眠脾胃不适者可按摩足三里。足三里位于外膝眼下4横指、胫骨前嵴外1横指（图11-3-5）处，是胃经合穴。拇指指腹着力于足三里之上，垂直用力，向下按压，按而揉之。有调理脾胃、补中益气、祛邪扶正之功。而后仰卧揉腹，将双手搓热，环形按揉腹部，顺时针和逆时针各30次，可健脾和胃。胃痛甚者加手三里。手三里在前臂背面桡侧，当阳溪与曲池连线上，肘横纹下2寸（图11-3-6）。按摩手三里可调理肠胃，和胃止痛。肝火旺盛或肝气郁滞者选太冲。太冲位于足背，当第1跖骨间隙后方凹陷处（图11-3-7），是肝经原穴，有清泻肝火、疏肝解郁之效。

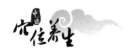

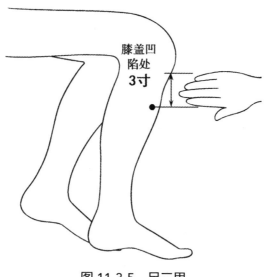

膝盖凹
陷处
3寸

图 11-3-5　足三里

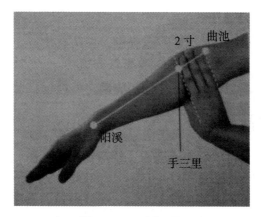

2寸　曲池

阳溪

手三里

图 11-3-6　手三里

　　按摩方法：点揉太冲，从太冲可向姆趾尖方向循经揉到行间，清泻作用更好。若按摩至安眠仍无睡意，可从涌泉起继续按揉，保持心情愉快，忌因无法入睡而着急生气。涌泉位于足底，第2、3趾蹼缘与足跟连线的前1/3与后2/3交点凹陷中，为全身腧穴的最下部，是肾经首穴。《黄帝内经》云："肾出于涌泉，涌泉者，足心也。"双足自然向上分开，或取盘腿坐位。然后用双拇指从足跟向足尖方向涌泉处，做前后反复推搓；或用双手掌自然轻缓地拍打涌泉，以足底部有热感为佳。按摩此穴位，有良好补肾作用，可补肾安神。经常按摩也有固本培元、延年益寿功效。

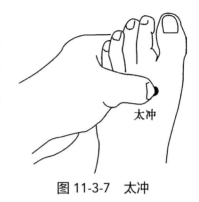

图 11-3-7　太冲

第四节 ◇ 按揉迎香通鼻窍

（一）鼻窍不通的病因

鼻以通为用，不通则变生百病。引起鼻窍不通的原因很多，中医主要归为肺脾气虚、气滞血瘀。本病相当于西医学的慢性鼻炎、鼻窦炎。

（二）鼻窍不通的按摩操

穴位按摩通鼻窍，临床效果显著。鼻部按摩操具有镇静安神、理气活血、疏风清热、泄热开窍、行气通络、祛风明目的功效，可有效缓解过敏性鼻炎引起的鼻塞、打喷嚏、流鼻涕、鼻痒、目痒、头晕、头痛等症状。若长期做鼻部按摩操，还可增强自身免疫力，大大减少发病次数。

第 1 节　疏风清热

将双手手指张开，贴紧头部。用拇指分别抵住颈部后方两风池（图11-4-1），进行旋转按揉，朝头正中方向用力，应连续按揉32下。风池位于颈后大筋两旁外侧凹陷处，左右各有1穴。

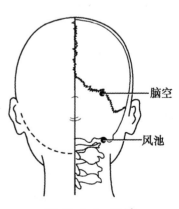

脑空

风池

图 11-4-1　风池

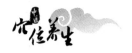

第2节 醒脑开窍

将双手示指按在印堂（图 11-4-2）上，沿眉骨下方向上推按至头顶部；将双手拇指放在太阳（图 11-4-3）上，其余四指旋转按揉正中线（即督脉）及两侧膀胱经，其中百会、上星、通天等穴均在此线，应连续按揉 32 下。

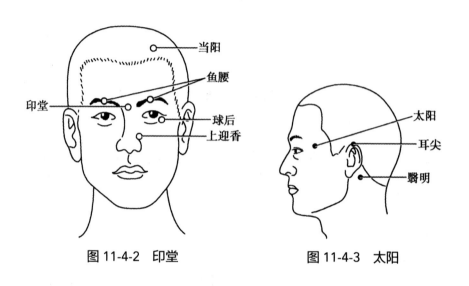

图 11-4-2　印堂　　　　　　　　图 11-4-3　太阳

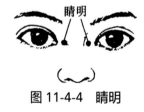

图 11-4-4　睛明

第3节 明目通窍

用双手拇指旋转按揉两侧内眼角的睛明（图 11-4-4），应连续按揉 16 下。睛明位于目内眦角稍上方凹陷处，左右各有 1 穴。

第4节 散风通窍

用双手示指分别旋转按揉鼻部两侧迎香（图 11-4-5），应先按压后旋揉，各 16 下。迎香位于鼻翼外缘中点旁，鼻唇沟中，左右各有 1 穴。

第5节 理气止痛

用双手拇指侧面在睛明和迎香之间来回按揉，应连续按揉 16 下。

第 6 节　温经活络

将双手搓热，用双掌从面部正中线向外按摩整个面部，一直按摩至面部有温热感为止，最后停留在鼻部温通鼻窍。

第 7 节　行气通络

用右手拇指按揉左手合谷 16 下，反之左手按右手合谷 16 下。

第五节 ◇ 放松颈部运脊柱

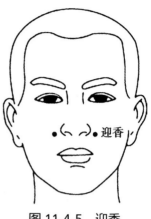

图 11-4-5　迎香

颈椎病的按摩操，用以防治颈部病变。

预备式：立正姿势站立，两腿分开，两足之间为一足半距离，两膝稍弯曲，两臂自然垂于体侧，沉肩，虚腋，含掌，舒指；头身正直，两眼平视前方，舌尖轻抵上腭，自然呼吸。

第 1 节　耸肩运颈

两肩依次向前上后方向旋运 5 次，两肩上耸，头颈部缓慢柔和地分别做前俯、后仰、左右侧倾并保持 10 秒，然后复正。活动幅度不宜过大过快，以免引起头晕。两肩下降，全身放松。

第 2 节　揉按风池

双手拇指按压风池，其余四指自然分开，放在头两侧，拇指按摩方向为向上向内按压、点揉。

第 3 节　舒缓经筋

左手示指、中指、环指并拢竖放于右侧颈椎旁肌肉上，边按揉边向下移动至大椎旁为止；反之，右手按揉左侧。

第 4 节　拉伸肩背

双手交叉放于头部，头向后用力，双手向前用力，双肘平行向前（图 11-5-1），以肩背部肌肉有牵拉感为度。

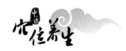

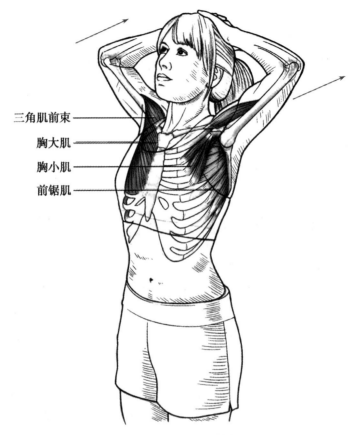

三角肌前束————

胸大肌————

胸小肌————

前锯肌————

图 11-5-1　拉伸肩背

第 5 节　伸展运动

两臂伸直从身体两侧上举，手掌向上尽量伸展并保持 10 秒，然后从头两侧下降至与肩平，手掌竖起，掌心向外，两臂尽量向后扩展，双掌尽量向肩部方向伸展，以有肌肉牵拉感为佳。最后两手沿胸前下垂，恢复正立。做此节时意念在风池，呼吸自然。

第六节 ◇ 转腰运气缓疼痛

缓解腰痛的小功法：缓解腰痛需要去除病因，积极锻炼来防治。

1. **倒走** 在较空旷、地面平整的安全场所，行倒走训练，初始阶段可以有家人陪伴提醒，以防跌倒。倒走时，双臂摆动幅度可适当大些，以便保持平衡。时间可从 5 分钟逐渐延长至 20 分钟。

2. **左右开弓** 取前后弓步，交替下压髋部并保持不动 30 秒以上。

3. **转腰运气** 站立，两脚分开，与肩同宽，腰椎为轴左右旋转，双臂抬起，自然随之转动。

4. **下蹲运动** 高蹲、半蹲、全蹲、直起直蹲 4 种姿势，每组蹲 20 ~ 30 次，每天 2 ~ 3 组。根据自己体质，量力而行，循序渐进。

5. **背伸练习** 俯卧，双腿伸直，双手放在身体两侧，腿不动，抬头的同时上身躯体向后背伸，每天 3 组，逐渐增加，一段时间适应后，改为抬头后伸及双下肢直腿后伸，同时腰部尽量背伸。

6. **桥式练习** 仰卧，屈膝，然后伸髋、抬臀，并保持，则为桥式双桥运动形式（图 11-6-1）；若病腿屈曲，伸直健腿，然后伸髋、抬臀，并保持，则为单桥运动形式。训练时两腿之间可夹持枕头或其他物体。

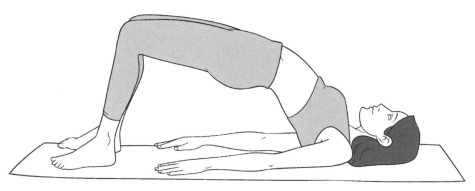

图 11-6-1 桥式练习

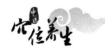

7. **自我按揉**　寒湿，肾虚腰痛者，可常用两手掌按揉，热擦腰部及委中。瘀血型可加按摩膈俞、血海。

锻炼次数：感觉到微疲倦即停止。不可贪多，以免过度锻炼导致劳损，反而得不偿失。

＊注：出现不适症状，请务必先于正规医院诊断，并在医师指导下使用书中介绍的方法。

腧穴索引

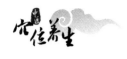